〔赤；非金属元素 黒；典型金属元素 青；遷移金属元素（薄青；正式には未確定）〕

10	11	12	13	14	15	16	17	18
								2 **He** ヘリウム 4.003
			5 **B** ホウ素 10.81	6 **C** 炭素 12.01	7 **N** 窒素 14.01	8 **O** 酸素 16.00	9 **F** フッ素 19.00	10 **Ne** ネオン 20.18
			13 **Al** アルミニウム 26.98	14 **Si** ケイ素 28.09	15 **P** リン 30.97	16 **S** 硫黄 32.07	17 **Cl** 塩素 35.45	18 **Ar** アルゴン 39.95
28 **Ni** ニッケル 58.69	29 **Cu** 銅 63.55	30 **Zn** 亜鉛 65.38	31 **Ga** ガリウム 69.72	32 **Ge** ゲルマニウム 72.63	33 **As** ヒ素 74.92	34 **Se** セレン 78.97	35 **Br** 臭素 79.90	36 **Kr** クリプトン 83.80
46 **Pd** パラジウム 106.4	47 **Ag** 銀 107.9	48 **Cd** カドミウム 112.4	49 **In** インジウム 114.8	50 **Sn** スズ 118.7	51 **Sb** アンチモン 121.8	52 **Te** テルル 127.6	53 **I** ヨウ素 126.9	54 **Xe** キセノン 131.3
78 **Pt** 白金 195.1	79 **Au** 金 197.0	80 **Hg** 水銀 200.6	81 **Tl** タリウム 204.4	82 **Pb** 鉛 207.2	83 **Bi** * ビスマス 209.0	84 **Po** * ポロニウム (210)	85 **At** * アスタチン (210)	86 **Rn** * ラドン (222)
110 **Ds** * ダームスタチウム (281)	111 **Rg** * レントゲニウム (280)	112 **Cn** * コペルニシウム (285)	113 **Nh** * ニホニウム (278)	114 **Fl** * フレロビウム (289)	115 **Mc** * モスコビウム (289)	116 **Lv** * リバモリウム (293)	117 **Ts** * テネシン (293)	118 **Og** * オガネソン (294)

64 **Gd** ガドリニウム 157.3	65 **Tb** テルビウム 158.9	66 **Dy** ジスプロシウム 162.5	67 **Ho** ホルミウム 164.9	68 **Er** エルビウム 167.3	69 **Tm** ツリウム 168.9	70 **Yb** イッテルビウム 173.0	71 **Lu** ルテチウム 175.0
96 **Cm** * キュリウム (247)	97 **Bk** * バークリウム (247)	98 **Cf** * カリホルニウム (252)	99 **Es** * アインスタイニウム (252)	100 **Fm** * フェルミウム (257)	101 **Md** * メンデレビウム (258)	102 **No** * ノーベリウム (259)	103 **Lr** * ローレンシウム (262)

JN173812

注1 この周期表は「4桁の原子量表（2022）」（日本化学会原子量専門委員会）をもとに作成した.
注2 元素記号の右肩の * はその元素には安定同位体が存在しないことを示す. そのような元素については放射性同位体の質量数の一例を（　）内に示した. ただし, Bi, Th, Pa, U については天然で特定の同位体組成を示すので原子量が与えられる.
注3 人為的に ^{6}Li が抽出され, リチウム同位体比が大きく変動した物質が存在するためにリチウムの原子量は大きな変動幅をもつ. 従って本表では例外的に3桁の値が与えられている. なお, 天然の多くの物質中でのリチウムの原子量は6.94に近い.
注4 亜鉛（Zn）に関しては原子量の信頼性は有効数字4桁目で±2である.

イラスト 人体の中の自然科学

—生物学・化学・物理学から学ぶヒト—

川畑　龍史

東京教学社

まえがき

　巷では人体のしくみにまつわるさまざまな本があふれています. どれもカラフルで興味深く, 私たちが知らない人体のしくみがこんなにも多いのかと驚くことばかりです. この本も, 人間の体を考えていくという意味では, そのあふれんばかりの人体に関する本の1つかもしれません. しかし, ちょっと変わったアプローチで人体を見つめることを試みてみました.

　この本の主旨は, 人体のしくみを高校で勉強する自然科学系の科目から考えてみようという試みで作ったものです. 自然科学というのは具体的には, 生物学, 化学, 物理学であり, 高校の理科です. 高校の理科が好きな人, 嫌いな人, または生物学は得意だけど化学は苦手という人も多いでしょう. 思えば筆者も高校時代, 理系だったということもあり理科を勉強せざるを得なかったのが, では, 実際に好きだったかと振り返ると答えはYes！とはいえなかったと思います.

　筆者は大学および大学院を卒業して本格的に解剖生理学という, いわゆる人体の構造と機能の教育に携わってきました. この科目は基礎医学という分野に属し, 医療系, 生命系, 栄養系を目指す学生にとっては必須（もしくはとても大切な）かつ, 各専門に通じる基礎的な科目となるわけです. しかし, 私の率直な印象をいうと, この科目は覚えることが多く, 解剖学的な立体的イメージがしづらい, 筋や神経, ホルモンや酵素など専門用語の使い方やその生理的役割が理解しづらいといった学生の意見が多く聞かれ, あまり評判のよい科目ではないのが現状です（好きになれないといった方がよいかもしれません）. しかし, 人体とはいわば自然の中の一存在です. 人体の中身を見てみると, すごく自然科学的な現象があふれているということが分かります. これは当たり前のことかもしれませんが, 要するに理科と基礎医学的な人体のしくみにはかなりの接点があるので, お互いを相照らしあい, 行き来しながら勉強していくととても理解が深まるということです. 逆にいえば, これまで学習者を悩ませていた種が, 実は自然科学的なものの見方の不足であったといえます.

　そういった意味で, この本は現役の中・高校生で将来医療系, 生命系, 栄養系を考えている生徒, 現在それらの分野の高等教育機関に在籍してまだ間もない学生や, 解剖生理学を苦手とする学生, さらには国家試験の勉強を始めようとしている学生を主な対象とし, 人体と理科を関連付けて勉強していくことで理解を深め, 人体への興味, 関心の萌芽となることを期待している, そういった本です. ですので, 自ずと人体のしくみを隅々まで解説したものではないことはお分かりいただけると思います.

　本の内容は, 私がこれまで講義してきた内容を講義形式で親しみやすく書き記した生の記録のような文体です. 各項目でキーワードをまずあげ, 高校の理科的な内容を説明した後, それにまつわる人体のしくみや疾患との関係を解説しました. 一応, 各項目に分かれてはいますが, 物理学分野と化学的分野の分け方, 高校の教科書には出てこないキーワー

ドなど，やや高校の教科書とは異なる部分もあり，筆者が独自に分類した箇所もあります．これは，最終的には人体の理解につなげたいという趣旨で掲載しました．それらを踏まえて，人体というのは1つの個体ですから，項目間での接点やつながりというのも意識して読んでもらえたら嬉しいです．

　この本を読むことで，1人でも多くの生徒，学生が人体の構造と機能（解剖生理学）に対する理解を深め，興味を持ち，目指す志望校への入学実現，または現在の自身の専門性の向上へとつながれば筆者としては望外の喜びです．

　監修は元常葉大学健康プロデュース学部・学部長・教授で解剖学が専門の竹内修二先生にしていただきました．私と先生との縁は，実は私が先生の著書「好きになる解剖学」を拝読して，いたく感激し，解剖生理学教師を志したのがきっかけでした．そんな憧れの先生から快く監修をお引き受けしていただきました．心より感謝申し上げます．

　また，医療系専門学校の大阪医専の辻竜之介先生，元九州栄養福祉大学の阪本典子先生にはさまざまなアドバイスや示唆に富むお話を頂きました．この場をお借りして心より御礼申し上げます．

　最後に，このような教科書の必要性をいち早く理解してくださり，本書の完成に向け多くの助言と熱意でもって私を鼓舞してくださった東京教学社の鳥飼正樹社長に心から感謝いたします．

2017年3月

川畑　龍史

目　次

第1章　生物学から人体のしくみを考える

第**2**章　化学から人体のしくみを考える

第3章　物理学から人体のしくみを考える

図・イラスト　メデューム

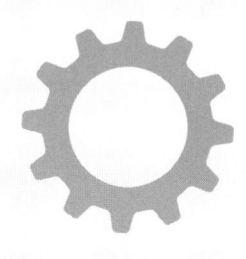

生物学から人体のしくみを考える

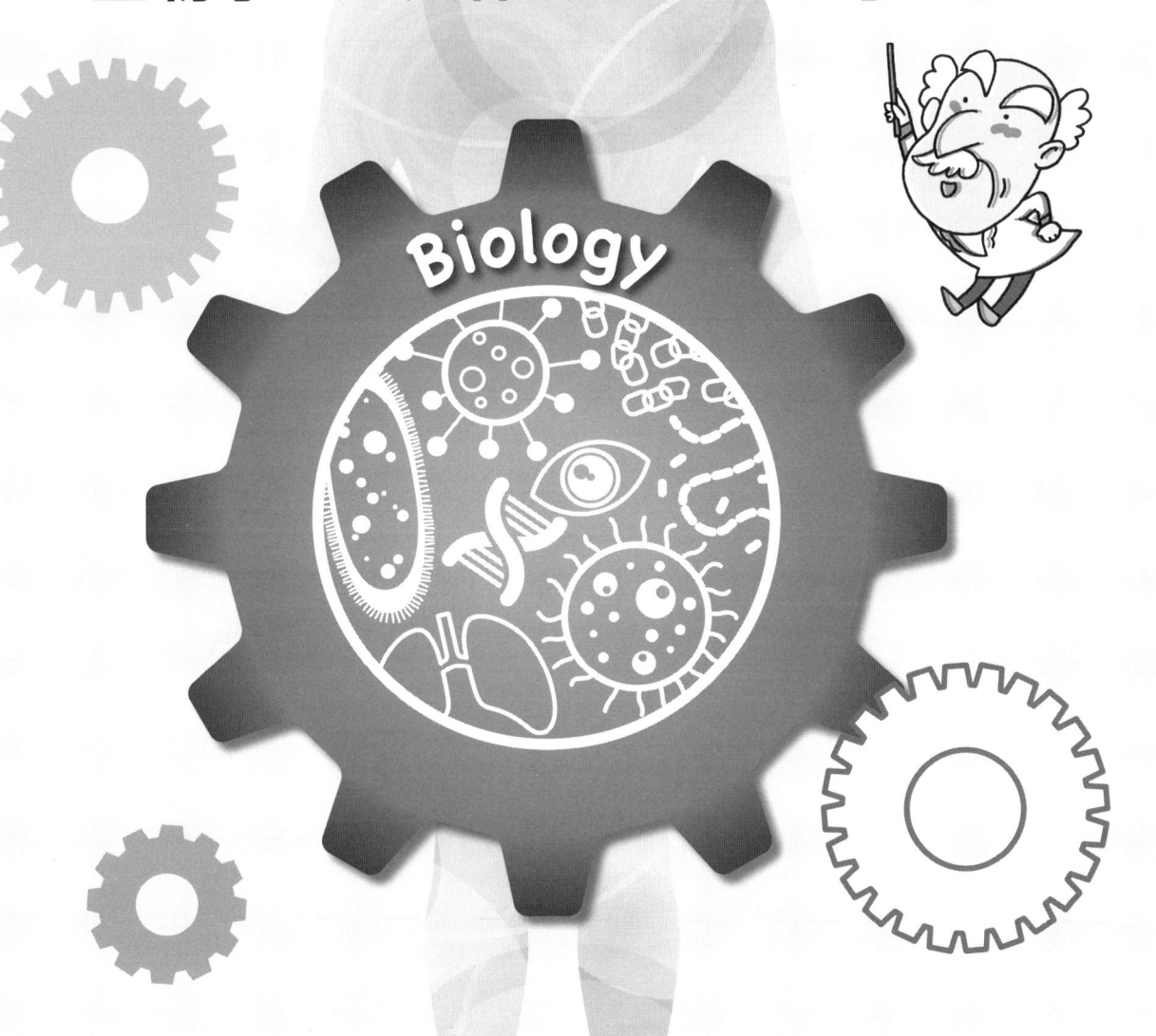

　この章ではまず，ヒトの構成要素として最も基本である細胞を学びます．そして，その細胞がいかにヒトという膨大な組織体（システム）の一員として機能しているのかを学び，ヒトをミクロ（分子・細胞）からマクロ（器官系・個体）レベルまで，体系立てて理解を深めることを目指します．

1.1 生物とは？

みなさんは「生物とは何ですか？」と聞かれたら何と答えるでしょうか．生物は生き物，つまり「生きている」ものです．では，生きているとはどういうことなのでしょうか．この問いは生物学の根幹に関わるとても大切な問題です．みなさんがイメージする動物や植物もみな生物ですし，目に見えない微生物も立派な生物です．では，ウイルスは？狂牛病で有名になったプリオンは？これは生物なのでしょうか，それとも非生物なのでしょうか（図1-1）．

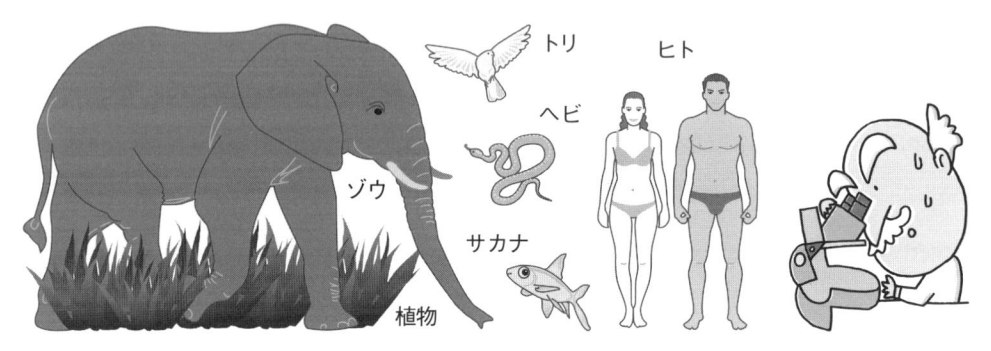

図1-1　地球上のさまざまな生物たち

現在の地球上では，約180万種もの生物が確認され，名付けられています．毎年新種と呼ばれる新たな生物の発見によって，今後も確認される種類は増えていくことでしょう．では，話は戻りますが，先ほどの「生物とは」という問いに対し，少し複雑になりますが，現在考えられている**生物の特徴**について紹介します（表1-1）．

表1-1　生物の特徴

> 【特徴1】体が細胞から構成され，その細胞は細胞膜によって外界と隔てている．
> 【特徴2】遺伝情報としてのDNA（デオキシリボ核酸）を持つ．
> 【特徴3】生命活動に必要なエネルギーを利用する．
> 【特徴4】自分と同じ構造を持つ子孫を作ることができる．
> 【特徴5】ホメオスタシスという体内環境を一定に保つしくみを持つ．

私たちヒトも当然この条件にすべて合致します．この中でポイントとなるのはやはり細胞の存在です．細胞は生物種によって構造が異なります．また，同じ生物の中（個体内）でも部位によって大きさ，形，役割も異なります．

では，ウイルスやプリオンはどうでしょう．基礎医学分野に「微生物学」という科目が

ありますが，この中で実際にウイルスやプリオンに関する内容が扱われています．

　ウイルスは，細胞ではなく感染性の極小の粒子で，通常の細胞が持つ細胞核，細胞小器官，細胞質を持たず，核酸（遺伝情報）とタンパク質や脂質の複合体のみから構成され，いわば細胞の形態をとりません．ところが，私たちの体を構成する細胞の中に侵入さえすれば自分の子孫を作ることができます．そういう意味では，生物と非生物の境界に位置しているように見えます．**プリオン**はさらに生物の定義からは遠い存在で，タンパク質でできています．ところが，プリオンの異常型（異常型プリオン）がヒトを含め生物に重篤な神経症状を引き起こすことが分かっています．さらに，プリオン病に罹っている生物を他の生物が摂食すれば異常型プリオンが感染する可能性があることも分かっています．このように，生物の定義とはかけ離れているものの，完全に無機質な非生物体と切り捨てることができない物体も事実存在しているわけです．

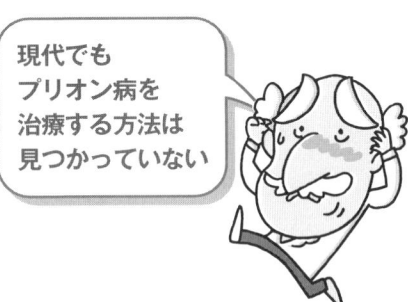

現代でも
プリオン病を
治療する方法は
見つかっていない

★人体や疾病とのかかわり★

　ヒトは間違いなく生物の一種です．では，実際に生物の定義がヒトにも当てはまるかどうかを表1-1の「生物の特徴」をふり返って確かめてみましょう．

【特徴1】体が細胞から構成され，その細胞は細胞膜によって外界と隔てている．
　　　　→該当する．ヒトは約60兆個の細胞で構成され，細胞外および細胞内を隔てる細胞膜を持っ
　　　　ている．

【特徴2】遺伝情報としてのDNA（デオキシリボ核酸）を持つ．
　　　　→該当する．核の中に遺伝情報DNAを持っている．

【特徴3】生命活動に必要なエネルギーを利用する．
　　　　→該当する．高エネルギーリン酸化合物であるATP（アデノシン三リン酸）やGTP（グア
　　　　ノシン三リン酸），クレアチンリン酸（主に筋肉細胞）を合成し，かつ，利用する．

【特徴4】自分と同じ構造を持つ子孫を作ることができる．
　　　　→該当する．女性と男性の生殖細胞どうしの受精によって受精卵ができ，女性の子宮内で一
　　　　定の大きさにまで成長した後，子どもを産むことができる．

【特徴5】ホメオスタシスという体内環境を一定に保つしくみを持つ．
　　　　→該当する．内分泌系や神経系を中心に，血糖値，血圧，体温，pH，体液量，電解質バラ
　　　　ンスなど，外部環境に変化が生じても体内環境を一定に保つしくみを持つ．

1.2　細胞の構造

　人体をはじめ，すべての生物は**細胞**で構成されています．一口に細胞といっても形，機能はさまざま．ヒトのような多数の細胞が集まり1つの集合体（個体）を構成するような生物を**多細胞生物**といいます．細胞の大きさは$1\mu m$（マイクロメートル）から$100\mu m$と種類によってさまざまです．ちなみに，$1\mu m$は$1mm$の1000分の1の長さですので，肉眼で細胞を観察することは難しく，顕微鏡を用いて観察します．

　生物界には1個の細胞で生息する生物もいます．これは**単細胞生物**と呼ばれ，ブドウ球菌などの細菌類やミドリムシやミカヅキモが代表例です．1個の細胞ですから基本的には顕微鏡下でないと見えません．

　細胞中には遺伝情報である**DNA**（デオキシリボ核酸）と呼ばれる長いひも状のものが含まれています．DNAは，**遺伝子**と呼ばれるその生物の形質（姿や形など）を決める因子の本体です．

　また，DNAの周囲を核膜で取り囲み，細胞質とDNAを隔て，核を形成します．この核膜やその他複雑な細胞小器官を持つ細胞を一般に**真核細胞**と呼んでいます（図1-2）．一方，核膜を持たず，遺伝情報と限られた細胞小器官しか持たない細胞も存在し，それを**原核細胞**と呼んでいます．真核細胞のDNAはコンパクトに凝縮し，染色体という構造体を形成することもできます．つまり，真核細胞の方が構造面でより複雑であるといえます．

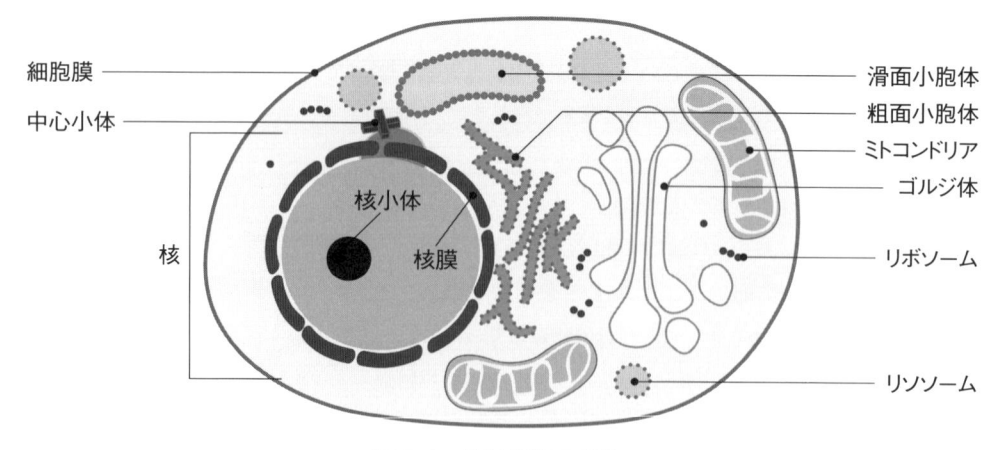

図1-2　真核細胞の構造

　地球上に最初に現れた生物は，単細胞の原核生物（原核細胞の生物という意）であったといわれています．そして進化の過程で単細胞の真核生物が出現し，さらに多細胞の真核生物へと進化したと考えられています．

　細胞を初めて観察したのは，17世紀，ロバート・フック（英）が自作の顕微鏡を用いてコルクを見たときのことです．このとき，コルクがごく小さな部屋からできている様子

を観察し，**Cell（細胞）**と名付けました．

　やがて，顕微鏡の技術が進み，細胞内に種々の微細な構造（小器官）が存在することが分かり，それぞれの役割も解明されるようになりました．

　細胞は**生命の基本単位**と呼ばれ，ある程度の独立（自律）した生活を営んでいます．栄養素や酸素を吸収（細胞内に取り込み）し，それを燃焼（分解）することでエネルギーの源である**ATP**（アデノシン三リン酸）を生成します．これを使って細胞は，さまざまな物質を合成・分解する代謝機能を営みます．

　多細胞生物では，個々の細胞が，自分自身の細胞が生きることと共に，個体（組織全体）が生きていくために必要な任務の両方を担います．これらの活動には，各種の細胞小器官がそれぞれの役割を持ち，秩序のある細胞機能を営むことが必須となります．

★人体や疾病とのかかわり★

　ヒトの体は約60兆個・200種類の細胞でできているといわれています．もちろん，ヒトの細胞は核膜および複雑な細胞小器官を持つ真核細胞です．大きさは，例えば赤血球だと約$7\,\mu m$，肝細胞だと約$30\,\mu m$，卵細胞で約$200\,\mu m$，さらに長いものだと筋肉の細胞で数十cmに及ぶものまでさまざまです．核の中の遺伝情報DNAは，細胞分裂の際にコンパクトに凝集し，染色体を形成しますが，ヒトは46本の染色体が含まれます（詳細は後述）．

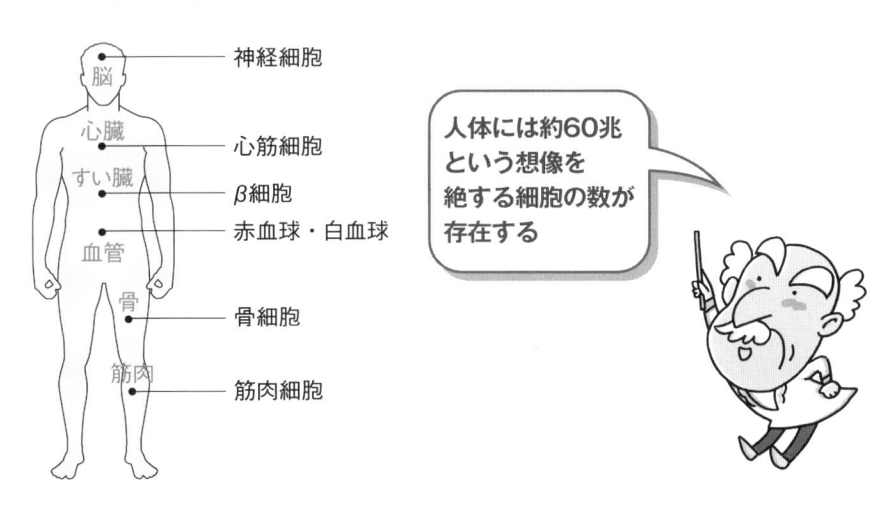

> 人体には約60兆という想像を絶する細胞の数が存在する

POINTs

・細胞は生命の基本単位である．
・細胞は単純構造の原核細胞と，より複雑な真核細胞がある．
・ヒトの体は約60兆個の細胞でできている．

1.3　細胞内小器官

次に主な細胞小器官（細胞内小器官）について見ていきましょう.

1）ミトコンドリア

真核細胞中に存在する**ミトコンドリア**の主な役割は，酸素の存在下において，細胞活動のためのエネルギーを提供する**ATPを産生**することです．具体的には，クエン酸回路，電子伝達系（水素伝達系）と呼ばれる酸素を必要とする化学反応グループ（反応系）を動かすことで効率よく（多量に）ATPを合成します．その他，糖質や脂質の代謝に関与するなど，さまざまな機能を営みます.

興味深いことに，ミトコンドリアは，現存する好気性の細菌*と構造面，機能面ともに類似し，さらに，ミトコンドリア独自に環状のDNAを持ち，自らのタンパク質を作り，分裂によって増えることができるなど，自律性を持ちます．これらのことから，生物の進化の過程で，真核細胞の祖先となる細胞（原始真核細胞）に好気性の細菌（原始好気性細菌）が侵入し，そのまま共生し，現在まで残ったものが今日の真核細胞中に存在するミトコンドリアではないかと考えられています.

＊好気性の細菌：エネルギーを生み出すために酸素を必要とする細菌.

★人体や疾病とのかかわり★

ミトコンドリアの中には**独自のDNA**が含まれ，そこにはATPの合成に必要な遺伝子が含まれます．ミトコンドリアは一部の細胞（赤血球など）を除き，ほとんどの細胞内に存在します．生殖細胞である精子・卵子の中にもミトコンドリアが含まれますが，興味深いことに，精子と卵子が受精し，受精卵となった後，細胞内には卵子由来のミトコンドリアしか残りません．つまり，ミトコンドリアは，母親由来のものが子どもに伝わる（父親由来のミトコンドリアは伝わらない）ことになります．すると必然的に，ミトコンドリアDNAも母親由来のものしか子どもに伝わらないことになります．これを**母系遺伝**といいます.

もし，母親のミトコンドリアDNAにある種の疾患の原因遺伝子があれば，生まれてくる子どもは母系遺伝の原理から必ずその原因遺伝子を引き継ぐことになり，疾患を持つ子どもが生まれることになります．逆に，精子由来のミトコンドリアDNAは引き継がれないため，父親のミトコンドリアDNAに疾患の原因遺伝子があってもその子どもは発症しないことになります．このミトコンドリアDNAの遺伝子異常による疾患を**ミトコンドリア病**と総称しています．ミトコンドリア遺伝子にはATP合成に必要な遺伝子が含まれますから，体の中で特にATP依存度が高い組織，例えば脳や骨格筋，心筋，神経に影響が出やすく，さまざまな症状が出現します．この疾患を**ミトコンドリア脳筋症**といい，母親

がこの疾患だと子どもは男女問わず遺伝します.

2) その他の細胞内小器官

ここからは，ミトコンドリア以外の細胞小器官が細胞の中でどのような働きをしているのか，細胞の主な機能であるタンパク質が合成される過程を例に概要を見ていきましょう.

細胞は，必要なタンパク質を合成します. このタンパク質の合成を担うのが**リボソーム**です. 合成されたタンパク質は，a) 細胞内，b) 細胞膜成分の一部，c) 細胞外，のいずれかの経路を進みます. a) のタンパク質は，細胞質に遊離しているリボソームで合成されます. そして，細胞小器官の構成タンパク質，もしくは，細胞質内で働く酵素や構造タンパク質として働きます. b) と c) のタンパク質は，**小胞体**の表面に付着しているリボソームで合成されます. 合成されたタンパク質は小胞体の中に入り，糖鎖の付加や立体構造のための**折りたたみ修飾**を受け，**ゴルジ装置（ゴルジ体）**へと運ばれます. ここでさらに糖鎖修飾や濃縮を受けた後，細胞膜または細胞外へ運ばれていきます（図1-3）.

その他の細胞内小器官として，例えば，細胞内の不要物質や老廃物を分解するリソソーム，細胞分裂の際の核の分裂に関与する**中心体**，細胞の形（骨組み）を作る**細胞骨格**など，種々の細胞小器官が存在しています.

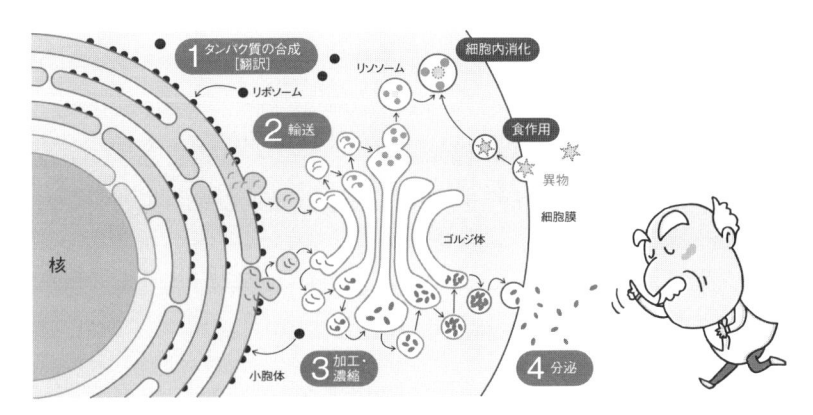

図1-3　タンパク質の合成と移動の経路

> **POINTs**
>
> ・細胞内には種々の小器官（細胞小器官）がある.
> ・ミトコンドリアは有酸素下においてATPを産生する.
> ・タンパク質の合成はリボソームが行う.
> ・リボソームは細胞質に遊離するものと小胞体の表面に付着するものがある.
> ・細胞質に遊離するリボソームは細胞質内で働くタンパク質の合成を行う.
> ・小胞体に付着するリボソームは細胞膜上で働くタンパク質および細胞外へ分泌される
> 　タンパク質の合成を行う.

3）核（ヒトの核を中心に）

　核というと基本的には「コア」となるもの，つまり「中心的なもの」という意味です．**核**は細胞内にあるため，細胞小器官の1つと考えられる場合もありますが，その形態や機能上，細胞小器官とは独立に扱われるのが一般的です．基本的には，1つの細胞の中に1個の核が存在します．「基本的には…」と書いたのは，核が1個ではない細胞も存在するためです．例えばヒトの赤血球には核がありません．赤血球が骨髄で成熟する過程で脱核といって核がなくなります．また，肝臓の細胞（肝細胞）の中には核を2つ持つ細胞も存在しますし，骨格筋（筋肉）細胞は1つの細胞に多数の核を持つ多核細胞です．

　核の中にはDNAが入っています．これはヒトの体の設計図とも呼ばれる遺伝情報です．DNAは膨大な長さを持つため，細胞分裂の際に凝縮してコンパクトな形の**染色体**が確認できます．生物種によって染色体の本数が異なります．ヒト細胞の場合は46本の染色体からなります．46本のうち44本が**常染色体**といって男女共通の染色体，残りの2本が**性染色体**といって男女それぞれ特有の染色体となります．女性の性染色体はXX，男性のそれはXYです（図1-4）．

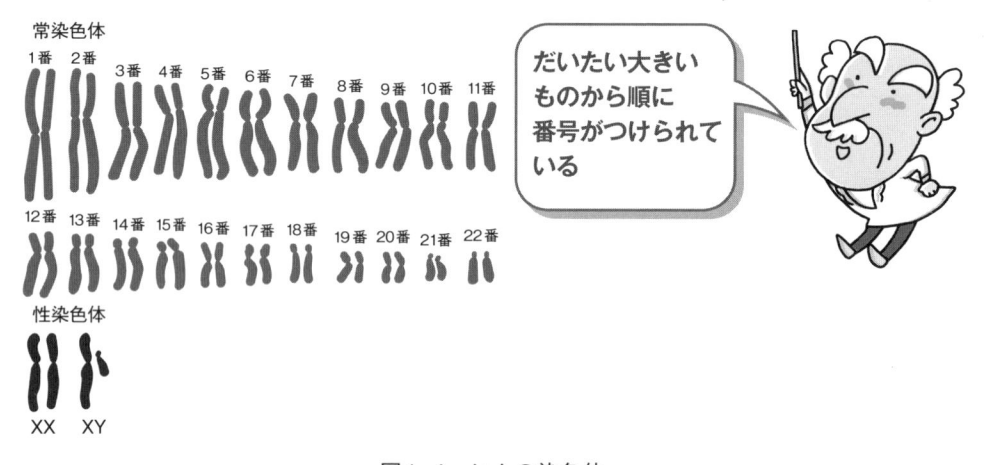

図1-4　ヒトの染色体

　図1-4にあるように，同じ長さの染色体2本がセットで存在しています．これが23対あるため，「2n=46」と表記します．染色体は，その長さによって1番，2番，3番・・・という具合に22番まで番号が付けられています．では，どうして2本ずつ同じ染色体があるのでしょうか．

　これは，精子と卵子が合体する受精という現象がヒントになります．私たちは，お母さんから1〜22番の常染色体を1本ずつ，お父さんからも1本ずつ，つまり半分ずつ受け継ぎます．性染色体も，お母さんからX染色体，お父さんからXまたはY染色体を受け継ぎます（男性の性染色体はXYなので，XかYのどちらか一方が子どもへ受け継がれる）．こうして，私たちの染色体は両親のそれぞれ1番から22番の常染色体と性染色体を受け継いだものから構成されるため，両親の染色体のハイブリッドということになります．

ところで，ヒト以外の染色体数はどうかというと，生物種によってさまざまです．例えば，植物では，トウモロコシは20本，イネは24本，サツマイモは90本です．動物では，ネコは38本，チンパンジーは48本，マウスやラットは40本，イヌは78本とさまざまです．

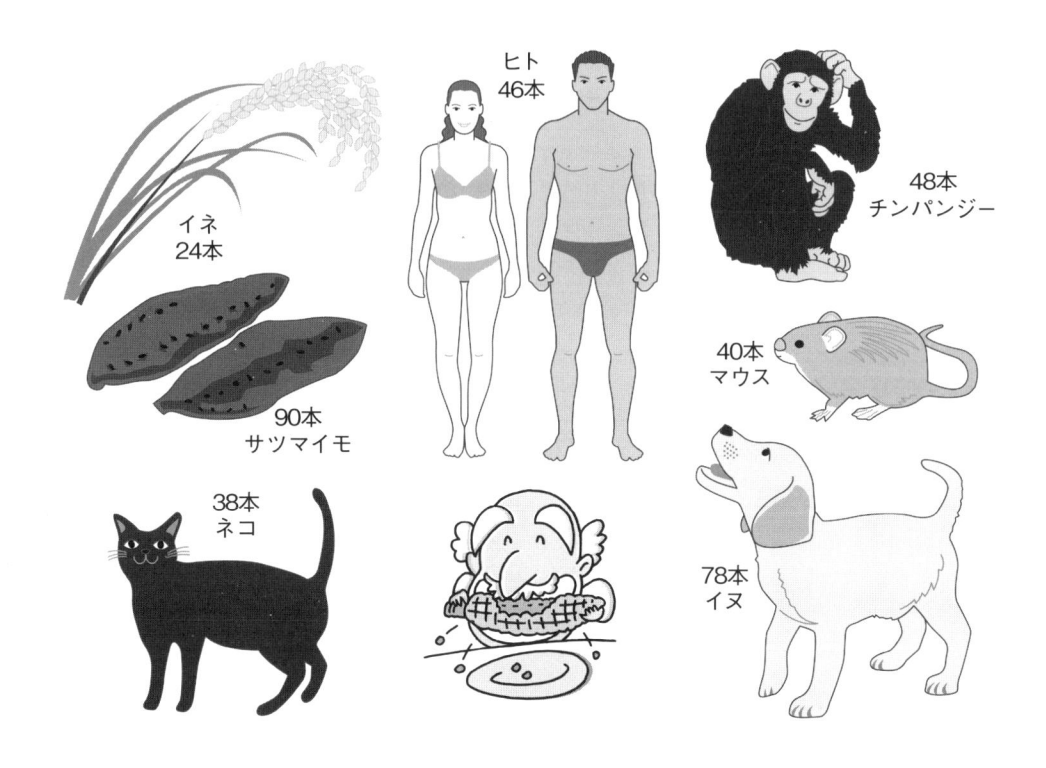

POINTs

・細胞は一般的に1個の核を持ち，核内にはDNAが蓄えられている．

・DNAは遺伝情報であり，コンパクトに凝縮して染色体を形成する．

・ヒトの染色体は46本存在する（常染色体が44本，性染色体が2本）．

・染色体の本数は，生物種によって異なる．

1.4　細胞分裂

1）体細胞分裂

　包丁で指を切ったり，道端で転んだりして体に傷を負ってもそれほど大きな怪我でなければ勝手に元通りに戻ります．ヒトの体を構成している細胞は，**細胞分裂**によって日々増殖しているため，損傷を受けた場所を修復・埋め合わせが出きるのです．

　また，毎日お風呂できれいに体を洗っているのに，なぜ垢が出るのでしょうか．垢は皮膚表面の角質層という皮膚細胞が角化したもの（いわば細胞の死骸）が剥がれ落ちたものです．このように，私たちの体を構成する細胞は日々分裂・増殖し，また，増加した分だけ死んでゆき，体の維持に働いています．

★人体や疾病とのかかわり★

　ところで，ヒトの数多く存在する細胞種のうち，すべて分裂するかといえば，そうではありません．分裂が盛んなものもあれば，ある条件があれば分裂するもの，ほとんど増殖しないものなど分裂能力は細胞の種類によって異なります．赤血球や白血球といった血液細胞を生み出す造血細胞や小腸の内腔表面を覆う腸上皮細胞などは，毎日非常に盛んに分裂が起こっています．

　一方，神経細胞や心筋細胞などはほとんど分裂をしません．脳梗塞や心筋梗塞を起こすと，神経細胞や心筋細胞の壊死（細胞の損傷）を引き起こしますが，これらの細胞は分裂能がないため，脳や心臓を元の状態に完全修復することは困難となります．すると，何らかの後遺症が残ることになります．

　それでは，細胞分裂の分裂様式を見ていきましょう．1回分裂すると，1つの細胞は2つになり，さらに分裂すると4つに…という具合に増殖していきます（図1-5）．

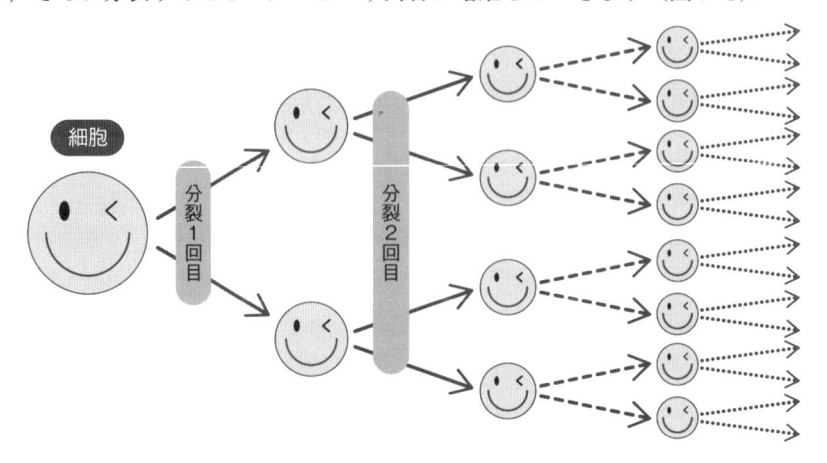

図1-5　細胞分裂

　ここで大切なことは，分裂する前の細胞と分裂後の細胞で，細胞の「中身」が同じであることです．特に，遺伝情報であるDNAが同じであることはとても重要です．細胞は，分裂する前に，細胞内のDNAを**複製（倍化）**させ，細胞小器官を増加させた上で分裂するため，元の細胞と同じものが2つでき上がります（図1-6）．

　細胞分裂は，細胞の中の核や染色体の形態によって，**間期→前期→中期→後期→終期**と進み，その後に**細胞質が分裂**し，再び間期となって一連の分裂過程が終わります．このように，細胞が分裂によって複数の同じ細胞を生み出すことを**体細胞分裂**と呼んでいます．

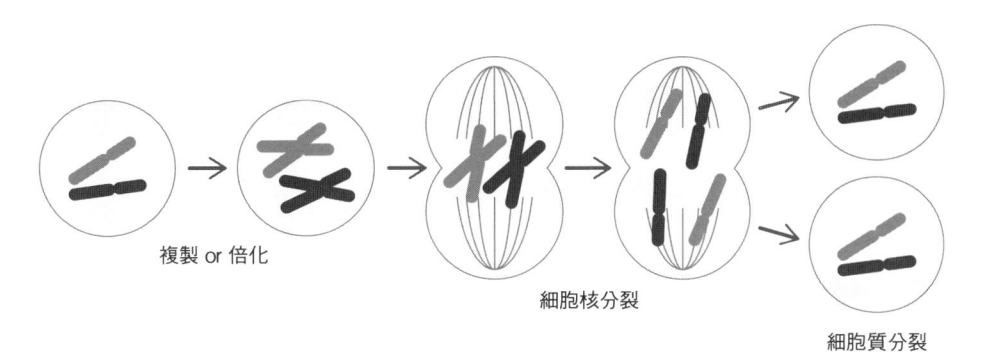

複製 or 倍化

細胞核分裂

細胞質分裂

図1-6　体細胞分裂

TOPIC

細胞分裂の限界

　ヒトの染色体の末端にはテロメアというある塩基の繰り返し配列（約10〜20kbp）があり，染色体の安定性に関わっていると考えられています．このテロメアですが，細胞分裂の際の遺伝情報の複製が起きる度に少し短くなってしまいます．つまり，何度も分裂すればその分テロメアの短縮が起こるわけです．テロメアが短くなり，ある閾値を超えると細胞はそれ以上分裂しなくなります．

　若年者と高齢者から同種の細胞を取ってきて試験管の中で分裂させた場合，分裂回数は若年者の細胞由来の方が多くなることが分かっています．したがって，テロメア長が細胞老化やヒトの寿命の限界を決めているのではないかという夢のような話がありました．しかし，マウスはヒトよりも個体寿命が著しく短いにも関わらずテロメア長はヒトよりも長いという矛盾が見つかり，この説の非合理性が指摘されるようになりました．

　ところで，「がん細胞」は，テロメアの短縮を防ぐテロメラーゼという酵素を持つことが分かっています．すると，分裂回数の制限が無くなり，無限に増殖し続けられるわけです．この無限に増殖し続けられる性質は細胞寿命の観点からは一見有用にも見えますが，本来正常細胞とは，「必要なときに，必要な量だけ細胞分裂を行う」わけですが，がん細胞は，そのような秩序は無視して私たちの体内で際限なく分裂を繰り返し，正常組織をむしばんでいくのです．がん細胞がとても厄介な理由の1つはこのような性質にあります．

2）減数分裂

　ヒトの体において，体細胞分裂とは異なる分裂を行う細胞が存在する器官があります．それは精巣と卵巣で行われる**減数分裂**です．

　男性が持つ精巣は陰嚢の中に，女性が持つ卵巣は下腹部にそれぞれ存在し，精子と卵子を製造します．このときに起こる減数分裂は，体細胞分裂と異なり，分裂前46本（2n）だった染色体の本数がその半分の23本（n）へと減らす分裂様式です（図1-7）．

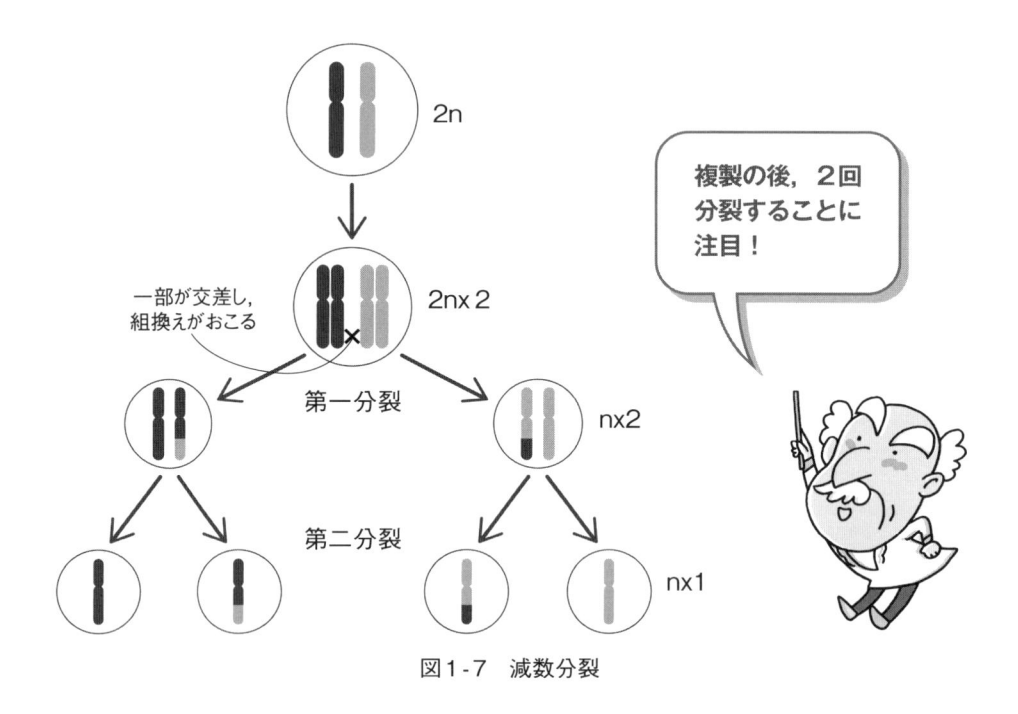

図1-7　減数分裂

　減数分裂では，1回の複製の後に第一，および第二分裂が起こり（第一分裂時にDNAの一部に組み換えが起こる），染色体の本数がもとの半分に減るわけです．

　減数分裂によってできた精子と卵子（厳密には卵子は減数分裂の途中段階）が出会うと受精し，受精卵（卵子はこの後，減数分裂完了）となります．受精卵は23本（一倍体）の精子由来の染色体と，同じく23本の卵子由来の染色体が結合するため体細胞と同じ46本の染色体（二倍体）となります．このたった1個の受精卵がヒトの体の根源となる細胞ですから非常に特殊な細胞といえます．受精卵はその後，卵割という受精卵を細分するような分裂を行います．そして，さらに細胞分裂を繰り返し，どんどん大きくなりヒトの体の原型が形成されていくのです．これを**発生**といいます．

★人体や疾病とのかかわり★

　受精卵は卵割を繰り返し，2～3週目には三胚葉（外胚葉・中胚葉・内胚葉）に分かれ，そこからがさまざまな器官が作られていきます。「胎芽（または胚子）」とは受精後8週末までの胚で，ヒトの場合，概ね，受精後約4週で神経管が，約5週で四肢の原基や眼・耳が，約6週で顔の形成が，約8週で大部分の器官が形成され，外形もヒトらしくなっていきます。つまり，胎芽期というのは，とてもダイナミックな器官形成が起こる段階であるといえます。もしこの時期に，何らかの要因で障害が起きた場合，先天異常，中でも奇形を持つ子が生まれてくる可能性があることは容易に想像できると思います。その要因は不明なものが多いのですが，これまでいくつかの要因が奇形との因果関係が報告されています。

　例えば，ある種の病原微生物の母への感染があげられます。通常，母から胚へは胎盤が有害物質に対する防御壁になりますが，サイトメガロウイルスや風疹ウイルス，ヘルペスウイルス，トキソプラズマ，梅毒トレポネーマなどは胎盤を通過して胎芽に影響を及ぼし，生まれてくる子に何らかの奇形を生じさせることがあります。この場合，微生物の母への感染が胎児への奇形の原因となるため，これらの要因を**生物学的要因**といいます。

　また以前，睡眠剤として妊娠初期の妊婦に処方されていたサリドマイドは，高確率で四肢形成不全（アザラシ肢症）を伴う奇形を引き起こすなど，ある種の医薬品が原因で奇形が発生する事例も報告されています。この場合は，医薬品（化学物質）が原因であり，その他アルコールなどの事例も合わせ，これらの要因を**化学的要因**といいます。

　レントゲン写真に用いる放射線などは**物理的要因**と呼ばれ，胎芽期に影響を及ぼす可能性があり，妊娠初期は特に留意が必要です。

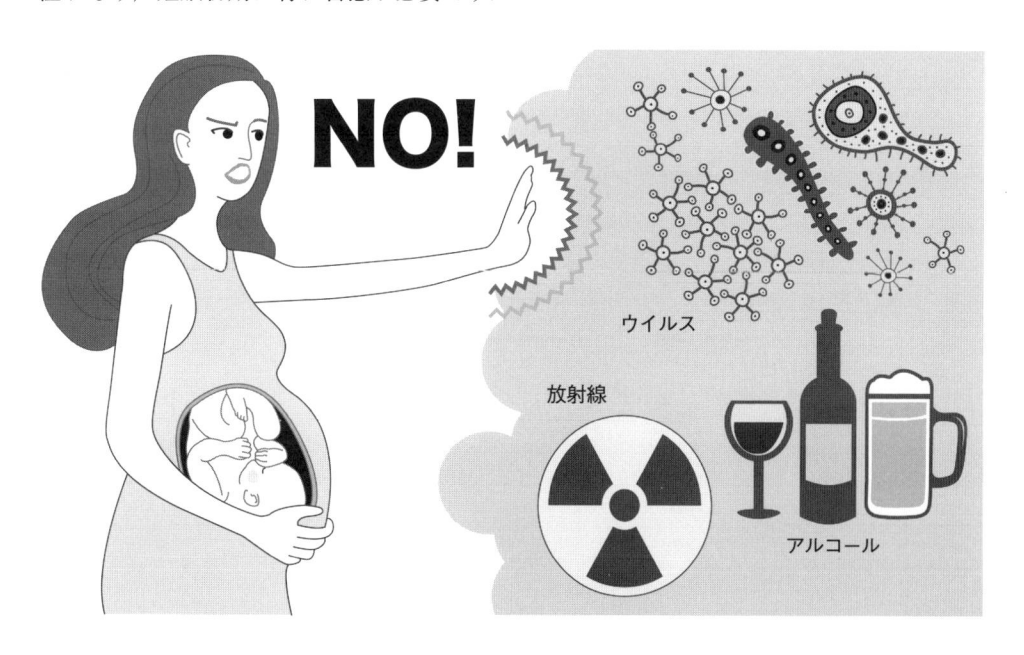

3）分　化

　ある未熟な細胞が成熟した特色のある細胞へと変化する現象を**分化**といいます．このとき，分化前の細胞を**未分化細胞**，分化後の細胞を**分化細胞**（または成熟細胞）などと呼ぶことがあります．さらに，分化前の未熟な細胞の中で，1つの細胞種に限定されることなく複数の細胞種に分化できる能力を持つものもあります．そういった多様な分化能力を持つ細胞を**幹細胞**といい，ヒトの体内に存在しています（これを**体性幹細胞**といいます）．幹細胞は，体の形態維持のため，状況に応じて成熟した分化細胞を供給します．ヒトの体の一部が損傷したときや古くなった細胞が死んだ後の埋め合わせなど，ヒトの体の組織構造が変わらないように新しい細胞を供給してくれているのです．例えば，血球（赤血球，白血球，血小板）の幹細胞である造血幹細胞は，生きている限りずっと血球を供給します．怪我などで出血した場合でも，減った分の血球はまた元通りに戻すことができるのです．

> ### TOPIC
>
> 修復の限界
>
> 　体性幹細胞は絶えず私たちの体の修復や新生に寄与するとても大切な細胞です．しかし，もしも誤って指を切断してしまったり，病気で臓器の一部を摘出するなど，大きく組織の損傷を伴うような場合，それは残念ながらもとの状態には戻りません．これは，体性幹細胞には分化できる細胞種に限りがあり，大きな組織の損傷を修復できるまでの機能がないのです．
>
> 　ところで，プラナリアという生物をご存知でしょうか．この生物は水中に棲む数ミリから十数ミリの水生生物ですが，図のように，体を切り刻んでも，それぞれの断片からまた新たなプラナリアが作られます．これは，プラナリアの体内には，体の構成要素すべてに分化できる多能性の幹細胞が含まれるため，大きな損傷が起こっても，もとの状態に戻すことができるのです．このような組織の損傷の修復の場合は，「修復」というより「再生」と呼ばれます．プラナリアはヒトに比べ，高い再生能力を持ち合わせているといえます．トカゲの尻尾の再生やイモリの組織修復も高い再生能力の保持の結果といえます．
>
>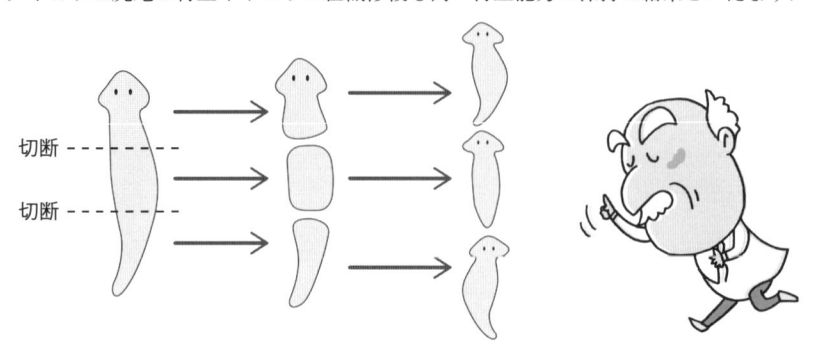

4) 組　織

　私たちヒトの体は約60兆個の細胞でできています．細胞は同じ形・同じ機能どうしが群をなして「組織」を作り，その集合力を生かして各々の機能を営みます．例えば，肝臓の細胞（肝細胞）は肝細胞どうし，筋肉を構成する筋細胞は筋細胞どうし規則的に配置しています．このような組織ですが，人体では機能的に以下の4つの組織に大別できます．

①上皮組織

　上皮組織は，主に，体の外側表面や内腔表面を覆います．また，分泌物を合成・分泌する腺も上皮組織の仲間です．外側表面とは皮膚の表皮，内腔表面とは消化管の粘膜上皮・気管上皮・肺胞上皮などです．腺とは，汗腺・脂腺・粘液腺・消化腺などの外分泌腺と，ホルモンを合成・分泌する内分泌腺があります．

②筋組織

　筋組織は，主に体の運動，防御に関する組織です．筋組織はまた，体の運動を起こす骨格筋，心臓の大部分を構成する心筋，胃や腸の壁や血管壁・子宮壁などを構成する平滑筋の3つがあります．また，骨格筋と心筋は顕微鏡下で観察できる特有の模様から，横紋筋とも呼ばれます．

③神経組織

　神経組織は，神経細胞と神経支持細胞が集まり，体の情報伝達を担う組織です．機能や構造面から，脳や脊髄からなる中枢神経と，中枢神経と体の末梢器官を結ぶ末梢神経に大別されます．神経細胞は主に，運動情報と感覚情報を伝達します．

④支持組織（結合組織）

　支持組織は，組織と組織の間をつなげる役割が主となり，体の強さや弾力性・柔軟性を作ってくれます．筋肉に付着する腱や関節にある靭帯，組織間のスペースを埋める間質などの結合組織，その他，骨，軟骨，脂肪なども支持組織の仲間に含まれます．

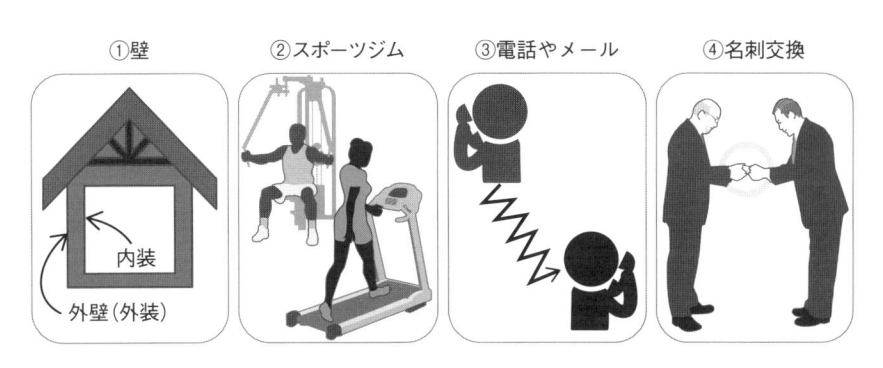

①壁　　②スポーツジム　　③電話やメール　　④名刺交換

　これらの組織がさまざまな形・割合で組み合わさり，さらに大きな組織が形成されます．それが臓器や器官です．そして，同じ機能を営む臓器や器官どうしが集まって**器官系**（例：心臓や血管で構成される循環器系など）を作り，ヒトは十数種類の器官系が集合して体の完成形である**個体**となります．

　この細胞→組織→器官→器官系→個体という，ミクロレベルからマクロレベルまでの生体の構成段階を人体の**階層性**と呼びます（図1-8）．

　このように，ヒトの体は系統的に体系的に秩序を持った形で構成されているのです．

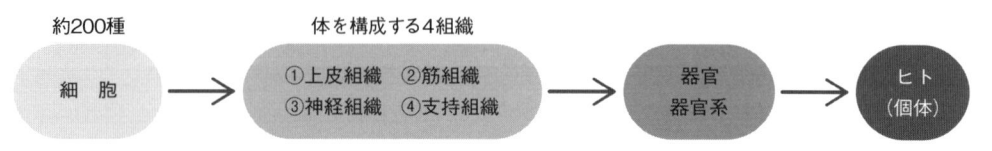

図1-8　人体の階層性

POINTs

・細胞分裂には，体細胞分裂と減数分裂の2様式がある．
・減数分裂は生殖器内で行われている．
・未熟な細胞が成熟し，より機能的な細胞に変化することを「分化」という．
・同じ形や機能を持つ細胞どうしが集合したものを「組織」という．
・人体の構造は，細胞→組織→器官→器官系→個体といった階層性を持つ．

TOPIC

iPS細胞とES細胞

　2007年11月20日，「京都大学の山中伸弥教授が，人口多能性幹細胞（iPS細胞）の開発に成功！」というビッグニュースが世界中で報道されました．これで再生医療の応用に大きく前進するものと世界の注目を一気に集めました．実は，iPS細胞が出る以前にも再生医療に最も近いと考えられていた有望細胞はありました．それは[*1]ES細胞（胚性幹細胞）という細胞で，神経や心筋細胞などさまざまな細胞に分化する能力を持った幹細胞です．しかしES細胞は，初期胚を壊すことによる倫理問題，他人の細胞を移植する際の拒絶反応など問題を抱えていました．ところが，iPS細胞はたった数種類の遺伝子を導入するだけで分化した細胞（例えば皮膚細胞）から未分化な幹細胞を作製でき，ES細胞が抱える問題を著しく軽減できます．さらに，一度分化した細胞が再び未分化の状態に戻るというこれまでの生物学の常識を覆す発見でもあり，医学・生物界に大きなブレークスルーをもたらしました．このすばらしい功績により，山中教授は2012年にノーベル生理学・医学賞を受賞されました．

　　*1　1981年英ケンブリッジ大学のマーティン・エバンス教授らのグループがマウスの初期胚の内部にある細胞塊から取り出し，培養に成功した細胞（2007年ノーベル生理学・医学賞受賞）.

1.5　遺伝と遺伝子

　親の**形質**（姿形）が子どもやそれ以降の世代に受け継がれる現象を**遺伝**といいます．子どものふとした仕草や顔つき，体型などは，どこか両親に似るところがあります．両親の染色体が半分ずつ子へ受け継がれるので（「核」の頁参照），子どもが親に似るのも納得できます．「親の顔が見てみたい」，「子は親の鏡」などと慣用句としても親と子の関係が語られています．遺伝現象は古くから知られていて，家畜や農作物などに応用されていました．

　有名なメンデルのエンドウを用いた交配実験から，形質を決める要素が存在すること，その後の研究から遺伝子は染色体に含まれていることなどが明らかになりました．さらに，遺伝子の本体がDNAであることが，イギリスのグリフィス，アメリカのエイブリーによる肺炎双球菌を用いた研究と，アメリカのハーシーとチェイスによるバクテリオファージを用いた研究などから示されたのです．

　遺伝子は，DNAという遺伝物質に散在する「タンパク質の構成要素（アミノ酸配列）」が「暗号化」されている領域です．DNAは，ヌクレオチドと呼ばれる**塩基**（アデニン（A）・グアニン（G）・シトシン（C）・チミン（T）の4種）と，**糖**（デオキシリボース）および**リン酸**の重合体でできていますが，塩基3つの並びが20種あるアミノ酸の1つを決めています．つまり，DNAの遺伝子領域における塩基配列はアミノ酸の並びと結びつき，そのアミノ酸の連結がタンパク質を生み出すのです（図1-9）．また，遺伝子の情報に基づきタンパク質が作られることを**発現**といいます．

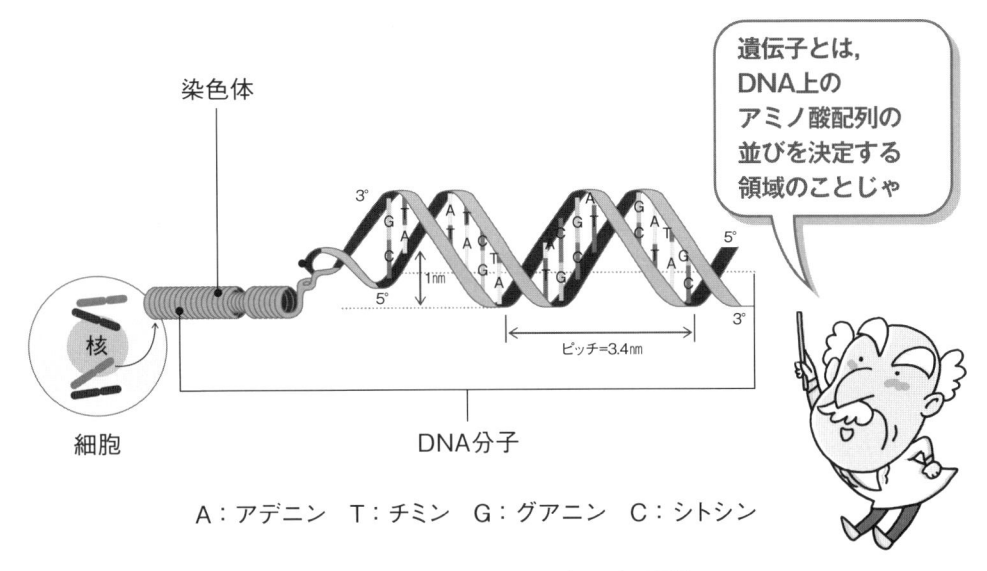

A：アデニン　T：チミン　G：グアニン　C：シトシン

図1-9　遺伝子とアミノ酸配列の関係

　ヒトのDNAは約30億塩基対からなり，その中に遺伝子が約2万数千個内蔵されています．全DNA（**ゲノム**）のうち，遺伝子として機能を持つ領域はほんの数%といわれてい

て，それ以外は遺伝子としての機能を持たない領域です．しかし近年では，遺伝子の領域以外でもさまざまな遺伝子のON/OFF，発現するタイミングや発現量を調節する機構を持つDNA配列が見つかり，まだまだ未知の働きが潜在しているのでしょう．

> ### POINTs
>
> ・親から子へ，形質が受け継がれることを遺伝という．
> ・形質を決める遺伝子は染色体に含まれている．
> ・遺伝子とは，DNA配列の中で特にタンパク質の構成（アミノ酸）を決定する領域である．
> ・DNAはヌクレオチド（1つの塩基，デオキシリボース，リン酸で構成）の重合体である．
> ・DNAには遺伝子の発現を調節する領域がある．

★人体や疾病とのかかわり★

人の遺伝様式を，血液型を例に見ていきましょう．

日本人の血液型の統計を見てみると，4割がA型，3割がO型，2割がB型，1割がAB型といわれています．では，血液型は何によって決まるのでしょうか．ポイントは，赤血球の表面に存在する①抗原（凝集原）および血清*中に存在する②抗体です（図1-10）．

＊血液の中の液体成分である血しょうからフィブリノゲンを除いた成分のこと．

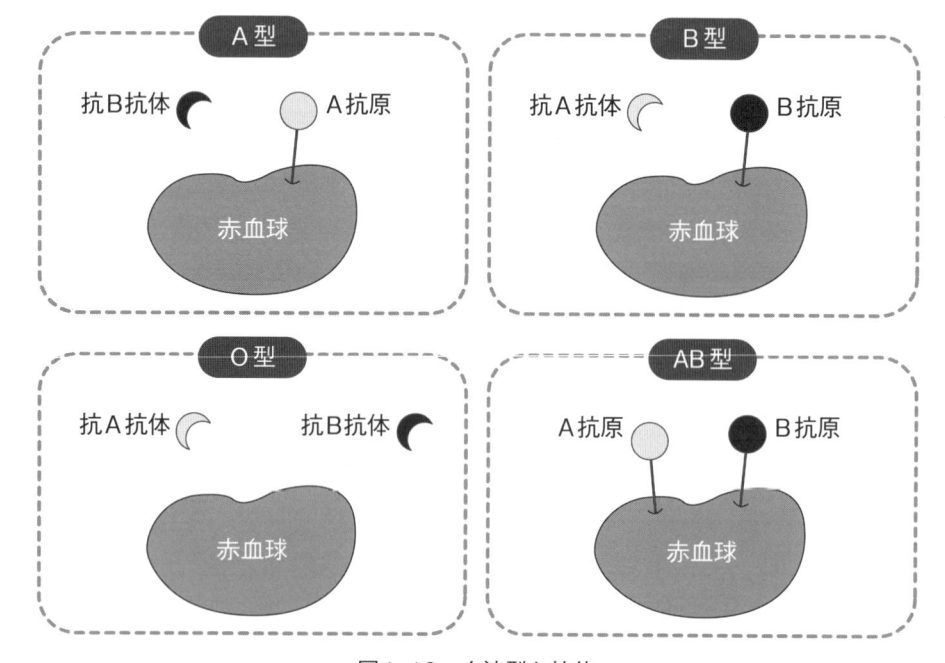

図1-10　血液型と抗体

　A型は，赤血球の表面に「A抗原」が発現し，それと合わせてB抗原に対する抗体「抗B抗体」を持ちます．これらの条件がA型の特徴です．同様に，B型はB抗原および抗A抗体，AB型はA抗原とB抗原の両方を持ち（抗体は無し），O型の赤血球表面には抗原は無いものの，抗体は両方（抗A抗体・抗B抗体）持ちます．

　これらの血液型を決める要因は，その人が両親から，どの型の遺伝子を受け継ぐかになります．

　A型になるためにはA遺伝子を持っていないといけません．つまり，両親から1本ずつもらう遺伝子のうち，片方（どちらか一方）もしくは両方がA遺伝子の場合であればA型になります．ただし片方がA遺伝子のときのもう一方の遺伝子はO遺伝子である必要があります．A遺伝子はO遺伝子に対して形質が現れやすい顕性遺伝子であるためです．逆にO遺伝子は形質が表れにくいため潜性遺伝子となります．つまり，A型になるためには，両親から受ける遺伝子のタイプ（遺伝子型）がAA型またはAO型であれば血液型がA型となります．

　B型遺伝子もA型遺伝子と同様，O型遺伝子に対して顕性遺伝子ですので，B型になるためには，遺伝子型がBB型またはBO型であれば血液型がB型となります．

　A型遺伝子とB型遺伝子を1つずつ受け継いだ場合は，AもBもどちらも顕性遺伝子ですから両方の形質が表れ，AB型となります．

　O型は，両親からの遺伝子が両方O遺伝子（OO型）を受け継ぐ必要があります．

　まとめると，A型とB型の遺伝子型はそれぞれAA・AO型とBB・BO型の2パターンあるのに対して，AB型とO型はそれぞれAB型とOO型の1パターンのみです．

血液型に関するまとめ

A型：遺伝子型（AA・AO）；赤血球表面にA抗原，血清中に抗B抗体

B型：遺伝子型（BB・BO）；赤血球表面にB抗原，血清中に抗A抗体

O型：遺伝子型（OO）；赤血球表面なし，血清中に抗A・抗B抗体

AB型：遺伝子型（AB）；赤血球表面にA抗原・B抗原，血清中に抗体なし

血液型が性格に影響するという科学的根拠はないぞ

TOPIC

血液型と輸血の話

血液型は，赤血球の表面抗原と，血清中の抗体によって区別されることはすでに述べました．では，この抗原と抗体とはどのような場面で重要となるのでしょうか．

もしも，A型の人の体内（血管内）にB型の赤血球が入ったとしましょう．すると，A型の人の血清中に存する「抗B抗体」がB型の赤血球表面抗原である「B抗原」と抗原抗体反応を起こし，そのB型赤血球は破壊（溶血）されてしまいます．逆に，B型の体内にA型の赤血球が入ると，B型の人の血清中には抗A抗体がありますので，そのA型赤血球は攻撃対象となります．では，A型の人にO型の赤血球が入った場合はどうなるでしょうか．O型の赤血球表面はA抗原もB抗原も発現していないので，攻撃される的がないため何も起こりません．逆に，O型の人の血清中には抗A抗体・抗B抗体両方を含むため，O型以外の赤血球（A型，B型，AB型）はすべて攻撃対象となります．AB型の人の血清中には赤血球表面抗原に対する抗体がありません（図1-9参照）ので，AB型の人に他の血液型の赤血球が入ってきても抗原抗体反応は起こらないことになります．

この話は輸血における適合・不適合に関するとても重要な基礎知識です．臨床では，輸血は大原則として同じ血液型どうしで行われ，かつ，輸血する前には必ず交差適合試験が行われ，血液型の不一致による不適合反応などの医療事故を避けることが行われています．なお現在では，輸血は全血ではなく，赤血球のみ，血小板のみ，血しょう成分のみの「成分輸血」が主となります．

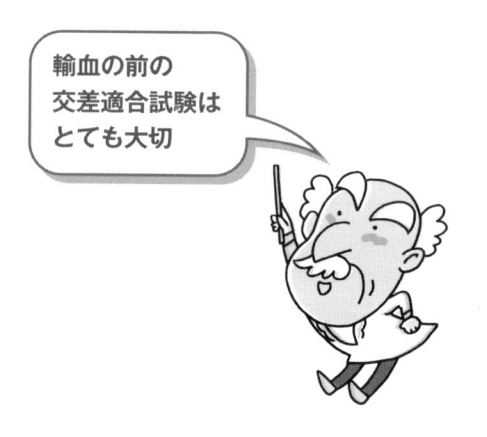

> 輸血の前の
> 交差適合試験は
> とても大切

下の表は，横が各血液型における抗体，縦が各血液型における赤血球であり，それを混和したときの抗原抗体反応（凝集が起こる）の発生有無についてまとめたものです．

	A型血清 （抗B抗体）	B型血清 （抗A抗体）	O型血清 （抗A・B抗体）	AB型血清 （抗体なし）
A型赤血球	生じない	生じる	生じる	生じない
B型赤血球	生じる	生じない	生じる	生じない
O型赤血球	生じない	生じない	生じない	生じない
AB型赤血球	生じる	生じる	生じる	生じない

1.6 形質の現れ方

　遺伝子は，特定のタンパク質の構成アミノ酸を暗号化している領域であることはすでに説明をしました．このタンパク質がヒトの外見・姿・形として現れる場合，これを表現型（形質）といいます．ここでは，顕性遺伝子，潜性遺伝子における形質の現れ方について，メンデルの遺伝の法則に則り，その様式を以下の3パターンに分けて考えていきます．

1）潜性遺伝子の発現について（常染色体に存在する遺伝子の場合）

　潜性遺伝子（図の□遺伝子）とは，顕性遺伝子（図の■遺伝子）に比べ，その形質が出にくいものです．その潜性遺伝子由来の形質が現れるための前提条件として，両親ともにその遺伝子を持っていなければなりません．図1-11のように両親は2つの対立遺伝子のうち，1つずつ□遺伝子を持っているとしましょう．この場合の子どもへの遺伝の仕方は，「1つ受け継ぐ（図中左：■□）」，「両方受け継ぐ（図中央：□□）」，「受け継がない（図中右：■■）」，の3パターンです．潜性遺伝子の形質発現には，子どもはその遺伝子を両親から1つずつ受け継ぐ，つまり，子は2つの対立遺伝子の両方が潜性遺伝子になるように受け継がなければなりません（図1-11中央下）．1つしか受け継がないと発現しないため（図1-11左下），潜性遺伝子は顕性遺伝子に比べ形質が現れる力が弱いといえます．

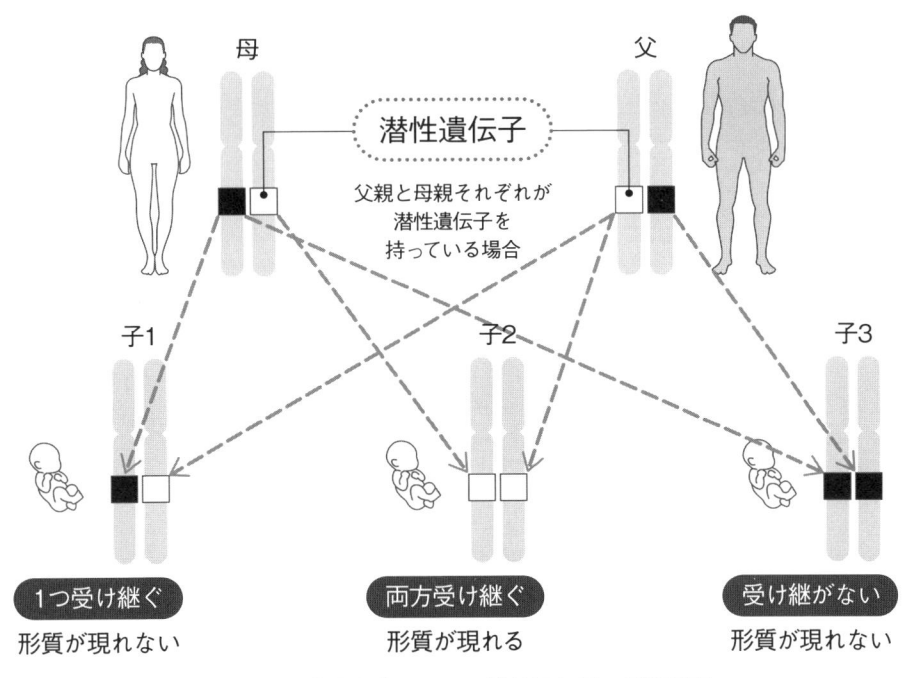

図1-11　常染色体における潜性遺伝子の形質発現

2) 顕性遺伝子の発現について（常染色体に存在する遺伝子の場合）

　顕性遺伝子とは，潜性遺伝子に比べ，その形質が出やすいものです．なぜなら，潜性遺伝子の場合とは対照的に，顕性遺伝子は，対立遺伝子の少なくとも一方がその遺伝子を持てば形質が現れるからです（図1-12）．さらに，両親のどちらか一方がこの顕性遺伝子を持ってさえいれば子にその形質が現れる可能性があるということです．図1-12の例では，母親が1つ顕性遺伝子を持っています．この場合，子への遺伝の様式は2パターンで，出生頻度はどちらも50%となります．つまり，子ども2人のうち1人がその形質を持つ（顕性遺伝子を受け継ぐ）という確率になります．もちろん母親も，顕性遺伝子を持っているので，その形質が現れていることになります．

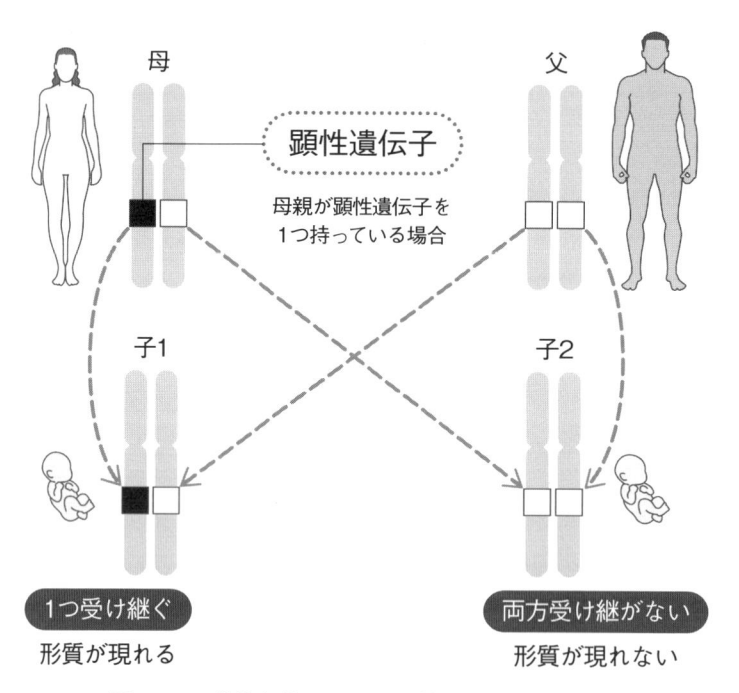

図1-12　常染色体における顕性遺伝子の形質発現

3) 性染色体における潜性遺伝子の発現について

　3つ目の遺伝形式として，性染色体における潜性遺伝子の遺伝様式について見ていきましょう．まず，性別によって性染色体が変わるということを思い出してください．女性はX染色体を2つ（XX），男性はXとY染色体を1つずつ（XY）持ちます．

　ここで，母親（女性）が目的とする潜性遺伝子を1つ持ち，父親（男性）はその潜性遺伝子を持っていないとしましょう（図1-13）．この場合，両親ともその潜性遺伝子の形質は出てきません．

　では，子どもはどうなるのでしょうか．子どもの遺伝様式は4パターン存在します（図

1-13下）．性別は，左2つが女性，右2つが男性となります．女性は，親から□遺伝子を1つ受け継ぐかまたは受け継がないかの2パターンです．しかし，□遺伝子は潜性なので2パターンとも形質は現れません．

　では男性はどうでしょうか．男性も2パターンあります．□遺伝子を持たないパターンと1つ持つパターン．結論的には，□遺伝子を1つ持つ男性の子どもはその形質が現れてきます．弱い形質であってもそれを抑える顕性遺伝子（■）が性染色体の構造上ないからです．

　つまり，子どもが女の子の場合はいずれのパターンでも形質が現れないのに対して，男の子の場合は50％の確率で形質が現れるのです．このように，男女の性別に関わる性染色体における潜性遺伝子の遺伝様式を**伴性潜性遺伝**といいます．

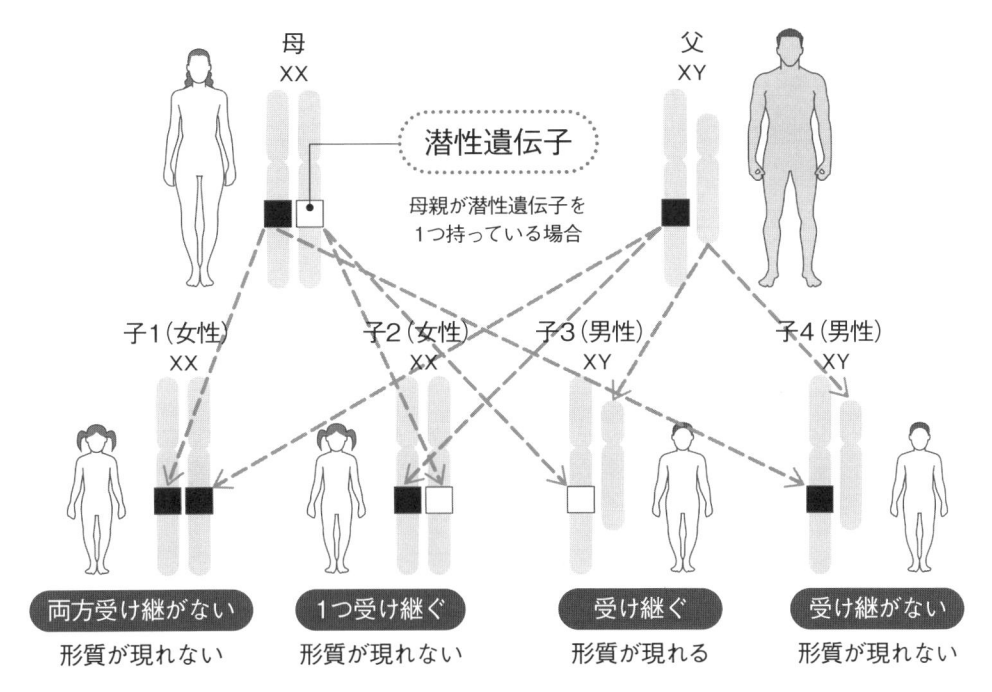

図1-13　伴性潜性遺伝

★人体や疾病とのかかわり★

　世の中にはさまざまな疾患が存在しますが，その原因は，遺伝要因・環境要因またはその両者があげられるものの，原因が定かでないものも存在します．中でも，生まれつき（先天的）に何らかの身体的異常を持つ場合を**先天異常**と呼び，これも遺伝要因と環境要因が原因となる場合があります．**遺伝要因**とは，親から子に伝わる遺伝物質，つまり，染色体または遺伝子に起こる異常です．特に，メンデル遺伝の法則にしたがって遺伝するものを**メンデル遺伝病**といいます．**環境要因**とは，妊婦が妊娠初期（器官形成期である約3〜8週）に影響を受けた場合の原因物質であり，例えば，感染症，薬物，放射線などがあげられます．遺伝要因の1つ，メンデル遺伝病には以下のパターンで現れます．

　顕性遺伝子は形質の現れやすい遺伝子でした．この遺伝子による疾患（顕性遺伝病）は，子の対立遺伝子のうちどちらか一方でもその遺伝子を受け継げば，病気が発症します．つまり，両親のうちどちらか一方にその原因遺伝子があれば，その両親との間にできた子どもは50％の確率で遺伝することになります．

　潜性遺伝子は形質の現れにくい遺伝子でした．この遺伝子による疾患（潜性遺伝病）は，両親ともにその原因遺伝子を最低1つ持っているという前提条件があり，かつ，その原因遺伝子を両親から子へ受け継がないと形質が現れません．

　伴性潜性遺伝は，性別の違いにより，形質の現れ方に差が出るものでした．母親の2つあるX染色体のどちらか一方に病原遺伝子があり，父親が正常なX染色体を持っていた場合，男の子は50％の確率で形質が現れることになります．

　顕性遺伝性疾患の例として，**ハンチントン舞踏病**，**マルファン症候群**や**家族性大腸腺腫症**などが，潜性遺伝性疾患の例として，**フェニルケトン尿症**や**メープルシロップ尿症**があげられます．また，伴性潜性遺伝病については，**血友病**や**筋ジストロフィー**，**色覚異常**などが存在します．

　遺伝要因のもう1つ，染色体異常は2n＝46本の染色体の本数に異常があるものをいいます．21番染色体が3本ある**ダウン症候群**，性染色体異常の**ターナー症候群**や**クラインフェルター症候群**などがあります．

> 遺伝要因による先天異常には，遺伝子異常と染色体異常がある

POINTs

・潜性遺伝子は形質が現れにくい遺伝了である．
・顕性遺伝子は形質が現れやすい遺伝子である．
・遺伝性疾患は親から子へ受け継がれる遺伝要因が原因となる疾患のことである．
・遺伝生疾患には染色体異常と遺伝子異常がある．

1.7 セントラルドグマ

　セントラルは「中心の」，ドグマは「教義・教理」を意味します．つまり，基本原則や中心原理などと訳せるでしょうか．遺伝子をもとに，いかにしてタンパク質が作られるのか，その一連のプロセスのことを**セントラルドグマ**といいます（図1-14）．これはDNAの2重らせん構造の発見者でノーベル賞を受賞した分子生物学者フランシス・クリックが提唱した概念です．

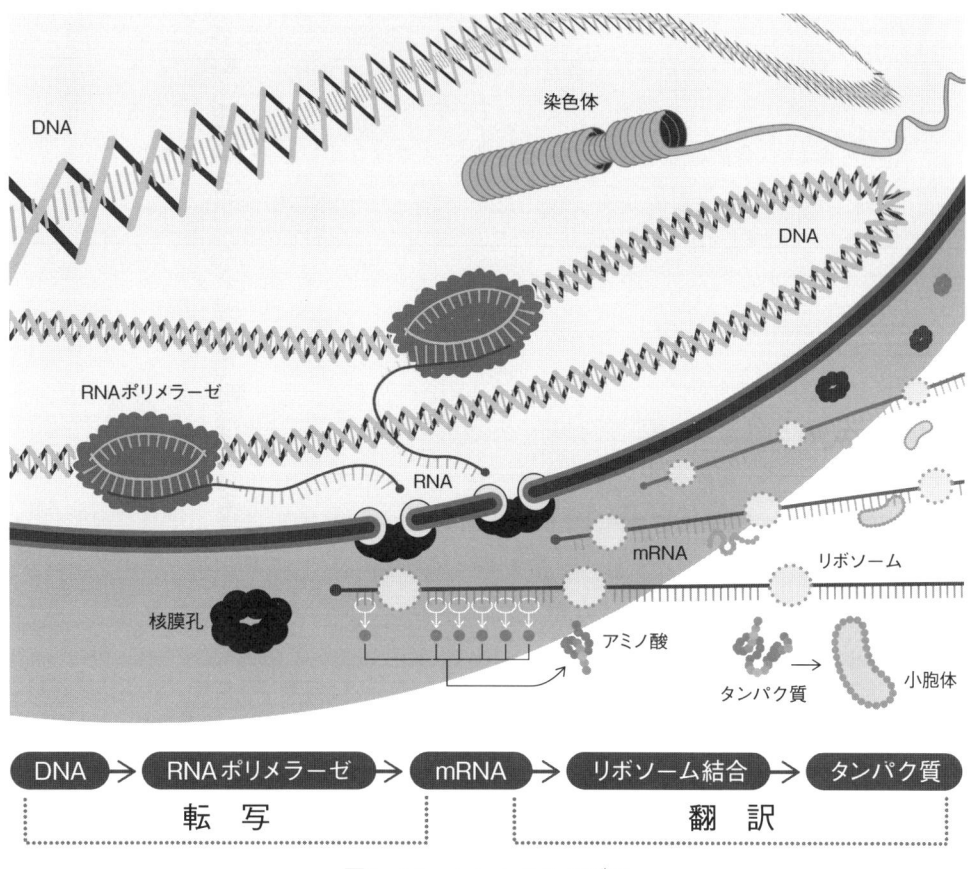

図1-14　セントラルドグマ

（田沼靖一監修「ニュートン別冊ビジュアル生物学」ニュートンプレス，2016．を参考に作図）

　ヒトの細胞内の膨大なDNAの中には現在2万数千個ほどの遺伝子が存在するといわれています．その中から必要な遺伝子を選び出し，タンパク質の合成までを行うにはそう簡単にはいきません．しかもDNAは核の中，タンパク質の合成に寄与するリボソームは細胞質（核の外）に存在します．この距離をどう埋めるのか．ここからは，DNAに存在する遺伝子がどのようなプロセスを経てタンパク質になっていくのか，その経過は以下のように3ステップで展開します．

1）DNAからRNAへ

　まず，発現を必要としている遺伝子領域の上流に，RNAポリメラーゼという酵素が近づいてきます．この酵素は，遺伝子のDNA配列を鋳型としてコピーするのですが，コピーしてでき上がったものはDNAではなくRNAという別の核酸になります．これを**転写**といい，でき上がったRNAを**転写産物**といいます．DNAとRNAには若干の構造の違いがあります（下記）．

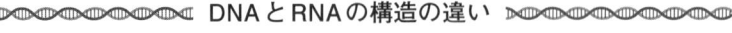

> ◆◆◆◆◆ **DNAとRNAの構造の違い** ◆◆◆◆◆
>
> ・DNAは二本鎖であり，らせん構造をとるが，RNAは一本鎖である．
> ・RNAに含まれる塩基はチミン（T）ではなくウラシル（U）である．
> ・RNAに含まれる糖はデオキシリボースではなくリボースである．

2）RNAからmRNAへ

　転写された直後のRNAはまだ余分な領域（タンパク質のアミノ酸構成に関係のない領域）がある前駆体であるため，不必要な情報をカッティング（**スプライシング**）され，キャッピングやポリA付加などの修飾を受けて，必要な情報が盛り込まれた成熟したRNAに変化します．これを**mRNA（メッセンジャーRNA）**と呼んでいます．このmRNAは核内から細胞質へ移動していきます．

3）mRNAからタンパク質へ

　細胞質に移動したmRNAは，細胞小器官の1つリボソームと共同作業を行います．リボソームはmRNAを認識し，遺伝暗号が書かれている部分を上流から順に解読します．「解読」というのは，mRNAに含まれる塩基3つの並びがアミノ酸1つに対応しているため，リボソームは上流から下流へ向かうにつれてmRNAに記載された塩基配列を解読しつつ，それに対応するアミノ酸を1つずつつなげていきます．3つの塩基に対応するアミノ酸はRNAの一種である**tRNA（トランスファーRNA）**がリボソームへ運搬してくれます．

　解読が進むにつれ，アミノ酸の長さがどんどん長くなり，ついには大きな重合体であるタンパク質ができ上がります．このように，mRNA

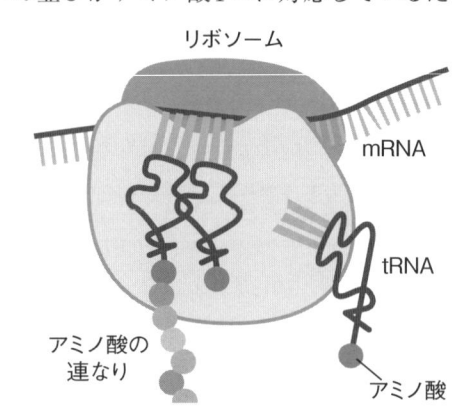

リボソーム

mRNA

tRNA

アミノ酸の
連なり

アミノ酸

を解読し，タンパク質を作り上げる過程を**翻訳**といいます（図1-14参照）．

　まとめると，DNA→転写→mRNA→翻訳→タンパク質という一連の流れとなり，これ
をセントラルドグマといいます．ちなみに，でき上がったタンパク質はこのままでは未熟
な形（前駆体）なので，小胞体やゴルジ体などで加工・折りたたみ・濃縮された後，細胞
質，核，ミトコンドリアなどの細胞内タンパク質として，または細胞膜に留まるものや細
胞外へと分泌されるものなどさまざまな経路を進んでいきます（p.7参照）．このように，
核の中のDNAが遺伝情報の本体であるといわれる理由は，アミノ酸の配列をコード化し，
それに忠実に私たちの体を構成する主成分であるタンパク質が作られるためです．つま
り，DNAは，私たちの体の設計図となるわけです．

TOPIC

セントラルドグマとレシピ

　このセントラルドグマ，ちょっと日常的な出来事で考えてみましょう．仮に，かなり
分厚い料理本（レシピ集）があったとしましょう．ある図書館でそれを見つけました．そ
してあなたは，その本の中に記載されているある料理を今晩の献立にしたいとします．さ
て，あなたはどうしますか？　その分厚くて重い本を借りてそのまま家に持って帰ります
か？　違いますね，必要なページのコピーを取りますね（今はスマートフォンで写真を撮
る方が便利ですが）．そのコピーは必要な情報が書かれた紙一枚の代物ですから簡単に家
に持って帰ることができ，そしてそれを見ながら料理を作ることができます．

　この話，セントラルドグマに似ていると思いませんか？　大きなレシピ集が膨大な遺
伝情報であるDNA，コピーする作業を転写，コピーした用紙がmRNA，用紙を持って帰
るのが核から細胞質への移動，コピーした用紙から料理を作ることが翻訳，料理の材料が
アミノ酸，でき上がった料理がタンパク質，という具合に考えればセントラルドグマのプ
ロセスと瓜二つです．

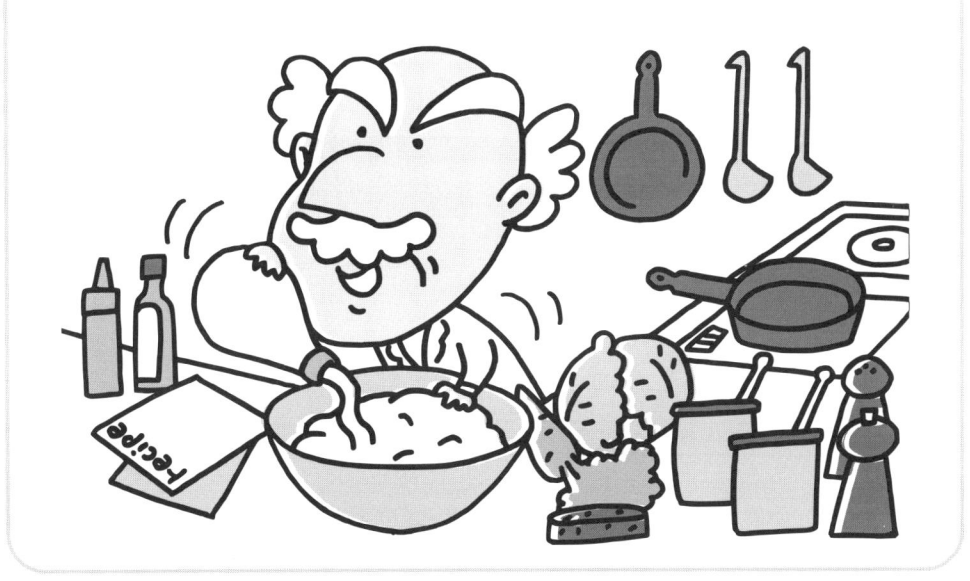

1.8   生体エネルギー

単細胞生物であれ多細胞生物であれ，その生物の構成要素である細胞は，生命活動を営む基本単位として定められた役割をそれぞれ担います．その役割とは，例えば筋肉細胞であれば収縮運動，神経細胞であれば情報伝達，さらには，ほとんどの細胞が行う物質輸送などがあります．ところが，これら生命活動の営みはエネルギーを必要とします．生体内ではエネルギーを高分子化合物のATPが持つ化学エネルギーからまかなっています．

1）同化と異化

細胞内では，生体分子など新しく物質を合成する反応と不要物質などを分解する反応が積極的に起こり，常にダイナミックな変化が起きています．ところが，多くの細胞は見た目一定の形態・機能を維持しています．これはミクロなレベルでは絶えず変化し続けているものの，合成速度と分解速度がつり合い，ある一定の平衡状態を持つことを意味しています．これを動的平衡と呼んでいます．生物学では，単純な物質から高分子など大きな物質を合成することを**同化**，大きな物質から単純で小さな物質に分解することを**異化**といい，両者を合わせて**代謝**と呼んでいます．さらに，一般に同化が起こるときATPを消費し，異化が起こるときATPを産生します（図1-15）．

つまり，細胞内活動および動的平衡を維持するためには常にATPを必要とします．いい換えれば，生物を生物足らしめ，かつ，生物が生きていくことの条件の1つは，代謝をもとにATPを作ることといえるでしょう．

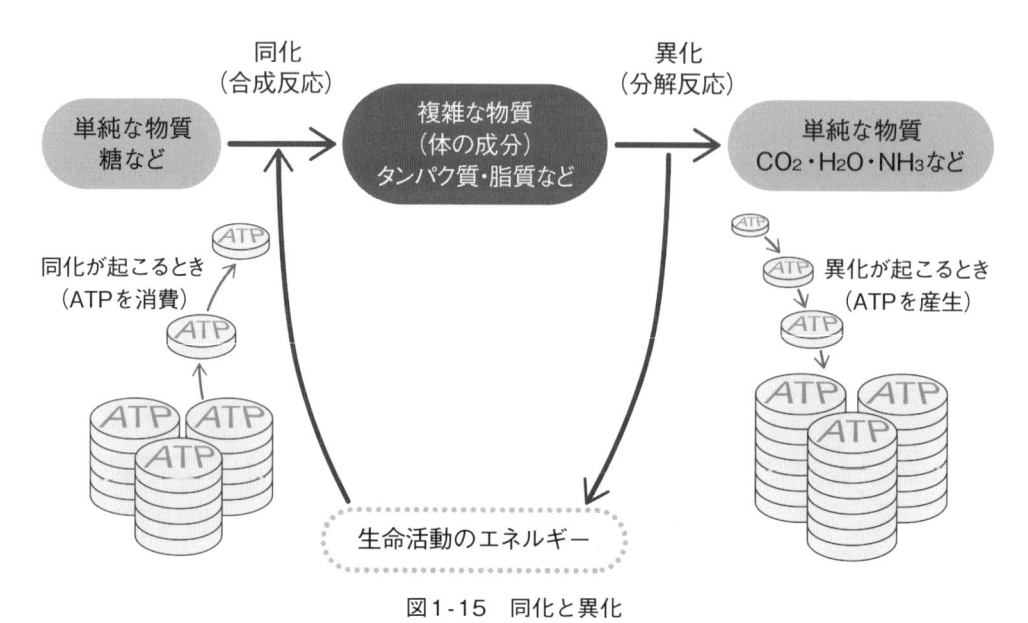

図1-15   同化と異化

（増田敦子執筆「新訂版　解剖生理学をおもしろく学ぶ」サイオ出版，2016．を参考に作図）

2）ATPの構造

　ATPの構造を図1-16に示します．塩基である**アデニン**と五炭糖である**リボース**および3つの**リン酸基**が結合した高分子化合物です．3つのリン酸基に含まれる酸素原子は，自身の電気陰性度の大きさ（化学の章参照）によって隣接する酸素原子どうしが反発しあいます．しかし，共有結合によってリン酸基どうしが無理やり結合させられているため，一見整然とするこの化合物は潜在的な緊張状態にある化合物といえます．このようなリン酸基どうしの結合を**高エネルギーリン酸結合**と呼び，これを持つ化合物を**高エネルギーリン酸化合物**といいます．

　以上のことから，ATPに含まれる3つのリン酸基のうち，いちばん外側のリン酸結合が加水分解によって切り離されたとき，つまり，反発しあっていた原子団どうしの緊張が解放されたときエネルギーが放出されることになります（図1-16）．このときATPは，リン酸が2つついた形の**ADP**に変化します．

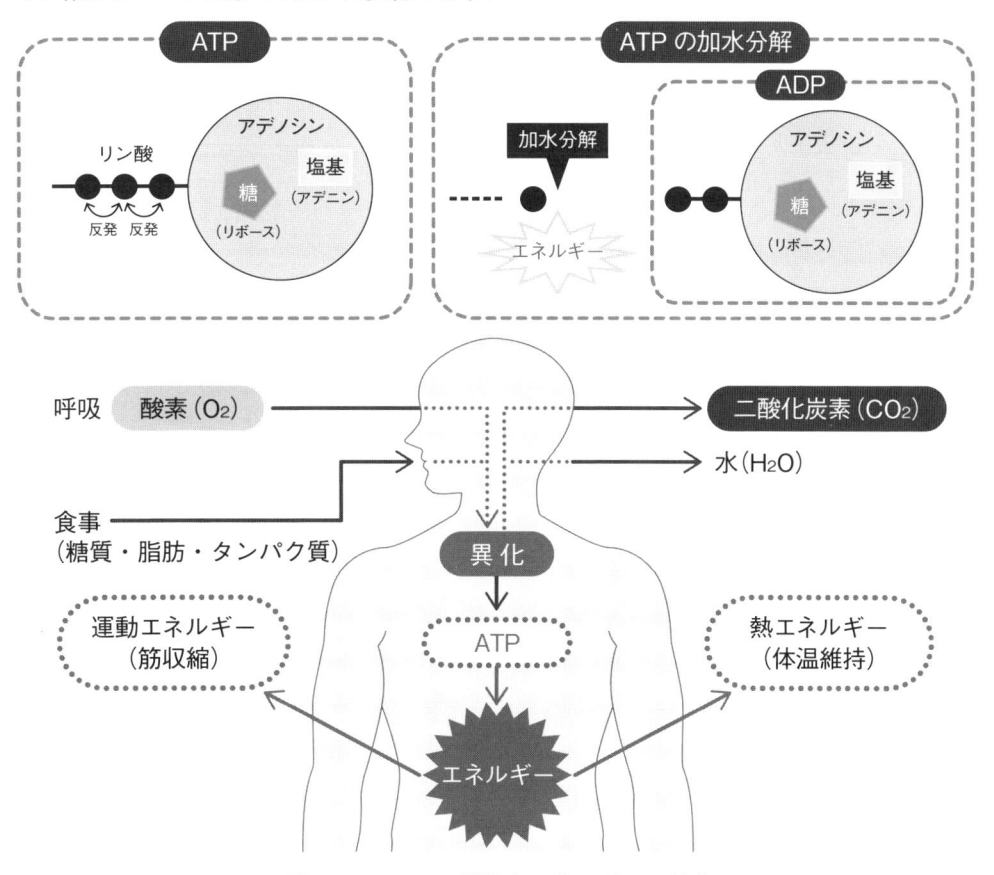

図1-16　ATPの構造とエネルギーの放出

　この加水分解反応によって，ATPが持つ化学エネルギーが運動や熱エネルギーに変換されるため，それを利用して細胞活動（生命活動）が営まれます．以上のことから，ATPは，**エネルギー通貨**といわれています．

★人体や疾病とのかかわり★

　ATPの合成方法は多くの生物で共通しますが，ここではヒトの細胞におけるATPの合成方法を見ていくことにしましょう．

　葉緑素を持つ植物のように光合成によって栄養素を生成できる生物（独立栄養生物）とは異なり，ヒトは食物（他の生物）を摂取することで栄養素を得る従属栄養生物です．栄養素の中でもエネルギー源になるのは，糖質・脂質・タンパク質でこれらをまとめて三大栄養素といいます．これとビタミン・ミネラルを合わせて五大栄養素といいますが，エネルギー源になるのは三大栄養素です．では，エネルギー源としての三大栄養素が細胞内でどのようなプロセスを経てATP合成に至るのかを見ていきましょう（図1-17）.

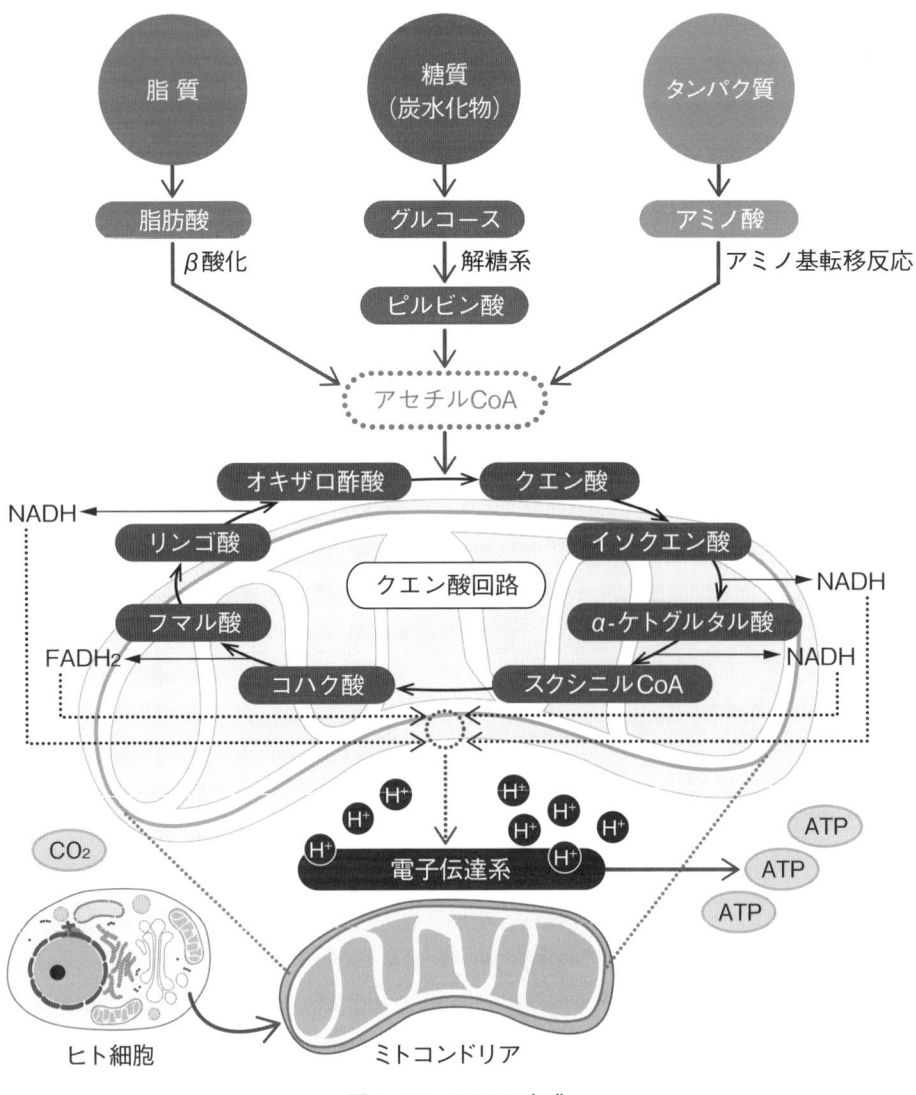

図1-17　ATPの合成

①糖 質

　まずは糖質についてです．糖質の基本単位は単糖からなり，単糖の中でもグルコース（ブドウ糖）が最も主となります．一般に，日常よく使われる血糖値という言葉に含まれる糖はグルコースを指しています．

　血液中のグルコースが細胞の中に入ると，細胞質内に存在する酵素群によって，**解糖系**という第1の反応系が起こります．"解糖"と呼ばれる理由は炭素数が6個のグルコースが炭素数3個のピルビン酸2分子（$6 \div 3 = 2$）に分解されるためです．この反応によって少数（2個）のATPが生成され，かつ，酸素がなくても反応を進めることができるため，嫌気性菌（空気を嫌う細菌）などはこの方法（解糖系）によってATPをまかなっています．ちなみに，解糖系以降の反応経路は細胞小器官の1つミトコンドリア内で好気的条件下（有酸素下）で起こるため，ミトコンドリアを持たない赤血球も嫌気性菌と同様，解糖系でATPをまかないます．

　ピルビン酸（炭素数3個）はこの後ミトコンドリアに入り，アセチルCoA（炭素数2個）とCO_2（炭素数1個）に変わります．アセチルCoAは**クエン酸回路**（TCA回路）という第2の反応系に入ります．回路と呼ばれる理由は，アセチルCoA（炭素数2個）が回路の中に入るとオキザロ酢酸（炭素数4個）という分子と結合しクエン酸（炭素数6個）になり，この後次々と化学反応が起こるものの，最終的には再びオキザロ酢酸（炭素数4個）が生成されるためです．

　この回路の意義は，NADHと$FADH_2$というクエン酸回路に続く次の反応系（電子伝達系）を動かすための必要物質を生み出すことです．クエン酸回路を1周することによって3分子のNADHおよび1分子の$FADH_2$が生成され，副産物として2分子のCO_2も生成されます．つまり，最初にこの回路に飛び込んだアセチルCoAに含まれていた炭素原子2個は2分子のCO_2へと分解（酸化）されることなります．

　NADHおよび$FADH_2$は次の第3の反応系である**電子伝達系**に入ります．この反応系は酸素を必要するため，無酸素下では反応が進みません．電子伝達系はミトコンドリア内膜上にあるいくつかの分子複合体に電子を次々に渡していくリレーが展開される反応で（p92図2-20参照），最終的に電子は酸素分子に譲渡され，水素イオンと結びつくことでH_2Oが生成されます．最初に電子を受け渡すのがNADHおよび$FADH_2$となるため，これらの分子はリレーの口火を切る大切な役目を担います．

　この反応系の意義は，電子リレーが展開されることでミトコンドリアの中で電気的な勾配エネルギーが生み出されることです．その勾配エネルギーは**ATP合成酵素**を動かす原動力になります．この酵素は，ADPにリン酸基を1個結合する反応を触媒し，その結果，ATPが生成されます．1分子のグルコースが電子伝達系で完全に酸化されることによって**約30分子のATPが生成**されるため，解糖系に比べてATPの合成効率は高いといえます．以上，第1～第3の反応系によってグルコースを燃やして（酸化して）ATPが産生されるのです（図1-17）．

②脂 質

　次に脂質からATPが生成されるしくみについて見ていきましょう．脂質の中でエネルギー源となる主なものは脂肪酸です．脂肪酸が細胞内に入ると，エネルギー産生のための**β酸化**という反応系が動きます．この反応の意義は，脂肪酸からアセチルCoAを生成することです．脂肪酸は炭素数が多い化合物で，具体例として，脂肪酸の一種パルミチン酸であれば炭素数が16個の飽和脂肪酸（化学の章91ページ参照）ですから，1回のβ酸化によって炭素数14個の脂肪酸と1分子のアセチルCoAができます．つまり，パルミチン酸は7回のβ酸化を経ることによって最終的には8個のアセチルCoAが生成されることになります（図1-18）．生成されたアセチルCoAはこの後クエン酸回路に入り，以降は糖質の場合と同様の経路を経てATPが合成されます．β酸化反応は実はNADHをも生成しますので，脂肪酸1分子からかなり多くのアセチルCoAを生み出すことができます．グルコース1分子と脂肪酸1分子の重量（分子量）から換算して，生成されるATPの数は圧倒的に脂肪酸の方が多くなります．皮下脂肪など体内に蓄えられるエネルギー源が脂肪なのはこのような理由があります．

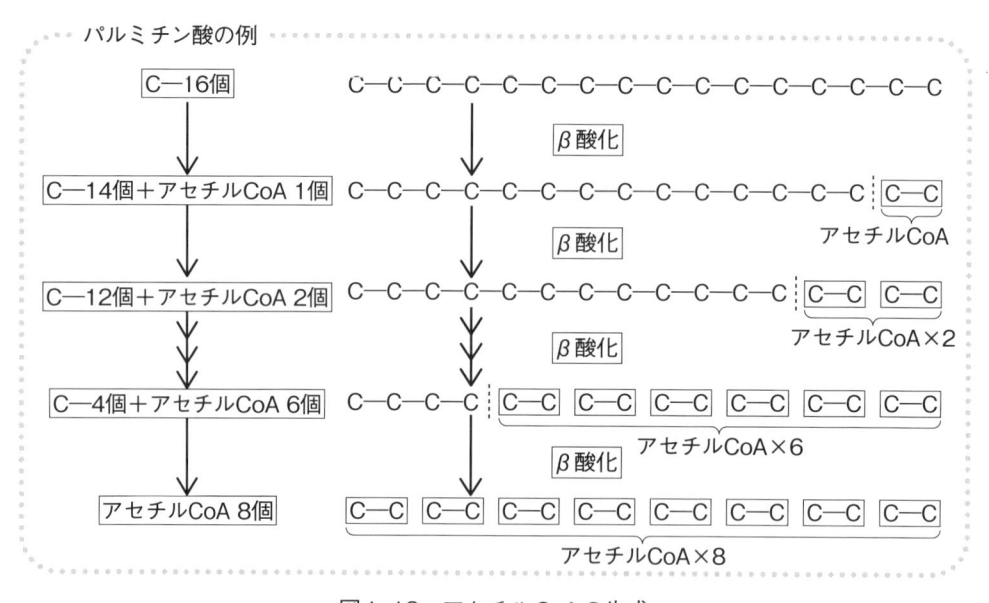

図1-18　アセチルCoAの生成

③タンパク質

　次にタンパク質からATPが生成されるしくみについて見ていきましょう．タンパク質の構成単位はアミノ酸です．食事に含まれるタンパク質が消化管で分解されてアミノ酸になると主に小腸から吸収され血中に流れていきます．

　アミノ酸は細胞の中に入ると，アミノ酸の1部はアミノ基転移酵素によって**アミノ基転移反応**を起こします．この反応の意義は多岐にわたりますが，その1つとしてアセチルCoAを生成することです．アセチルCoAはクエン酸回路に入り，これ以降の反応は

糖質・脂質と同様の経路を経てATPが合成されます．ちなみにアミノ酸は約20種類存在しますが，すべてのアミノ酸が直接アセチルCoAに変換できるわけではなく，またアセチルCoAができたとしてもすべてがクエン酸回路に入るわけでもありません．絶食や飢餓状態では糖質が不足するため，アミノ酸がエネルギー源としてその効果を発揮します．

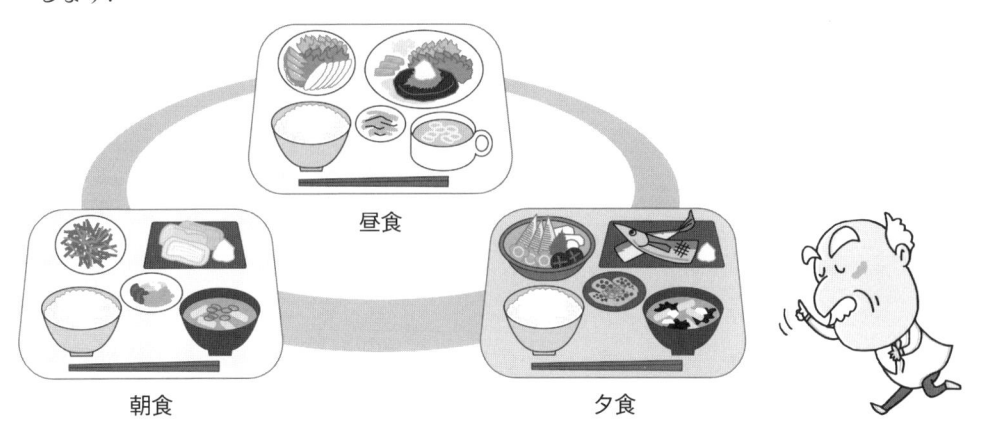

以上が，三大栄養素からATPが生成されるしくみの概要です．おもしろいことに，三大栄養素がエネルギー源として代謝された場合，必ず代謝中間産物としてアセチルCoAが生成され，その後の反応は共通することが分かります．つまり，アセチルCoAはエネルギー生成の際の中心的な存在といえます．

ところで，これら一連の反応系によって生成されるものはATPだけではなく，クエン酸回路で出たCO_2や電子伝達系で出たH_2Oなどもあります．これらは代謝副産物として血中に排泄されていきます．特に代謝によって生成されるH_2Oを代謝水と呼んでいます．

POINTs

・同化と異化をまとめて代謝といい，それぞれATPの消費と生成を伴う．
・ATPは細胞の生命活動に必要なエネルギーを提供する高分子化合物である．
・ATPは加水分解によってADPとリン酸に分解されたときにエネルギーを放出する．
・糖質・脂質・タンパク質を三大栄養素といい，エネルギー源になる．
・グルコースからのATP合成は，解糖系→クエン酸回路→電子伝達系という3つの大きな反応系を経て生成される．
・解糖系は嫌気的条件化でも反応を進めることができ，少数ながらATPを生成する．
・クエン酸回路・電子伝達系の反応系が動くためには好気的条件が必要となる．
・脂質の中の脂肪酸はβ酸化によってアセチルCoAが生成される．
・アミノ酸の一部はアミノ基転移反応によってアセチルCoAが生成される．
・アセチルCoAは三大栄養素がエネルギー源として代謝される際の共通の代謝中間産物である．

1.9　体内環境と恒常性

　恒常性という言葉，「恒」も「常」もどちらも「つね」と読みます．つまり，恒常性はいつも同じで変わらない性質といった意味と解釈できます．私たちヒトを含め，すべての生物は，外界の環境の変化に常にさらされています．しかし，外部環境が変化しようとも体の中の状況を一定に保つしくみが備わっています．例えばヒトの場合，昼と夜または夏と冬で気温が変わりますが，体内温度は常に一定（約37℃）です．その他，体液の組成（塩分濃度など），pH，血糖量，血圧も状況によって多少の変動はするものの，一定時間後，もとの状態に戻す働きが作動します．このような性質を**恒常性**または**ホメオスタシス**（homeostasis）と呼んでいます．この体内環境を一定に保つしくみですが，特に重要な働きをするシステムが，循環系，肝臓や腎臓，自律神経系，内分泌系です．

　ここからはヒトを中心に，恒常性維持にどのように各器官が関与しているのかを見ていきましょう．

1）循環系

　私たちの体を構成する細胞は，自らエネルギーを生成し，各々の活動を行い，必要に応じて分裂をします．当然エネルギーを生成するには栄養分と酸素が必要ですし，その際に老廃物も出ます．60兆個に及ぶ細胞1個1個に栄養分と酸素を運び，老廃物を回収しているのが心臓，血管，血液などの**循環系**です．血液の中には，血球（赤血球，白血球，血小板）と血しょう（水分とその他の種々の物質が溶解）が含まれています．栄養分や酸素を豊富に含んだ血液（**動脈血**といいます）は，心臓や血管の力で生み出される血流によって全身に運搬されます．血管は心臓から離れると徐々に細くなり，毛細血管（図1-19）として各組織の細胞の近傍を流れます（図1-20）．

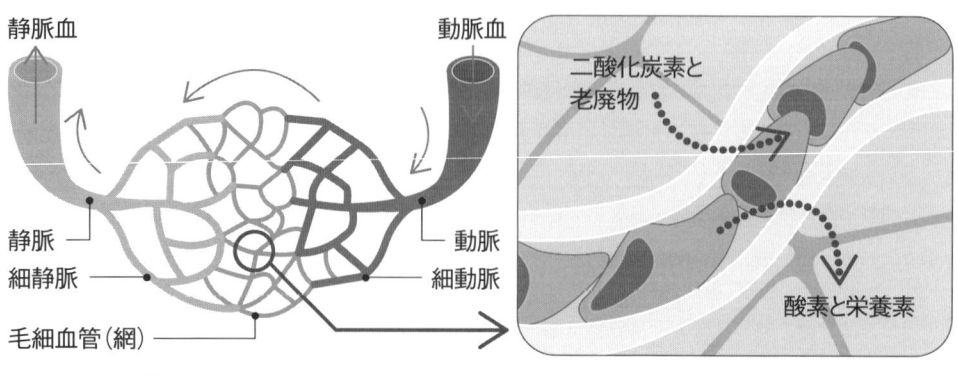

図1-19　毛細血管図　　　　　　　　図1-20　毛細血管中の血液

　この部位，つまり，細胞と毛細血管内を流れる血液との間で**物質交換**が行われるのです．図1-20のように，具体的には，血液側から細胞側へ栄養素や酸素が，逆に細胞側から血液側へ老廃物や二酸化炭素が運ばれます．このように細胞は，常にエネルギー源を確保するとともに老廃物を排泄しています．老廃物や二酸化炭素を積んだ血液は**静脈血**となって心臓へ戻っていきます．

　心臓や血管は体のその時々の状況に合わせて働く強さを変え，体内環境を一定に保とうとします．具体的には，バイタルサイン[*1]の1つである血圧の維持・調節には大きな力を発揮します．

　ところで，血液中を流れる栄養素は主に消化管の小腸から，酸素は肺の中の肺胞から血液に取り込まれます．一方，老廃物は腎臓で除去され，二酸化炭素は肺からの呼気で排出され，血液もまた一定の成分状態を保持するしくみを備えています．

　図1-21のように，心臓（左心室）から出る動脈血は，動脈を通って，体の組織隅々に栄養素と酸素を供給します．各組織内で物質交換がなされれば，血液は静脈血となり，静脈を通り心臓（右心房）に戻ります．

　その後，右心房→右心室→肺動脈を経て肺に行き，ここで酸素と二酸化炭素のガス交換が行われ動脈血となって，肺静脈を通り，心臓（左心房）に戻ってきます．

　このように，血液は心臓や血管の運搬力を使って全身を循環し，恒常性維持に努めているのです．

*1　バイタルサイン… **vital**（生命の）＋**sign**（徴候）．つまり生命の活力を示す指標のこと．血圧以外に呼吸数・心拍数・体温・意識状態などが含まれる．

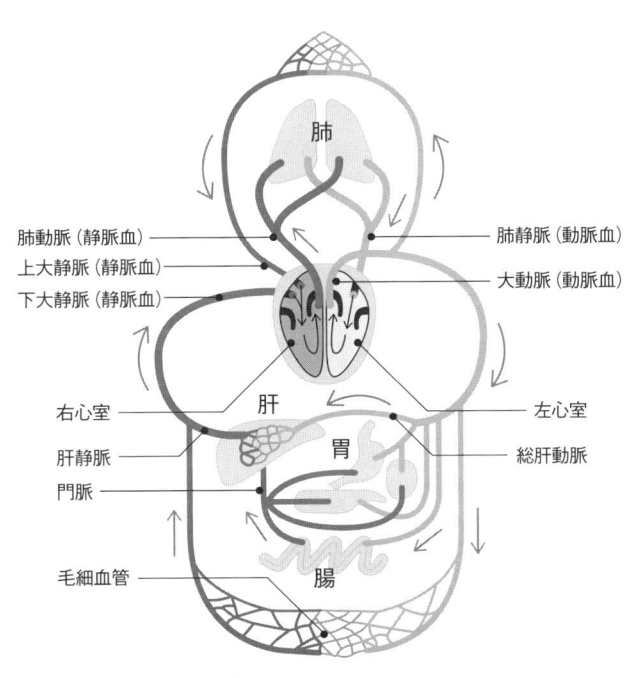

図1-21　血液の循環

2）肝　臓

　人体最大の臓器と呼ばれる肝臓（図1-22）．この臓器はとても多彩な働きをしています．特に血液の恒常性（血糖値調節，血液中のタンパク質合成，有害物質の解毒・無毒化，脂質の代謝など）に重要な役割を果たすとともに，胆汁（消化液の一種）の合成，熱の発生などに寄与します．胎児期の肝臓では，赤血球（血液細胞）の産生も行います．

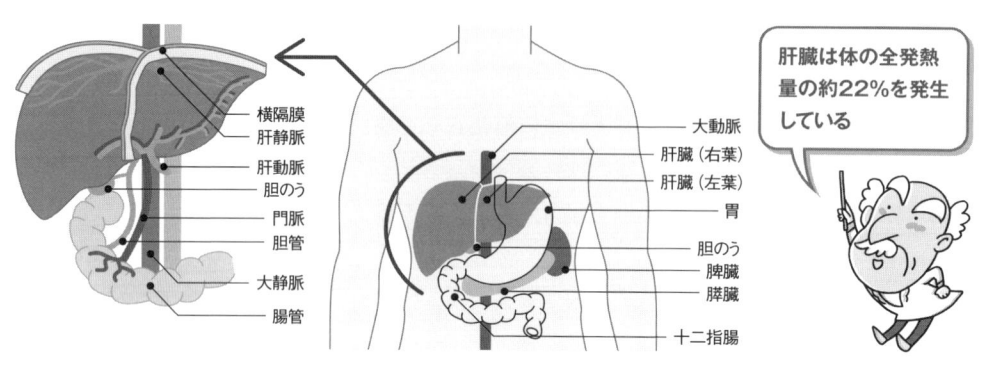

肝臓は体の全発熱量の約22％を発生している

図1-22　肝臓の構造

> **TOPIC**
>
> ### 沈黙の臓器
>
> 　肝臓は沈黙の臓器と呼ばれています．その理由は，肝臓の予備能力がとても大きく，多少の傷害ではほとんど自覚症状が出ないことが多いためです．逆にいえば，自覚症状が現れるということは場合によっては大きな障害がすでに生じていることをほのめかしているともいえます．
>
> 　さて，肝臓の予備能力とはどういうことでしょうか．もちろん肝臓は，人体最大の実質臓器ですから，構成する細胞数もとりわけ多いわけですが，それ以外に，肝臓を構成している肝細胞は再生能力が高いということが他の臓器を凌ぐ大きな特徴です．例えば，生体肝移植というのがあります．これは生きている方の肝臓の一部を（提供者をドナーという）受け手側（レシピエントという）に提供するわけですが，切除された後の肝臓は数か月でもとの大きさに戻ることが分かっています．
>
> 　このように肝臓は，多機能を担うと同時に，自己再生能力も盛んな臓器なのです．
>
> 　一般に，事の本質や重要なこと，または，なくてはならないことを「肝心」や「肝腎」，もしくは「肝腎要」などと表現します．昔の方は人間の最も重要な部分が，肝臓・腎臓・要（腰）であると考えたのです．英語でも，liver（肝臓）はlive「生きる」+er「～する人」であり，「生きている人」という意味に解釈できます．洋の東西を問わず，肝臓はヒトにとってとても重要な臓器であると理解されてきたわけです．大事にしたいものです．

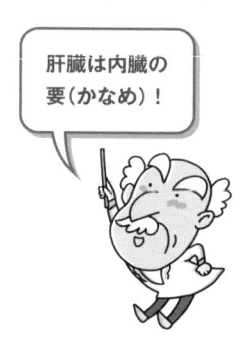

肝臓は内臓の要（かなめ）！

3) 腎　臓

　腎臓は，左右2つのソラマメ型をしている臓器で，腹部後方に位置しています（図1-23）．最も重要な働きは，血液から**尿**を作ることです．尿に含まれる成分は，老廃物，水，電解質などです．つまり，血中の不要物質を尿として体外に排泄する役割を果たします．不要物質の主なものは，アンモニア，尿酸，尿素，クレアチニンなどがありますが，過剰な電解質も体の余分なミネラルですので不要物質と考えることができます．

　尿は1日に約1.5リットル（L）作られますが，例えば夏の暑いときに汗を大量にかくなどして体の水分放出が多くなった場合は，尿に含まれる水分を減らし，尿量を減少させます．つまり腎臓は，体内の老廃物を尿として排泄するのみならず，**体液量の調節**も行っている臓器なのです．

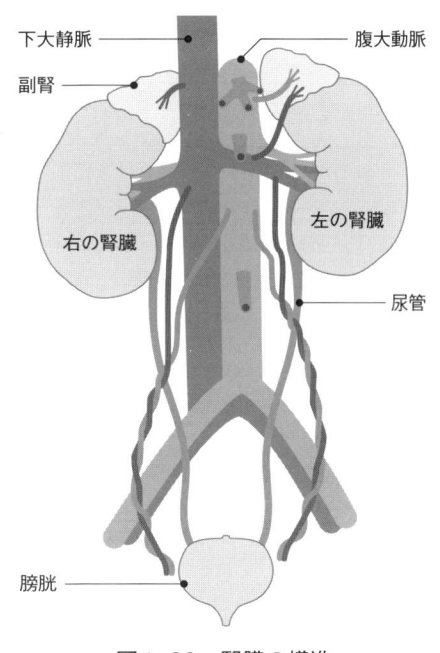

図1-23　腎臓の構造

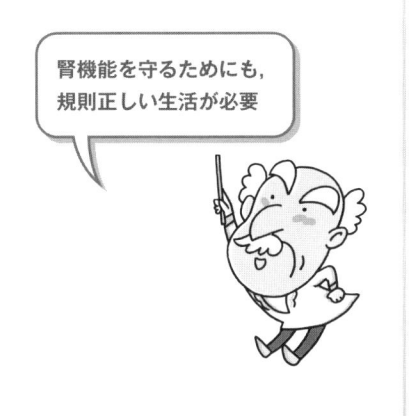

TOPIC

腎機能が低下すると…

　腎臓は老廃物を除去してくれるとても大切な臓器です．しかし，何らかの原因で腎機能が低下すれば，体内の余分な水や老廃物が溜まってしまいます．腎機能が低下する要因としてはさまざまですが，年々増加の一途を辿っているのが糖尿病による腎機能障害です．糖尿病が進行すると腎臓の中にある血管が壊れてしまい，本来の役割である老廃物を除去する能力が徐々に衰えてきます．これが慢性腎不全という病態です．腎機能の低下により体内の恒常性が維持できなければ治療が必要となります．現在末期の腎不全には，腎臓移植または人工透析しか治療方法がありません．人工透析には，血液透析と腹膜透析がありますが，いずれにしても多大なリスクや負担を伴うものです．やはり，生活習慣を見直して健康的な生活を送ることが重要です．

腎機能を守るためにも，規則正しい生活が必要

4）自律神経系

　「自律」，つまり自らを律するために働きかける神経が自律神経です．生体内外の環境の変化に応じて臓器や器官・組織の働きを調節し体内環境を一定に保ちます．神経系は，中枢神経と末梢神経に大別できますが，自律神経は末梢神経の一種です．自律神経に指示を出すのは，中枢神経の中の視床下部という場所です．

　視床下部は体内環境の変動を感知し，その時々に応じた適応反応の指令を自律神経に送ります．そして自律神経は，各末梢組織へ臓器・器官を結ぶ伝令役を担うということになります（図1-24）．

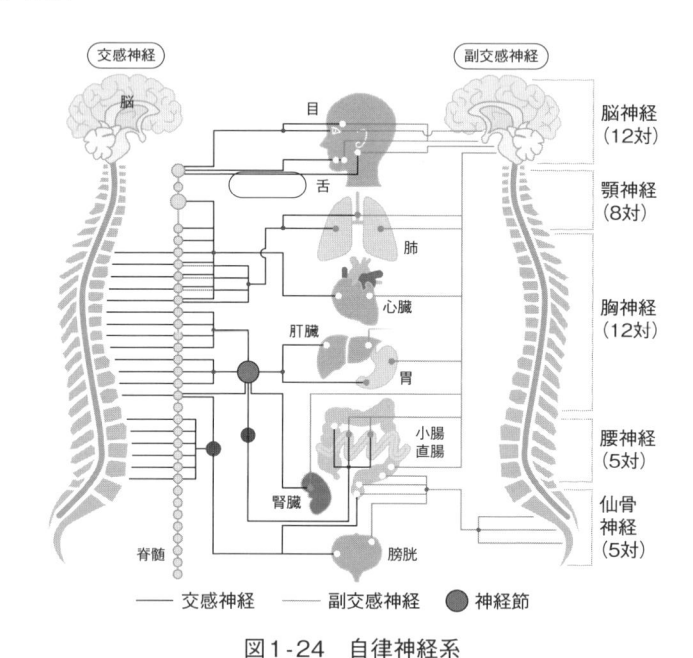

図1-24　自律神経系

　自律神経は，互いに拮抗的に作用する**交感神経**と**副交感神経**で構成されます．拮抗的というのはシーソーの関係のように，交感神経が優位に働いているときは副交感神経の働きを下げ，逆に副交感神経が優位に働いているときは交感神経の働きを下げます（図1-25）．

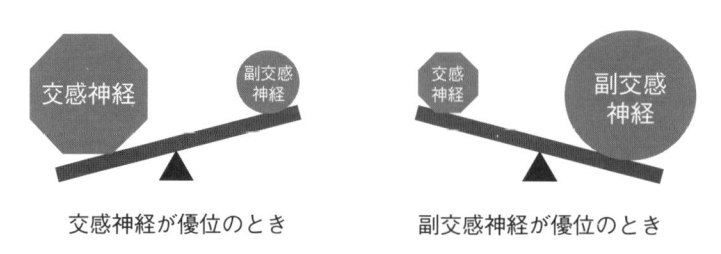

図1-25　交感神経と副交感神経の関係

　通常，両者が同時に働くことがなく，その時々に応じてどちらが優位に働くか調整されます．例えば，（運動時など）細胞が通常よりも多くの酸素を必要とするときは，交感神経が優位に働き，心拍数が上がり，呼吸数も増加します．このとき，副交感神経は抑制されています．概ね体が活動状態にあるときや緊張した場面では交感神経が優位に働き，安静時やリラックスしているときは副交感神経が優位となります．

　その他，いくつかの効果器（自律神経の影響を受ける部位）における交感神経・副交感神経の影響は，以下の表の通りです（表1-2）．

表1-2　交感神経・副交感神経の影響

	交感神経	副交感神経
瞳孔	散大（散瞳）	縮小（縮瞳）
唾液（だえき）分泌	粘性のある唾液分泌	唾液の多量分泌
消化管（胃や腸）の運動	低下	亢進
心臓	心拍数の増加	心拍数の低下
血圧	上昇	低下
汗腺（かんせん）	発汗促進	支配なし（影響なし）
気管（きかん）	拡張（気道を広げる）	収縮（気道を狭める）
膀胱（ぼうこう）	排尿抑制	排尿促進

TOPIC

求心路の機能も持つ自律神経

　元来，自律神経は中枢から末梢効果器へと情報を運ぶ遠心性の神経と考えられてきました．しかし，研究が進められる上で，末梢組織から中枢へと感覚情報を運ぶ求心性の神経も含まれることが分かってきました．現在では，この求心路も含めて自律神経と考えられています．求心路は主に内臓や血管から中枢（脳）へ情報を伝達するため，内臓求心性神経などと呼ばれています．意識にのぼらない感覚（例えば，血圧に関する情報，血中の酸性度や電解質濃度などの情報）と意識にのぼる感覚（例えば胃の膨満度や便意・尿意，内臓痛など）を中枢に伝えます．

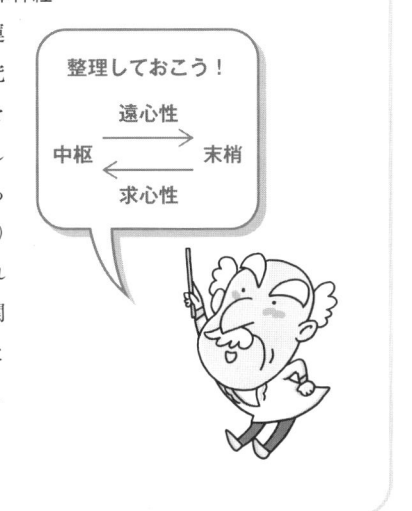

整理しておこう！

遠心性
中枢 → 末梢
求心性

5）内分泌系

　ホルモンを作り（合成），放出（分泌）する細胞集団（組織）を**内分泌腺**といい，体内にはさまざまな場所に存在します（図1-26）.

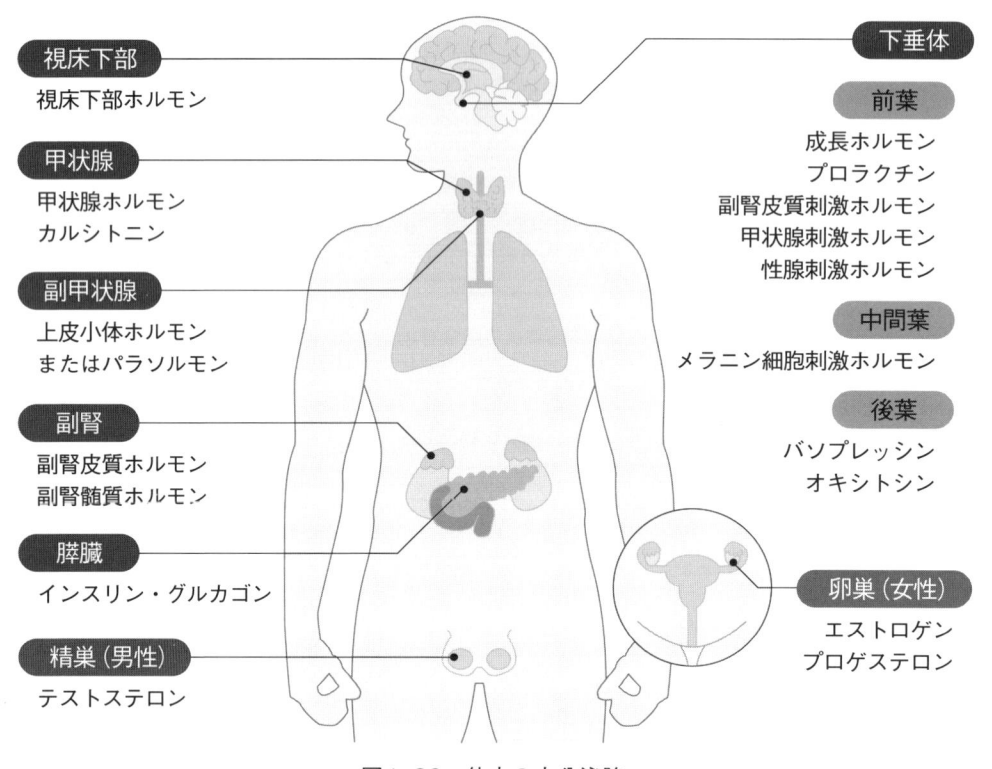

視床下部
視床下部ホルモン

甲状腺
甲状腺ホルモン
カルシトニン

副甲状腺
上皮小体ホルモン
またはパラソルモン

副腎
副腎皮質ホルモン
副腎髄質ホルモン

膵臓
インスリン・グルカゴン

精巣（男性）
テストステロン

下垂体

前葉
成長ホルモン
プロラクチン
副腎皮質刺激ホルモン
甲状腺刺激ホルモン
性腺刺激ホルモン

中間葉
メラニン細胞刺激ホルモン

後葉
バソプレッシン
オキシトシン

卵巣（女性）
エストロゲン
プロゲステロン

図1-26　体内の内分泌腺

①ホルモンとは

　ホルモンは自律神経系とともに各器官や組織の働きを調節しています. 内分泌腺によって合成されたホルモンは，血中に分泌され，目的とする標的器官まで達してその効果を発揮します. 血液に分泌されるという性質上，離れた器官どうしでも連絡できることが利点となります. また，血中濃度は種類によってさまざまですが，どれも微量で効果を発揮します.

　ホルモンの役割としては，a）体の成長・代謝調節，b）ホメオスタシスの維持，c）本能行動の誘発，d）他のホルモンと協調して生体の機能維持を行うなど多岐にわたります.

　このため，ホルモンは正確に働く必要があり，そのための機序が備わっています.

②ホルモンが作用するターゲット

特定の内分泌腺で作られたホルモンは血液に放出（分泌）されます．そしてホルモンは血液循環に乗って，全身を巡ります．では，このホルモンが作用する**標的器官**（ターゲット）はどのように決まるのでしょうか．実は，そのホルモンをキャッチするための**受容体**（受け皿）を持つ細胞のところにホルモンが辿りつき，受容体と結合することで「信号を受け取った」と解釈し，標的側の細胞はそのホルモンに対する反応を起こします．

逆にいえば，そのホルモンに対する受容体を持たない細胞は反応しません．このように，ホルモンとその受け手側には「特異性」があるわけです（図1-27）．

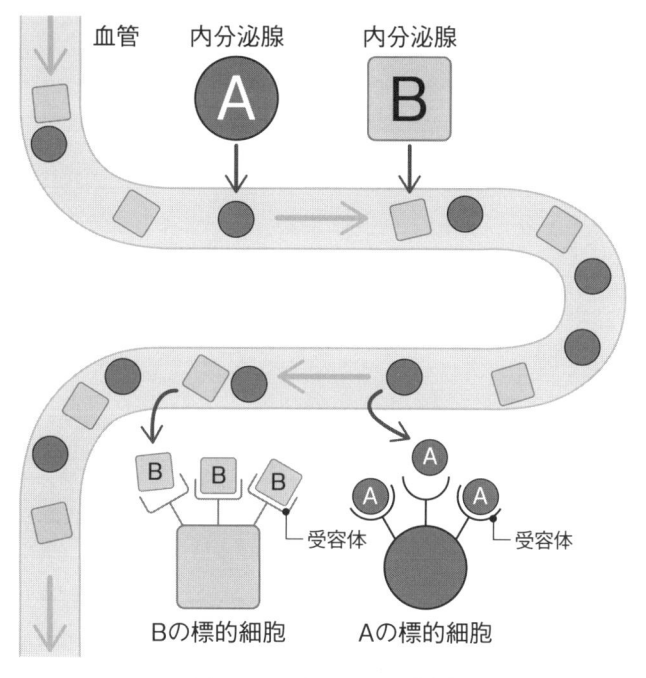

図1-27　ホルモンの作用

まるでホルモンが「手紙」で受容体が各家庭の「ポスト」のようです．そして住所の書いている手紙は確実にその目的の場所に届けられるのと同じことです．

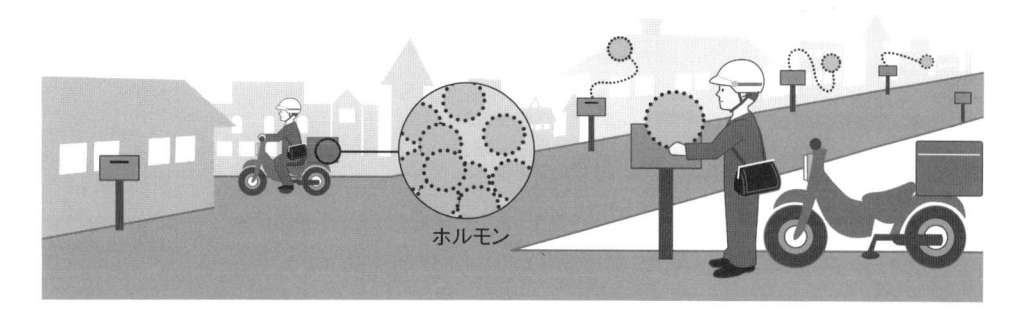

③ホルモンの働きの具体例

　ここでは，ホルモンの例として，視床下部から分泌されるホルモンとそれに伴う反応を見ていきたいと思います．

　視床下部は，間脳と呼ばれる脳の一領域です．ここは生命維持に不可欠であり，本能や情動・体温調節・性・食欲・飲水などの中枢や自律神経の最高中枢，内分泌系の上位中枢でもあり，とても大切な部位です．

　では実際，視床下部から甲状腺刺激ホルモン放出ホルモンというホルモンが分泌されたとしましょう（図1-28）．すると，視床下部の真下にある下垂体が刺激されます．これを受けて下垂体は，甲状腺刺激ホルモンを分泌します．このホルモンは血中を循環し，甲状腺に達します．すると，甲状腺の中の濾胞細胞は刺激され，甲状腺ホルモンを分泌します．甲状腺ホルモンは多くの組織が受容体を持つため，広範囲にわたって影響を与えることができます．甲状腺ホルモンの生理的な役割は，基礎代謝を亢進させることです．

　このようにホルモンは，細胞・組織を刺激するのみならず，さらに別のホルモンの分泌を誘発する効果もあり，各器官が連携して働いていることが分かります．その他，表1-3のようにヒトの体内ではさまざまなホルモンが存在し，恒常的に寄与してます．

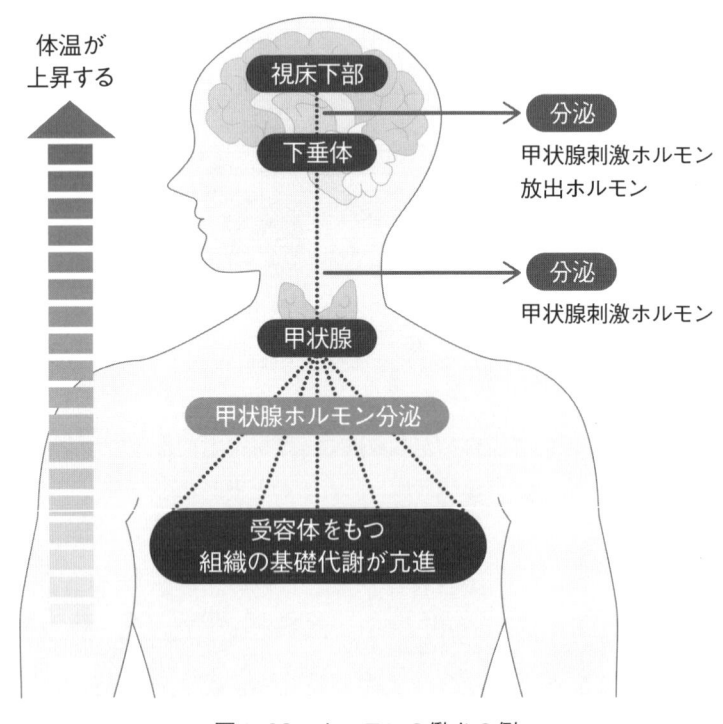

図1-28　ホルモンの働きの例

表1-3　ホルモンとその主な作用

分泌器官	ホルモン	主な標的組織	主な作用
視床下部	放出ホルモン	下垂体前葉	主に下垂体ホルモンの分泌を刺激
	抑制ホルモン	下垂体前葉	主に下垂体ホルモンの分泌を抑制
下垂体前葉	成長ホルモン	多くの組織	タンパク質合成促進，成長促進
	プロラクチン	乳腺	乳房・乳腺の発育と乳汁産生・分泌
	甲状腺刺激ホルモン（TSH）	甲状腺	甲状腺ホルモンの分泌を促進
	副腎皮質刺激ホルモン（ACTH）	副腎皮質	副腎皮質ホルモンの分泌を促進
	性腺刺激ホルモン	性腺（卵巣・精巣）	性腺機能を刺激
下垂体後葉	オキシトシン	子宮・乳腺	子宮筋の収縮・射乳の誘発
	バソプレッシン（ADH）	腎臓	水の再吸収を促進
甲状腺	甲状腺ホルモン（T_3, T_4）	ほとんどの組織	基礎代謝亢進，成長・発育，変態
	カルシトニン	骨・腎臓	血中のCa^{2+}濃度低下
副甲状腺	副甲状腺ホルモン（PTH）	骨・腎臓	血中のCa^{2+}濃度上昇
膵臓のランゲルハンス島	インスリン	多くの組織	血糖値低下
	グルカゴン	肝臓・脂肪組織	血糖値上昇
	ソマトスタチン	ランゲルハンス島	インスリンとグルカゴンの分泌を抑制
副腎髄質	カテコールアミン（アドレナリン・ノルアドレナリン等）	心筋, 血管, 肝臓・脂肪組織	心拍数・血圧・代謝率・血糖値の上昇
副腎皮質	糖質コルチロイド（コルチコステロン，コルチゾール等）	多くの組織	血糖値上昇，抗炎症，免疫抑制，胃酸分泌促進
	電解質コルチロイド（主にアルドステロン）	腎臓	Na^+の再吸収促進
	副腎アンドロゲン（男性ホルモン）		女性における性欲亢進，陰毛発育，男性化作用
精巣	アンドロゲン（テストステロン）	多くの組織	男性第二次性徴の発現
		生殖器官	精子形成
卵巣	エストロゲン（主にエストラジオール）	多くの組織	女性第二次性徴の発現
		生殖器官	卵胞発育・子宮粘膜肥厚・膣上皮増殖
	プロゲステロン	子宮	妊娠の維持
		乳腺	発達の促進
消化管	消化管ホルモン（ガストリン，セクレチン等）	消化管・胆嚢・膵臓	消化管機能の調節
腎臓	レニン	血中アンジオテンシノーゲン	アルドステロン分泌を促進
	エリスロポエチン	骨髄	赤血球の生成を促進
松果体	メラトニン		概日リズム
心臓	心房性ナトリウム利尿ペプチド	腎臓	Na^+の排泄を促進

佐藤昭夫／佐伯由香, 人体の構造と機能第2版, 医歯薬出版（株）, 2003をもとに作成

④ホルモンの分泌調節

　ホルモンは体の環境を一定に保つうえでとても大切なシステムです．しかし，それと同等に「分泌の調節」も大事なことです．ホルモンの分泌は過剰であっても，過小であっても，体に不具合を生じさせます．例えば，先ほどの視床下部から出るホルモンについての調節機構を見ていきましょう．

　視床下部から分泌されるホルモンによって，最終的には体の基礎代謝の亢進が起こります．しかし，ずっと基礎代謝が亢進し続ければ体は持ちません．つまり，目的のレベルに達すれば，ホルモンの分泌も下がらなければいけません．このとき，負のフィードバック機構が働きます．それは図1-29の通りです．

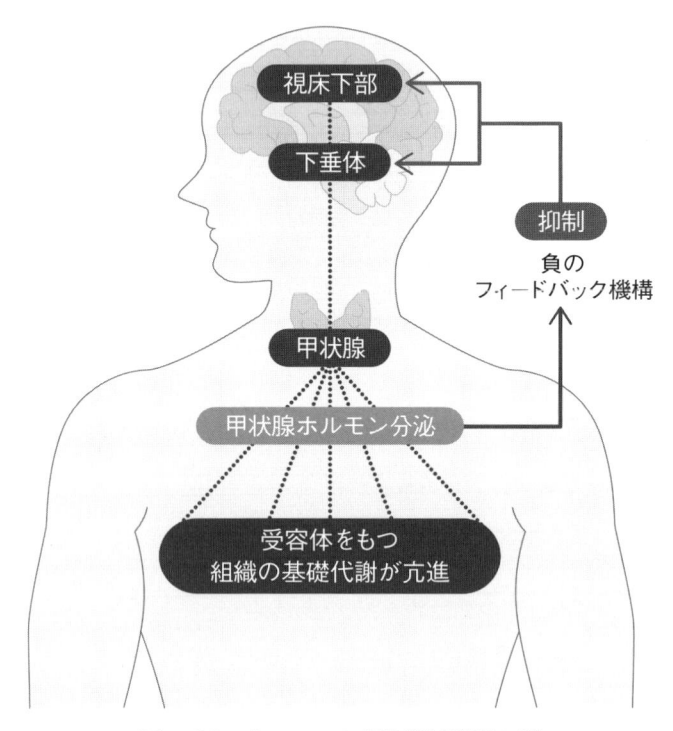

図1-29　ホルモンの分泌抑制機構の例

　甲状腺から出るホルモンである甲状腺ホルモンは，図のようにさまざまな組織に影響を及ぼすと同時に，その上位である視床下部や下垂体に対する抑制シグナル（分泌低下）を与えます．すると，視床下部や下垂体は，甲状腺ホルモンの効果が十分発揮できた（目的を達成できた）と考え，自身のホルモン分泌レベルを低下させます．このように，下位のホルモンが上位の器官に対して抑制をかけるしくみを**負のフィードバック機構**といいます．

　ホルモン調節としてはこの他にも，**正のフィードバック**，**血中の物質の濃度による自己調節**（血糖値やカルシウムイオン濃度など）などさまざまな機構が備わっています．

★人体や疾病とのかかわり★

　これまで体内環境を一定に保つしくみを主にヒトの体を中心に見てきました．この一定に保つしくみが破綻した結果，体にさまざまな不具合が生じることが容易に想像できます．糖尿病はその一例で，とても怖い疾患です．ホルモンの一種，インスリンと糖尿病の関係を見ていきましょう．

　現在は飽食の時代といわれています．いつでも，どこでも，好きなものを，好きなだけ食べることが可能です．しかし，それによって慢性的に血糖値が上がり続け，血糖値を下げるホルモンであるインスリンがフル回転で働かざるを得なくなります．すると，血糖値のコントロールが徐々に鈍ってきます．具体的には，体の組織がインスリンに対して抵抗性を持つ（効力がなくなる）ことや，インスリンの分泌量の低下などが原因です．いずれにしても，血糖値を下げるしくみがインスリンしかないことが仇となり，現代を生きるヒトの恒常性を維持する上での大きな問題となっているわけです．

　結果，生活習慣による慢性的な血糖の上昇が，次第に病的な血糖値上昇または血糖コントロールの困難状態を招くことになるわけです．これが糖尿病という病気です．

　糖尿病とは文字通り，「尿に本来含まれるはずのない糖分が含まれる」症状が出る病気です．尿は血液から作られるために，血液中の糖分濃度が異常に高いと尿に糖が残ってしまうのです（まるで糖が老廃物のようです）．

　糖尿病は，動脈硬化のリスクファクターであることや，病状が進行すると，腎臓障害・失明・神経障害・壊疽など，とても怖い合併症を引き起こすことがあります．

　また，糖尿病は，その病因によってⅠ型とⅡ型の病型が存在しますが，いずれにしても血糖値が異常に上昇または血糖コントロールの困難状態を引き起こすことは共通していますので，重症度に応じて，食事，運動，薬物などの治療が必要になってきます．

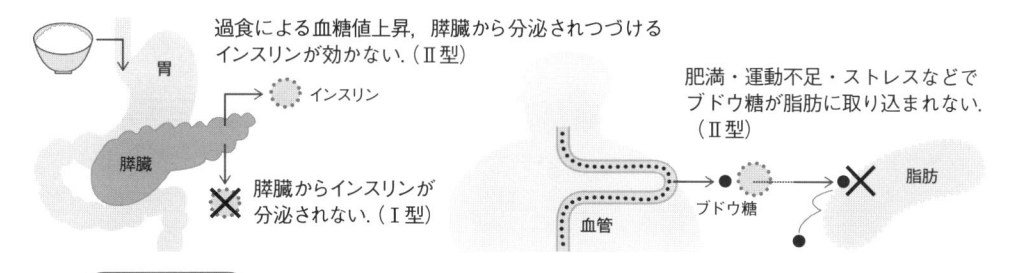

過食による血糖値上昇，膵臓から分泌されつづけるインスリンが効かない．（Ⅱ型）

インスリン

膵臓からインスリンが分泌されない．（Ⅰ型）

胃

膵臓

肥満・運動不足・ストレスなどでブドウ糖が脂肪に取り込まれない．（Ⅱ型）

血管

ブドウ糖

脂肪

POINTs

・体の恒常性は主に循環系，肝臓，腎臓，内分泌系と自律神経系によって調節される．
・ホルモンを合成する組織を内分泌腺という．
・ホルモンは血流にのって遠隔臓器に影響を及ぼすことができる．
・ホルモンの分泌は厳密にコントロールされている．

TOPIC

飢餓との闘いと血糖値

　血液中に存在する糖（ブドウ糖（グルコース））の濃度を「血糖値」といいます．ここでは血糖値についてのTOPICを紹介したいと思います．細胞が生きていくために必要なエネルギー源（車でいうガソリン）は，血液中に存在するグルコースが主となります．細胞は，グルコースを使ってエネルギー（ATP）を作ります．つまり，血糖は細胞にとっての生命線となります．しかし一方，血糖が多すぎる状態が続くことも体にとってはよくありません．血管や神経障害などを引き起こす原因となります．そのため，食後は血糖値の一時的な上昇が起こりますが，再び血糖値が正常値まで下がるように調節されています．

　この血糖値を下げるしくみは，膵臓のランゲルハンス島から分泌されるインスリンが重要です．インスリンは血中の糖分を，肝臓や筋肉，脂肪組織の細胞内に取り込ませ，特に肝臓と筋肉細胞内でグリコーゲンの合成を促すことで，血糖値を下げる効果を発揮します．

　ところで，血糖値を上げるホルモンは数多く存在しますが，血糖値を下げるホルモンはインスリンしかありません．これは一体なぜでしょうか．一説によると，人類は歴史的に常に飢餓状態にさらされ続けた結果ではないかと考えられています．古来，現代のように食べたいものを，食べたいときに食べたい量をまかなえたわけではありません．つまり，血糖を消費することはあっても，過剰になる状況は少なかったといえます．しかし，狩猟の際や身の危険が迫ったときなど，一過性に多量のエネルギーが必要な場面は当然あるわけです．むしろ，そういう場面は日常茶飯事だったかもしれません．したがって，血糖値を上げるしくみが幾重にも備わっている方が生存競争に有利となるわけです．このことが，血糖値を上げるしくみが豊富に備わっているのに対して，血糖値を下げるしくみが乏しい（インスリンのみ）理由なのだと考えられています．

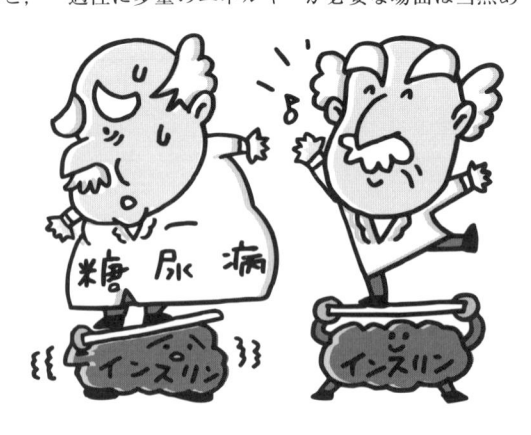

1.10 体内環境を守るしくみ「免疫」

私たちの体の周りには，目には見えないさまざまな外来微生物が存在しています．その中には，体内に侵入して病気を引き起こすものもあります．しかし，私たちの体は，外来微生物が簡単に侵入できないようなしくみと，仮に侵入してもそれを排除・攻撃して身を守るしくみを持っています．そのような働きを，**生体防御**や**免疫**と呼びます．

免疫の主役となるのが，血液中に含まれる白血球です．白血球にはさまざまな種類があり，それぞれの役割を持っています．免疫のしくみは少し複雑になりますが，ここでは，1）病原体の侵入を防ぐ機構，2）体に侵入した病原体を排除する機構，に大きく2つに分けて考えていきたいと思います．

1) 病原体の侵入を防ぐ機構

私たちの体の表面は，皮膚に覆われています．皮膚はとても丈夫に作られていますので，切り傷などの怪我がない限り，簡単には外来微生物が侵入することはできません．さらに皮膚表面は，乳酸などの分泌物によって酸性に保たれていて微生物の増殖を抑制する効果を持っています．

口，鼻，目，気道などは外界と接していますので，感染しやすい部位といえます．そこで，唾液，汗，涙，鼻汁，母乳などの分泌物中に細菌の外壁を壊す酵素（リゾチーム）や免疫グロブリンといって異物を攻撃する因子（IgA）を含むことにより，微生物の侵入を防いでいるのです．その他，胃液や胆汁などの消化液はそれ自身微生物を分解する作用を持っていますし，咳，くしゃみ，排痰，排尿などは，気道や尿道に侵入した微生物を物理的に追い出す力を持っています．

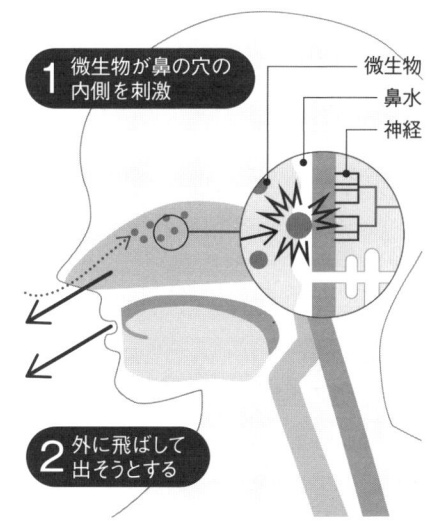

2) 体に侵入した病原体を排除する機構

いみじくも体内に侵入できた微生物たちは，これから私たちの体内に備わっている免疫機構と戦うことになります．この機構は大きく分けて**自然免疫***（非特異的免疫）と**獲得免疫***（特異的免疫）があります．

　*自然免疫…生まれつき持つ（先天的）免疫．
　　獲得免疫…生後に獲得する（後天的）免疫．

①自然免疫

　自然免疫の主役を握るのが「食細胞」の存在です．**好中球**や**単球**（活性化して**マクロファージ**となる），樹状細胞（主に皮膚に存在）が，目の前の異物を取り囲んで消化して食べてしまうのです．これを**貪食**といいます（図1-30）．このような食細胞の働きは，異物であれば何でも貪り食すので，あまり異物に対する特異性がありません．したがって，このような免疫機構を**非特異的免疫機構**といいます．

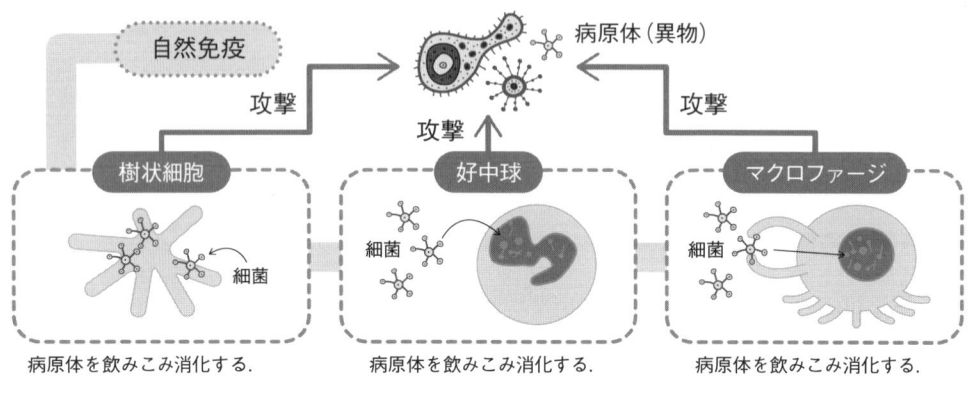

病原体を飲みこみ消化する．　　病原体を飲みこみ消化する．　　病原体を飲みこみ消化する．

図1-30　自然免疫のしくみ

②獲得免疫

　自然免疫で対処できなかった異物や初めて侵入してきた異物などが体内に侵入してきた場合，獲得免疫が起こります．この免疫の主役はリンパ球です．自然免疫で登場するマクロファージや樹状細胞は**抗原提示細胞**となり，一度貪食した異物を小さな断片に消化し，脾臓やリンパ節にいる**ヘルパーT細胞**というリンパ球の一種に異物の姿かたちを提示（抗原提示）します（図1-31）．

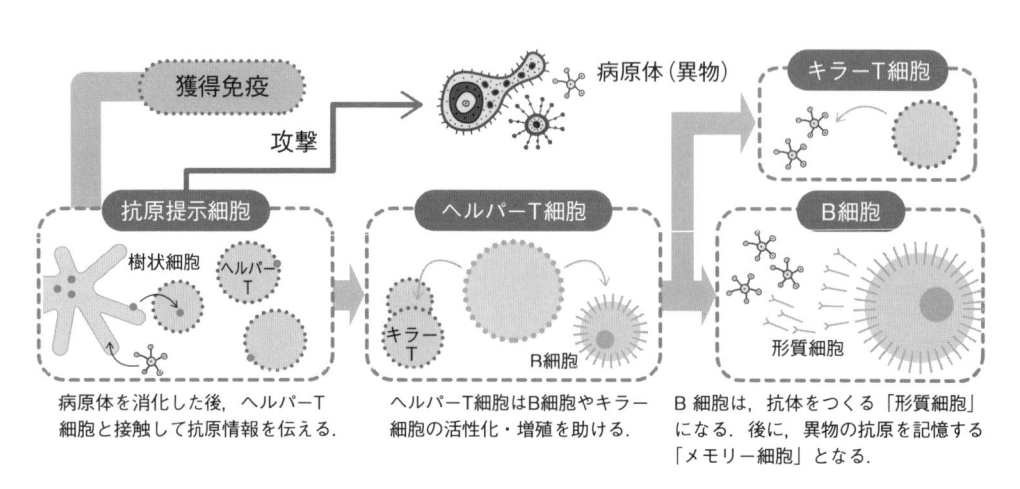

病原体を消化した後，ヘルパーT　　ヘルパーT細胞はB細胞やキラー　　B細胞は，抗体をつくる「形質細胞」
細胞と接触して抗原情報を伝える．　T細胞の活性化・増殖を助ける．　　になる．後に，異物の抗原を記憶する
　　　　　　　　　　　　　　　　　　　　　　　　　　　　　　　　　「メモリー細胞」となる．

図1-31　獲得免疫のしくみ

　ここで，ヘルパーT細胞は，異物の様相をマクロファージと**キラーT細胞**，そして**B細胞**と呼ばれる別のリンパ球に伝え，刺激します．

　刺激を受けたマクロファージやキラーT細胞は，その異物を特異的に攻撃します．キラーT細胞に至っては微生物に感染した私たちの細胞（感染細胞）をも攻撃し，異物の生存を阻止しようとします．このように，直接免疫担当細胞が異物を攻撃する方式を**細胞性免疫**といいます．

　一方B細胞は，ヘルパーT細胞からの刺激を受けて抗体産生細胞（形質細胞）となり，**抗体（免疫グロブリン）**を作ります．この抗体は最初に侵入してきた異物を攻撃する鉄砲玉のような役割を持ち，やはり特異的に攻撃します．抗体は血液や体液中に存在しますので，このような抗体による免疫機構を**液性免疫**と呼びます（図1-32）．

　これら異物（抗原）に対する最初の免疫応答を**一次応答**といいます．

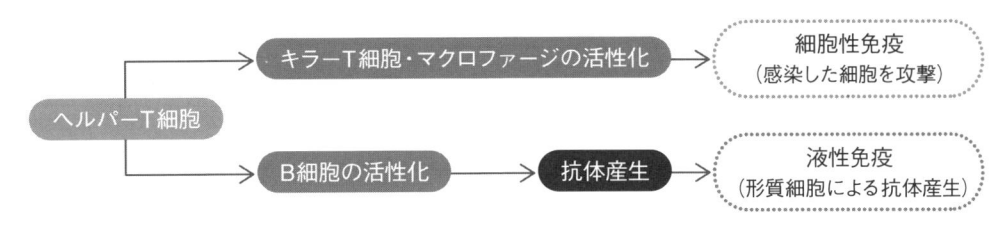

図1-32　細胞性免疫と液性免疫

　次に，さらに驚くべきことには，一度刺激を受けたT細胞やB細胞は，**メモリー細胞**（記憶細胞）として体内に長期間，居続けます．すると，再び同じ異物が侵入してきたとしても速やかに攻撃することができるので（これを**二次応答**といいます），私たちは同じ病原体による病気にはかからないという優れ技を備えています．

　このように，免疫は，私たちの身の回りに存在する病原微生物による病気を防ぐためのとても大切な機構ということが分かります（図1-33）．

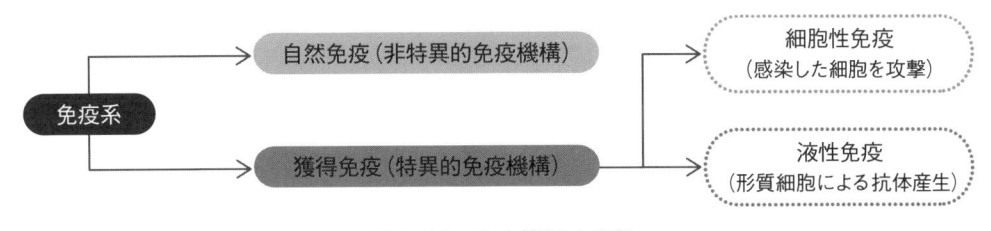

図1-33　免疫機能の分類

★人体や疾病とのかかわり★

①アレルギー

　春先はスギ，秋はブタクサ．といえば，花粉症を思い出す方もいるのではないでしょうか．目のかゆみ，涙，くしゃみ，鼻がむずむず，鼻水が止まらない，などなど，さまざまな症状を引き起こします．**アレルギー**とは，本来なら免疫機構が作動しなくてもよいものに対して過剰に（過敏に）免疫が働き，さまざまな症状を引き起こすことをいいます．また，アレルギーの原因物質を**アレルゲン**と呼んでいて，花粉のほか，食べ物，ほこり，ダニ，ハチ毒，薬剤など数多く存在し，局所または全身症状を引き起こします．ひどい場合はアナフィラキシーショックといって生命の危険を伴うこともありますので油断は禁物です．

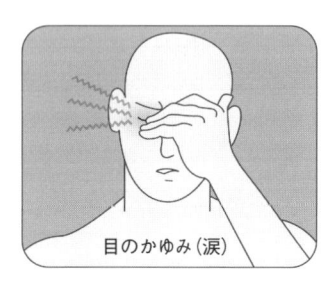
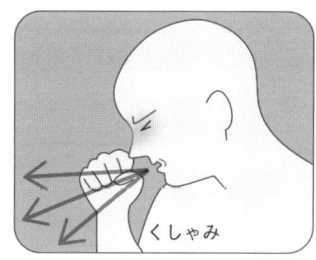
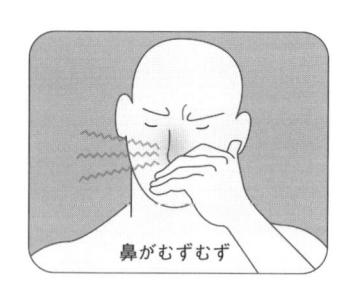

目のかゆみ（涙）　　くしゃみ　　鼻がむずむず

②免疫不全

　食べ物をしばらく室温で放置しておくとカビが生えたり異臭を放つなど，腐ってしまいます．ということは，目には見えないけれど身の回りにはかなりの微生物がいるわけです．このような環境中に生息している私たちにとって，免疫が正常に働くことはとても重要なことです．もしも免疫がうまく作動しなかったらということを考えるだけで恐ろしいです．

　ところが，その肝心の免疫能力が低下してしまう恐ろしい病気が存在するのです．それは，**AIDS**（エイズ，後天性免疫不全症候群）です．原因は**HIV**（ヒト免疫不全ウイルス）と呼ばれるウイルスで，精液，血液，母乳などから感染します．HIVはなんと，獲得免疫の中心的存在であるヘルパーT細胞に感染し，長い年月を経て徐々に血液中のヘルパーT細胞の数を減少させていきます．すると，本来はそれほど脅威ではなかった病原体に対しても体が侵されやすくなり，感染症を引き起こしてしまいます．このような，免疫機能の低下によって，正常ならば感染しない病原体によって引き起こされる感染症を**日和見感染症**といいます．

　現在は多剤併用療法といって，複数の薬剤を併用する治療法が発症を遅らせる効果を持つことが分かっていますが，患者は，ずっと大量の薬を飲み続けないといけないことなど大きな負担を強いられます．やはり感染（ウイルスの体内への侵入）そのものを防ぎたいものです．上述の，HIVの感染経路を正しく理解しておいた方がよいでしょう．

POINTs

・免疫には自然免疫と獲得免疫がある.

・自然免疫は先天的に備わっており，非特異的に異物を攻撃するしくみである.

・獲得免疫は後天的な免疫であり，異物（抗原）を特異的に攻撃するしくみである.

・ある種の抗原に対する免疫能を一度獲得すると，長期にわたり保存される.

・アレルギーとは本来生体を防御するはずの免疫が過剰もしくは異常に働く反応である.

TOPIC

ワクチン

　これまで私たちの体の中で起こっている病原体（異物）に対抗する免疫機構について見てきました．さて，ワクチンという言葉を聞いたことがあるでしょうか．そうです，恐ろしい病原体による感染症を未然に防ぐ予防接種というものがありますが，あの注入する成分（抗原）のことをワクチンといいます．では，その成分とは具体的にどのようなものなのでしょうか．

　ワクチンとは，弱毒化したウイルスや細菌，またそれらの抗原になりうる成分など（抗原の情報が保たれたもの）が用いられていて，それを体内に注射することによって獲得免疫機構が作動します.

　そうすると，もしも本物の病原体が侵入してきてもすぐに二次応答によって病原体を排除できるので，病原体が増殖したり毒素を分泌するまでもなく退治できるのです．つまり，感染症にかからない，またはかかっても症状を緩和できるという方法がワクチンによる予防接種なのです．病原体（異物）は私たちの体にとって脅威となるものもあればそれほど手ごわい相手ではないものまでさまざま存在します．したがって，驚異となる本物の病原体が体に侵入してきた場合，私たちはきっとそれに負けてしまいます．そこで，ワクチンといういわば「もどき」を体内に注入することで，本物に対する免疫を配備するというわけです．ワクチンで用いられている感染症はさまざまなものがありますが，例えば，インフルエンザ，破傷風，ジフテリア，ポリオ，百日咳，はしかなどがあります．ただ，ワクチン自体が絶対安全かといえば，異物であることは間違いないので，ごく少ない確率ですが副作用も存在しています．特に乳幼児期・幼少期のお子さんを抱えた保護者には不安材料となります.

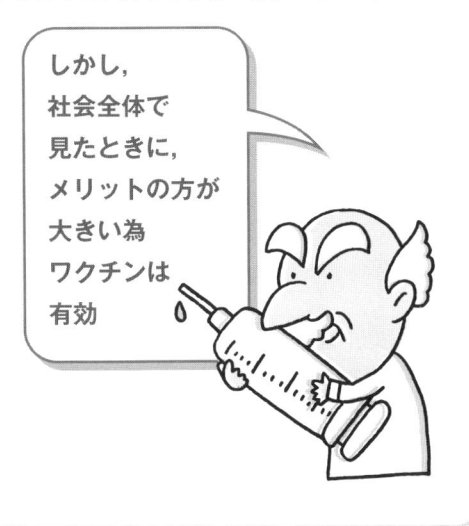

しかし，
社会全体で
見たときに，
メリットの方が
大きい為
ワクチンは
有効

1.11　微生物

　肉眼では見えなく，顕微鏡などの拡大鏡を使って初めて見える生物を**微生物**と呼んでいます．大きさは，数μm（マイクロメートル）から数十μmです．微生物は，**細菌類**，**菌類**，**原生生物**などに分類され，さらに**ウイルス**も微生物の一種として取り扱われます．

　細菌類は細胞内に核を持たない原核生物であり，菌類は核を持つ真核生物です．原生生物は，真核生物のうち，菌類，植物，動物以外の生物を指します．

　ウイルスは，微生物のように細胞からできているわけではありませんが，ウイルスの中に遺伝物質を持っています．ウイルスは自分だけでは分裂できず，私たちの体を構成する細胞の中に侵入して，その細胞の力を借りて分裂・増殖できるので，いわば条件付きの生物ということになります（図1-34）．つまり，ウイルスは生物とも非生物ともいえる存在なのです．

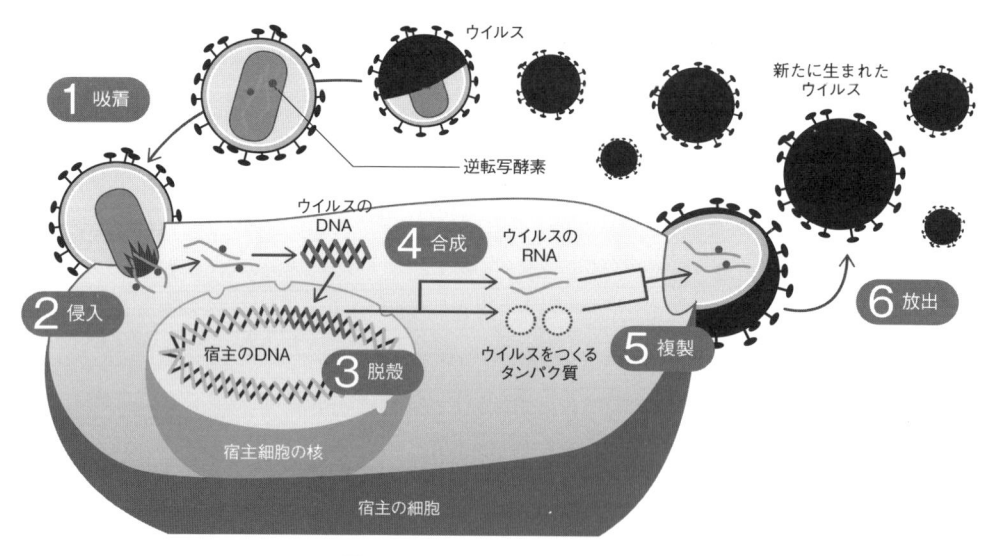

図1-34　ウイルスの増殖過程

（田沼靖一監修「ニュートン別冊ビジュアル生物学」ニュートンプレス，2016．を参考に作図）

★人体や疾病とのかかわり★

　微生物の中でも人体に悪影響を及ぼす微生物を，**病原微生物**と呼んでいます．また，その病原微生物（細菌，真菌，ウイルスなど）が，私たちの体内に侵入し増殖することで種々の症状が出る状態を**感染症**といいます．

　感染症が成立するためには，a）原因微生物の存在，b）感染経路，c）宿主の免疫力に対抗し（もしくは逃れ）体内で増殖，という3つの条件がそろってはじめて成立します．私たち人類は，ペスト，天然痘，コレラ，梅毒，インフルエンザなど歴史上さまざまな感染症に悩まされ，多くの死者も出しました．感染症の原因微生物は，私たちの免疫機能を逃れ重篤な被害を出してきたのです．

　細菌類の原因微生物の例として，大腸菌，ボツリヌス菌，赤痢菌，ブドウ球菌，レンサ球菌，コレラ菌，梅毒トレポネーマ，破傷風菌，淋菌など数多くあります．

　ウイルスの例としては，風疹ウイルス，麻疹ウイルス，日本脳炎ウイルス，肝炎ウイルス群，ヒト免疫不全ウイルス，ポリオウイルス，成人T細胞白血病ウイルス，水痘−帯状疱疹ウイルス，RSウイルス，サイトメガロウイルス，など多数存在します．これらに対するさまざまなワクチンが開発されていますが，いまだ未解決の感染症も存在します．感染経路などをしっかり理解し，まずは病原微生物の侵入を防ぎたいものです．

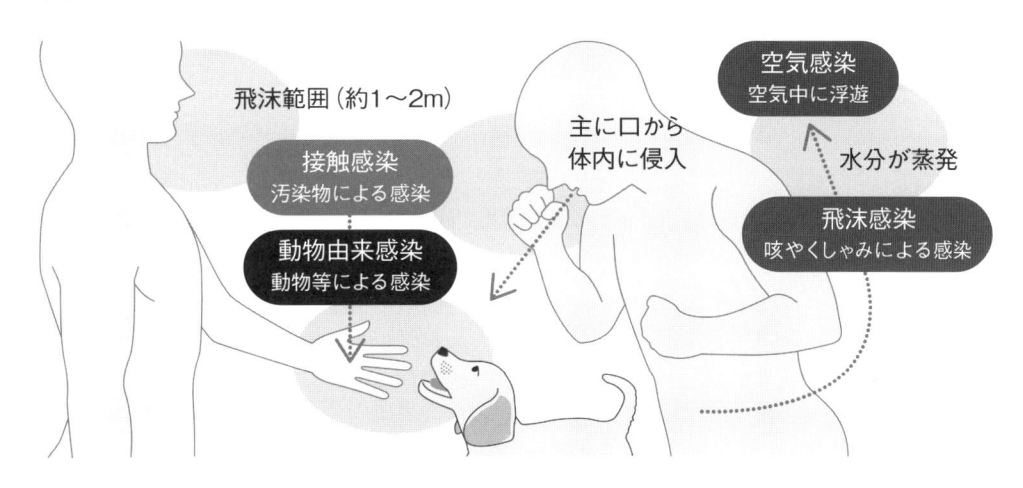

POINTs

・自然界には，細菌類，菌類，ウイルスなど肉眼では見えない小さな微生物が存在する．
・微生物の中で特に人体に悪影響を及ぼすものを病原微生物という．
・微生物の中にはヒトの免疫能を凌ぐ恐ろしいものが数多く存在する．
・ワクチンは弱らせたまたは不活化された抗原のことであり，予防接種に用いられる．
・ウイルスは生きた細胞の中でしか増殖できない．

TOPIC

腸内細菌

　微生物と聞くと，私たちにとっての免疫対象（つまり，外敵）と思いがちですが，実は私たちの体内にはかなりの数の微生物が寄生しています．これを常在菌といいます．特に大腸の中には大腸菌や腸球菌，ビフィズス菌など100種類・100兆個を超える膨大な量の細菌が常在しています（これを腸内細菌叢（ちょうないさいきんそう）と呼びます）．これらの細菌は，食物繊維の分解を促したり，私たちにとっての大切な栄養素であるビタミンKを提供してくれたり，糞便の形成に寄与するなど，なくてはならない存在でもあります．

　大腸の他にも，皮膚，口腔，腟内などに常在菌があり，外部からの病原微生物の侵入を防いでくれています．

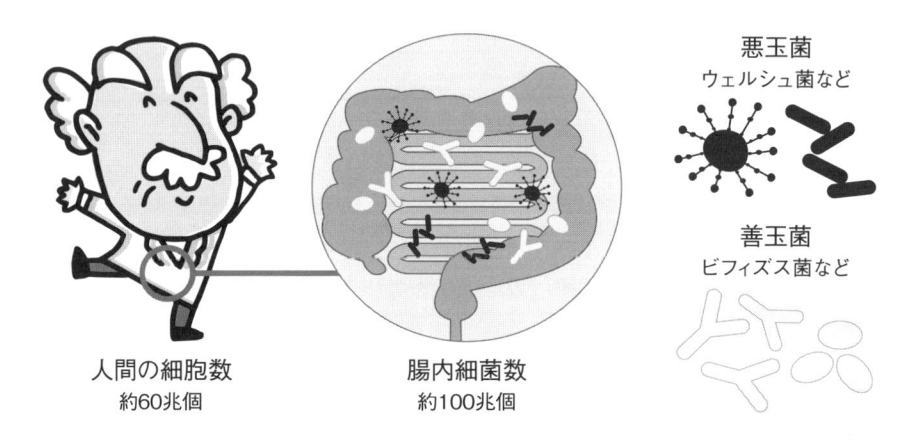

悪玉菌
ウェルシュ菌など

善玉菌
ビフィズス菌など

人間の細胞数
約60兆個

腸内細菌数
約100兆個

発　酵

　私たちの祖先は，微生物の存在が判明する以前から微生物を有益利用した方法，つまり発酵という手法を用いてきました．発酵とは，炭水化物（グルコース，デンプン，大麦など）などの有機化合物を微生物により無酸素下で分解することをいいます．味噌，醤油，ビール，清酒，ワイン，漬物，納豆，チーズ，パンなどを発酵食品と呼び，微生物による発酵する力によって製造できます．このように私たちが日々口にする食品の中には微生物の恩恵を受けているものがたくさんあるのです．

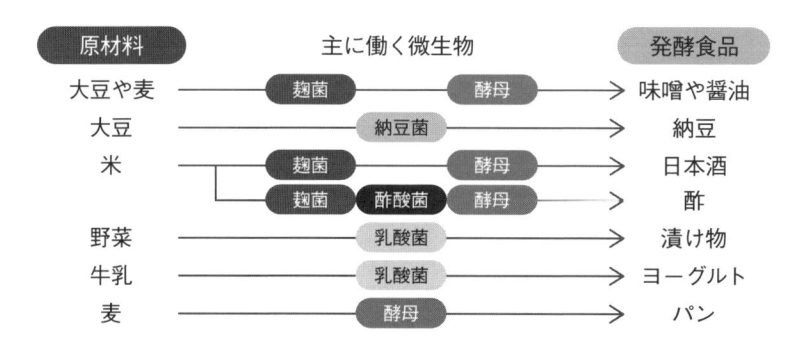

原材料	主に働く微生物	発酵食品
大豆や麦	麹菌　　酵母	味噌や醤油
大豆	納豆菌	納豆
米	麹菌　　酵母	日本酒
	麹菌　酢酸菌　酵母	酢
野菜	乳酸菌	漬け物
牛乳	乳酸菌	ヨーグルト
麦	酵母	パン

1.12　刺激への反応

　生物界の生き物は，植物・動物問わず外界からの刺激を受けて，また必要に応じてその刺激に対して反応（応答）します．例えば，道を渡るときに赤信号であれば止まり，青信号だと進む．このとき，信号の色情報を目から取り入れ，今は進むべきか止まるべきかを頭で判断し，進む・止まるの行動を行います．このように，私たちが日常経験する一見何気ない場面であっても，細かく分析すると，a）外部情報を受け取る場所「**感覚器**」，b）情報を中枢に伝えて解釈・判断する場所「**神経**」，c）判断した結果を実際に反応・行動として効果をもたらす場所「**効果器**」という3つの器官が担当し，協調して働いています（図1-35）．これらのシステムも一種の体内環境を一定に保つしくみともいえます．

　ここからヒトの体に焦点を置き，上の3つの役割について細かく見ていきましょう.

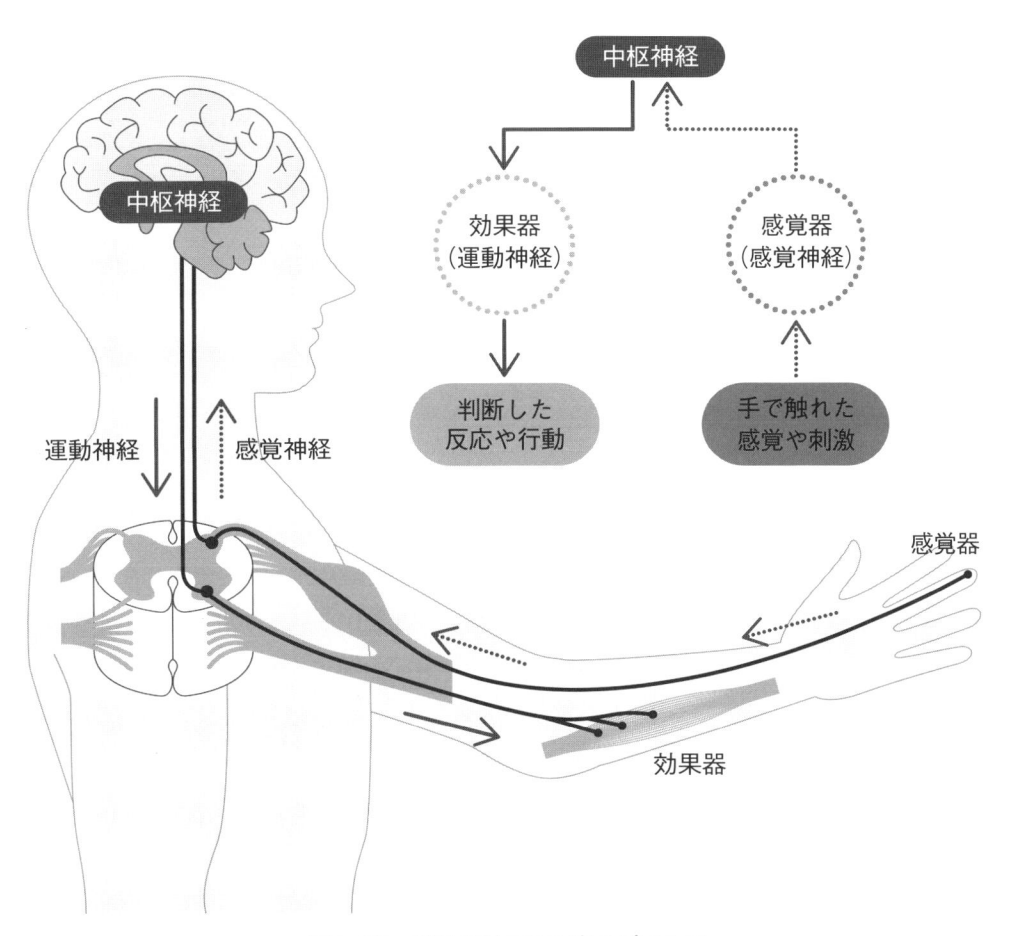

図1-35　刺激に対する反応のプロセス

★人体や疾病とのかかわり★

①感覚器

　ヒトには5種類の感覚器が備わっています．すなわち，目，耳，鼻，舌，皮膚・運動器です．

　外部情報（外界刺激）には，光（色），音，匂い，味，温度，圧力，痛み，振動，運動などが存在しますが，「目」は光（色）を，「耳」は音・運動（回転や加速・減速）を，「鼻」は匂いを，「舌」は味を，「皮膚・運動器」は温度・圧力・痛み・振動・運動・位置の感覚を受容します．それぞれの感覚器には感覚細胞が存在し，情報を受け取ると近傍にいる感覚神経に伝え，最終的に中枢神経に達します（図1-36）．

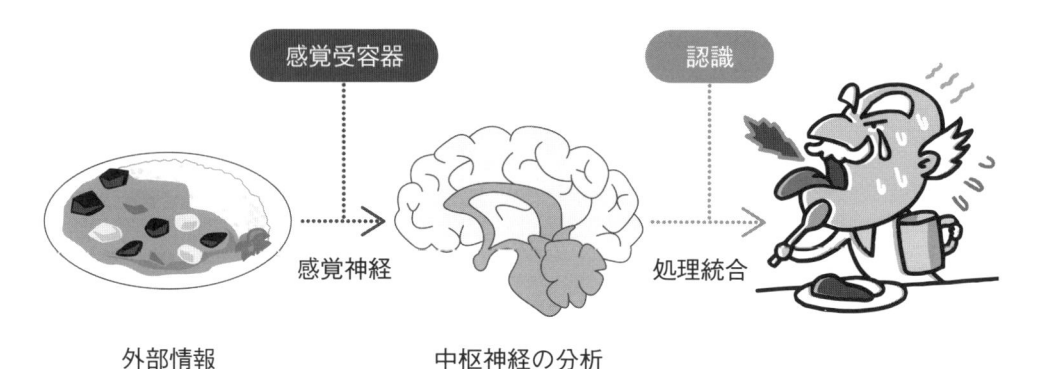

| 感覚受容器 | | 認識 |

　感覚神経　　　　　　　　　　　　　処理統合

　外部情報　　　　　中枢神経の分析

図1-36　感覚神経への伝達経路

　例えば，舌の表面にある舌乳頭とよばれるブツブツした部分には，味物質を受容する味細胞という感覚細胞が存在します．食べ物に含まれる味物質（辛味，塩味，甘味，苦味，うまみなど）に触れると味細胞は興奮し，感覚神経に伝えます．

　目（眼球）の奥にある網膜には光（色）を受容する**杆体**と**錐体**と呼ばれる2種類の**視細胞**が，耳の奥にある内耳には音や体の傾きに反応する**有毛細胞**が，鼻の空洞（鼻腔）の上部にある嗅上皮という場所には匂い物質に反応する**嗅細胞**がそれぞれ感覚細胞として神経にその情報を伝えます．これら頭部にある目，耳，鼻，舌で受け取る感覚を**特殊感覚**といいます．

　一方，皮膚や運動器で受け取る感覚は**体性感覚**といいます．皮膚には，痛み刺激に反応する**自由神経終末**，触覚（何かに触れている感覚）に反応するマイスネル小体，圧力（何かに押されている感覚）に反応する**ファーテル-パチニ小体**，温度に感受性を示す**クラウゼ小体**や**ルフィニ小体**など，さまざまな感覚神経が存在します．筋や関節にも，体の運動や位置に関する情報を受容する感覚神経が存在します．体性感覚では，感覚を受容する細胞（感覚細胞）と情報を伝える細胞（神経細胞）が同じで，両方の役割を兼任しています．

では，感覚器の代表としてヒトの眼球について見ていきましょう.

ヒトの目のしくみはカメラに似ています. 光の量を調節する（絞り）部位が**虹彩**，光の屈折を調節する部位が**水晶体**（レンズ），光を感光するフィルムのような働きをする**網膜**が存在します. そのほか，眼球の輪郭を作り頑丈さや栄養を与えている**外膜**（強膜，脈絡膜，網膜），眼球内部を満たす**ガラス体**（硝子体），目の運動（目をきょろきょろ動かす）を担う**外眼筋**，水晶体（レンズ）の厚さを調節する**毛様体**や**チン小帯**，眼球表面を覆う**結膜**や**角膜**などが存在しています（図1-37）.

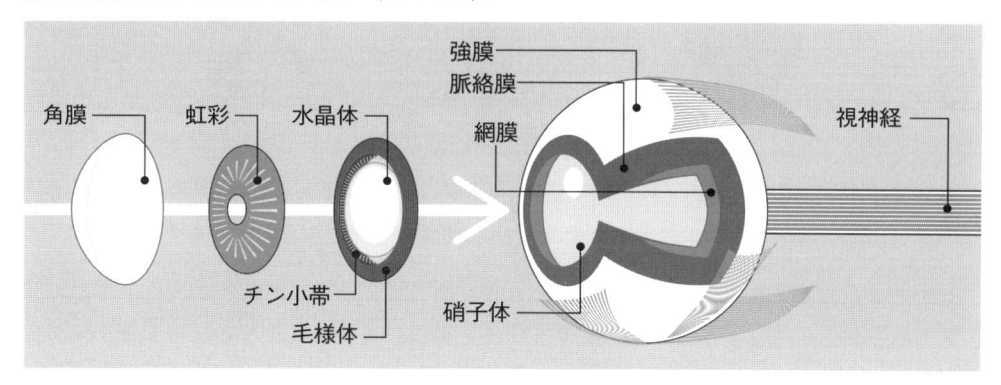

図1-37　眼球の構造

眼球前面から入った光は，角膜→水晶体→ガラス体（硝子体）の順で通過し，網膜に達します. その後，感覚神経である**視神経**にその情報を伝え，脳へと伝達していきます. 網膜に存在する杆体と錐体は視細胞（光受容器）であり，それぞれ光の強さ（明るさ）と色を感知します. 網膜の**中心窩**は錐体が豊富に含まれ，最も視力の良い（注視する）部分です. このように，私たちは，眼球で得た情報をもとに，「視覚」を作り出しています（図1-38）.

ところで，目には思わぬ弱点があるのをご存知でしょうか. 網膜の視細胞は光情報を受け取ると視神経にその情報を伝えますが，その視神経が眼球網膜部から眼球の外へ出ていく場所があって，そこだけは視細胞が無いため光を受け取れない，つまり「見えない」のです. ここを**盲点**（盲斑）と呼んでいます.

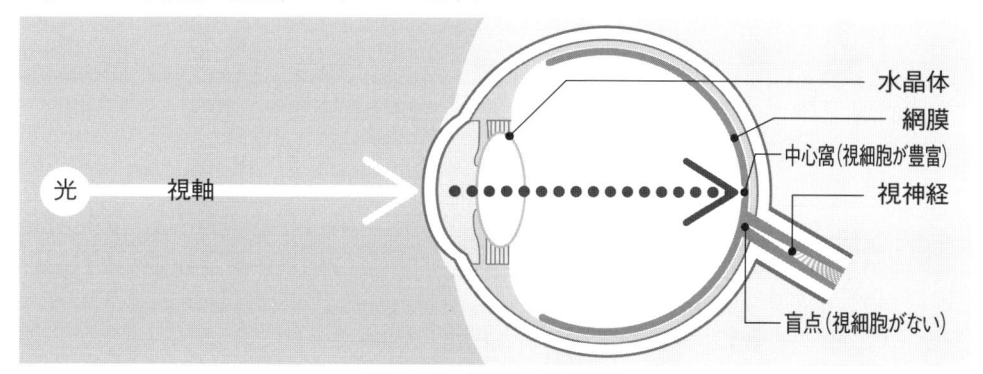

図1-38　眼球の内部構造

　では，図1-39を使って本当に盲点があることを体験してみましょう．

　右目を閉じて左目で✕を見てください．そして，この図を近づけたり遠ざけたりして距離をいろいろ動かしてみてください．左目で✕を見るのを途中で止めたらダメですよ．すると，●が消えませんか？

図1-39

　この消えたとき，●の光情報は網膜中の盲点に照らされているため，そこには視細胞がなく，感覚的には「見えない」のです．もちろん両目に盲点はありますので，同じように実験をしてみれば（●と✕を逆にして）右目も見えない感覚が生じるはずです．でも不思議なことに私たちは普段生活をしていて盲点を自覚できませんよね？　片目を閉じてみて見てみても決して「あ，ここがみえない！」という感じ方は無いわけです．

POINTs

・ヒトはさまざまな外部情報や環境に対し反応する．
・感覚器は外部情報を受け，感覚神経に伝える．
・目，耳，鼻，舌で受け取る感覚を「特殊感覚」という．
・皮膚や運動器で受け取る感覚を「体性感覚」という．

TOPIC

無いはずのものがあるように感じてしまう！

　では，次のような実験をしてみましょう．上段は先ほどと同じ●と×の模様が，下段は途切れた横向きの棒線と×があります．

　では，同じように右目を閉じて左目で上の×を見てください．そして先ほどと同様に盲点の距離まで紙を移動させてください．●は消えていますね？

　では，そのままの距離を保ちながら下の×に視線を移してください．次に，そのまま×から目をそらさず横の棒線に少し意識を移すようにしてください．横線はどのように見えますか？　そうです，途切れているはずの横の棒線がつながっているように感じませんか？

　理屈上，棒線の途切れている部分は盲点の距離にあり，本来見えない場所です．しかし，脳はその盲点部分を見えないと処理するのではなく，周りの背景を使って合理的な世界像を作り上げるのです．今回の模様では，盲点の周りが横向きの棒線なので，この棒はきっとつながっているのだろうと勝手に処理をしてしまうのです．

　私たちが普段見ている視界は両目で見ていることで補いあいますが，例え片目で見たとしてもその盲点部分を回りの背景を使って合理的に視覚の世界を作り上げているので，特に不自由なく「見えて」いるのです．

　このように，私たちが普段感じることができる見えるもの，聞こえるもの，味わうものなどすべての感覚は「その人の脳の中で作り上げられたもの」です．同じ人間どうしでも，本当に同じように色や音や匂いを感じているのか，もしくは多少個人差があるのか，そういった疑問はとても興味深いですが，この疑問は今後いくら科学が発展しようとも解明されることは極めて困難でしょう．

②神　経

　神経は脳のように塊を形成するものや，筋肉や皮膚の隙間を走行する線維状のものまで体全身を貼り巡り，さまざまな機能を発揮します．

　神経はその根本材料として，神経細胞とそれを支える支持細胞から構成されます．これらの細胞が集まって神経組織をなし，それぞれ特有の機能を持ち合わせ，システムとしての神経系を構成します．では，神経系を分類してみましょう．

ⅰ）神経系の分類

　まず，神経系は**中枢神経**と**末梢神経**に分かれます．中枢神経は，外部情報の処理・認知，統合，判断など司令塔としての役割を演じます．解剖学的には，**脳**（大脳，間脳，中脳，橋，延髄，小脳）と**脊髄**から構成されています．

　末梢神経は，中枢神経と末梢組織を結び，情報を伝導することが主な役割です．末梢神経はさらに，機能・分布する場所によって**体性神経**と**自律神経**に分けられます．

　体性神経は，皮膚や筋肉などの体格を構成する器官と中枢神経を結ぶ神経です．ここからさらに，感覚情報を送る**感覚神経**，運動情報を送る**運動神経**に細分されます．

　自律神経は，内臓や血管・分泌腺などホメオスタシスに関する器官と中枢神経を結ぶ神経です．自律神経はまた，**交感神経**と**副交感神経**からなり，体の状況に合わせて拮抗的に働きます（図1-40，p39参照）．

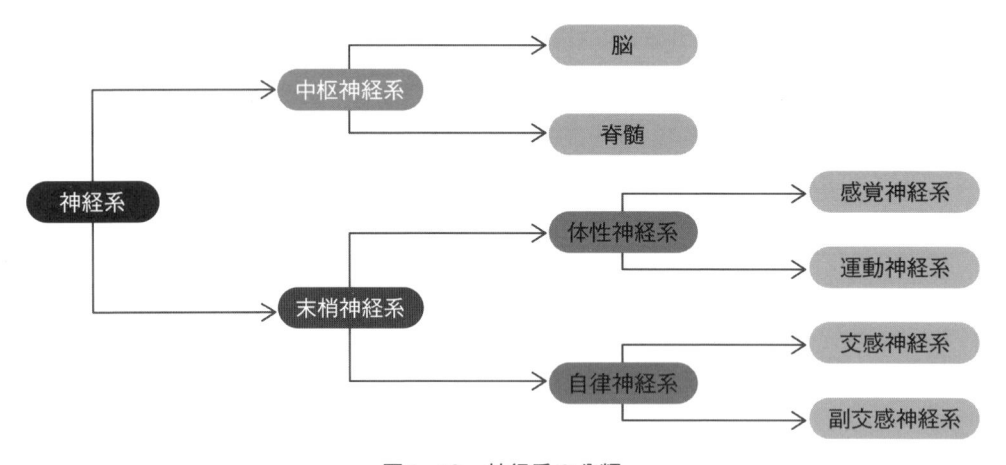

図1-40　神経系の分類

ii）神経細胞の構造と情報の伝達

　神経細胞は遠く離れた場所に情報を伝える必要があるため，特殊な構造をしています（図1-41）.

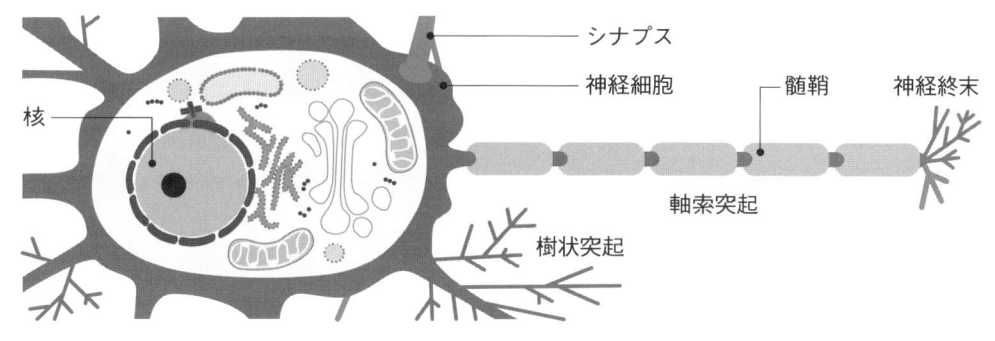

図1-41　神経細胞の構造

　細胞の中心部分が**細胞体**，細胞体から伸びる短い突起（樹状突起）と長い突起（軸索），軸索の末端は**神経終末**（単に終末ともいう），さらに軸索の周りには髄鞘と呼ばれる構造があります．神経細胞が情報を伝える方法はやや複雑です．ここでは直列に並んだ2つの神経細胞が情報を伝える様子を3つのステップに分けて考えていきます．

・外部刺激を受容した神経細胞は，細胞内で電気的興奮が生じ，長い軸索中を電流が流れ，神経終末まで伝わる（これを**伝導**という）.

・神経終末からは，隣の神経細胞との隣接点（**シナプス**）で**神経伝達物質**が放出される.

・シナプス受容体で神経伝達物質を受け取った隣の細胞はここで電気的興奮が発生（これを**伝達**という）し，軸索中に電流が流れていく.

　このように，神経細胞どうしのリレーで遠方まで情報を送ることができます（図1-42）.

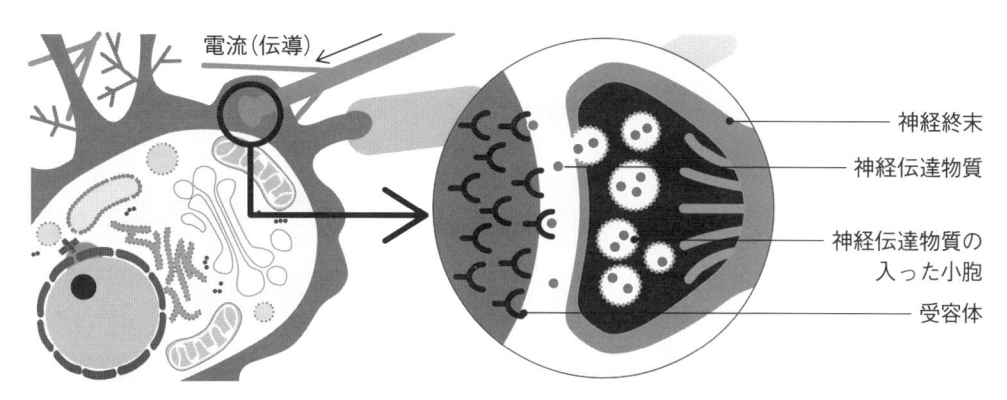

図1-42　シナプスにおける神経伝達物質の放出

③効果器

　脳からの指令は末梢神経（運動神経や自律神経）によって目的の場所まで届けられます．目的の場所というのは，**筋肉**や**内臓**，**分泌腺**などで，これらを**効果器**と呼んでいます．例えば，私たちは青信号なら道を渡り，赤信号なら止まりますが，これは脳で「信号が青だから渡ってよし！」と判断し，「いざ渡ろう！」という指令が運動神経に伝えられ，それが効果器である筋肉まで達することで筋肉が収縮するのです．筋肉の収縮とはつまり，体の運動（ここでは，道を渡る運動）を起こさせる効果をもたらせます．

　その他，内臓の筋肉である**平滑筋**や消化液などを分泌する**外分泌腺**，ホルモンを分泌する**内分泌腺**，血管の平滑筋，汗を分泌する**汗腺**，心臓の主な構成である**心筋**などが効果器となります．

　要するに効果器とは，脳や脊髄（中枢）からの信号に対し，実際に反応・運動するための器官ということになります．

　以上，①〜③をまとめると，私たちの体は感覚器から外部情報を取り入れ，中枢で統合・処理し，効果器によって動くという一連の反応を行っています．

　また，これらの反応の流れのうち，自分の意識コントロールに上りやすい（認識しやすく，コントロールしやすい）ものと，意識に上りにくく無意識に体が反応する場合があります．

　熱いものに手が触れると思わず引っ込めてしまう，膝の下の腱を叩くと思わず足がピンと伸びてしまう，などの反応は自分の意識とは独立しています．これは，私たちの意識に重要な大脳を経由せずに，いち早く効果器に素早く伝えるルートを辿るため，私たちの意識に上らないのです．私たちは普段，自分の体のことは自分が1番把握している，意識していると思いがちですが，実は知らないところで勝手に体が反応していることが多々あるのです（図1-43）．この反応を**反射**と呼んでいます．

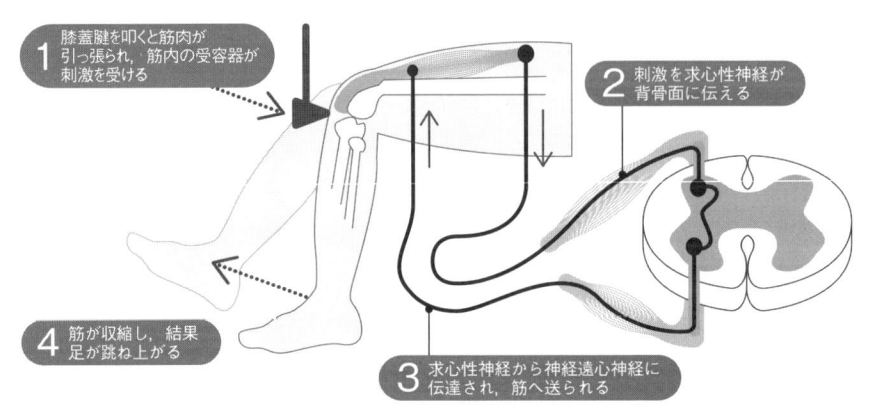

1　膝蓋腱を叩くと筋肉が引っ張られ，筋内の受容器が刺激を受ける

2　刺激を求心性神経が背骨面に伝える

3　求心性神経から神経遠心神経に伝達され，筋へ送られる

4　筋が収縮し，結果足が跳ね上がる

図1-43　反射（無意識に反応）

POINTs

・外部刺激は感覚器によって受容される.

・感覚神経は感覚器からの情報を中枢神経に伝える.

・中枢神経は情報を統合し判断を下す.

・運動神経は中枢神経からの情報を効果器に伝える.

・効果器は運動神経からの指示を受け, 運動・分泌などの機能を行う.

Let's Try!

神経の情報伝達速度

　神経が体の中で情報を伝えるときの速さは一体どのくらいなのか, これを私たちの体を使って調べる方法があります. まず, 「感覚器→感覚神経→中枢神経→運動神経→効果器」の道のりにかかる時間を測定する方法です. できるだけ大勢の人数を集めてきて手をつないでもらって円になります.

　次に, ストップウォッチを持つ人を1人決め, 片手でストップウォッチを持ちます. そしてストップウォッチをスタートさせると同時に逆の手で隣の人につないだ手を軽く握り, 隣の人に刺激を伝えます. 隣の人は握られた側と逆側の手を握り, また握られた人はその逆側の手を握り…というのを繰り返すとドミノ倒しのように順に伝わっていきます. すると, 最後にはストップウォッチをもった最初の人のところに回ってきます (あらかじめストップウォッチを持つ手を逆に持ち替えておく). 最初の人が回ってきたのを感じた時点でストップウォッチのカウントを止めます. このときにかかった時間が, 一人当たりの「感覚器→感覚神経→中枢神経→運動神経→効果器」にかかる時間と人数をかけたものです. 時間を人数で割れば, 1人当たりにかかる「感覚器→感覚神経→中枢神経→運動神経→効果器」の時間の平均値が出ます. この時間, 最低でも「0.1秒」はかかるといわれています.

　では, 純粋に「感覚神経」だけではどのくらいの速度なのか, それを調べる方法を紹介します. 同じく円形に並ぶのですが, 今度は手をつなぐのではなく手を隣の人の肩辺りに置き, 肩を刺激します. そして先ほどと同様に隣の人に刺激を次々に伝えていくのですが, 手を握るのとは異なり肩を刺激するということは手から肩までの (感覚神経が伝える) 距離が短くなり, その分, 伝導にかかる時間が短くなるはずです. 例えば, 参加した人数が20人の場合, およそ1人当たりの手と肩までの距離を50cmとすれば, 20人×50cm = 1000cm = 10mの感覚神経の伝導距離が短くなります. そこで, 手をつないだときの時間から肩を持ったときの時間を引き算すれば, 距離が短くなった分の時間が計算できます. あとは, 距離 (10m) ÷時間 (秒) で速度 (m/秒) を求めることができます. 原理が少しややこしいですが是非トライしてみてください. ちなみに, ヒトの触覚や圧覚を伝える感覚試験の伝導速度は30〜70m/秒といわれています. この範囲になるかどうか, みなさんも試してみてください.

1.13　内臓とその機能

　ヒトも動物もみな，最低限生きていくために必要な働きは共通しています．それは，循環，呼吸，消化，排泄です．ここではヒトの体内でこれらの働きをする内臓を学習します．

1）循環（心臓・血管）

　心臓・血管は，血液を運搬（循環）させる器官です．血液循環によって，血液中の栄養素や酸素を細胞に提供すると同時に細胞から出る老廃物（二酸化炭素やアンモニアなど）を排泄器官（肺と腎臓）まで運びます．これを循環系といいます．血管には心臓から出る血液を運ぶ**動脈**と，心臓へ戻る血液を運ぶ**静脈**があります．

　循環系は，心臓から全身の細胞・組織に血液を送り，再び心臓に戻ってくる**体循環**，心臓から肺に行き，肺から心臓に戻る**肺循環**という大きく2系路の循環が存在します（図1-44）．また，血管中を流れる血液には，酸素が豊富な**動脈血**と酸素が乏しい**静脈血**があります．

　心臓の内部は上部にある2つの**心房**と下部にある2つの**心室**，合計4つの部屋に分かれています（図1-45）．肺から戻ってきた動脈血は左心房に入り，左心室に移動した後，大動脈から出て全身に流れます．その後，全身から帰ってくる静脈血は右心房に入り，右心室を経て肺へ送られ，再び酸素の豊富な動脈血に変えられます．つまり，左心系は動脈血が，右心系は静脈血が通ることになります．血液はこの繰り返しで全身を循環しています．

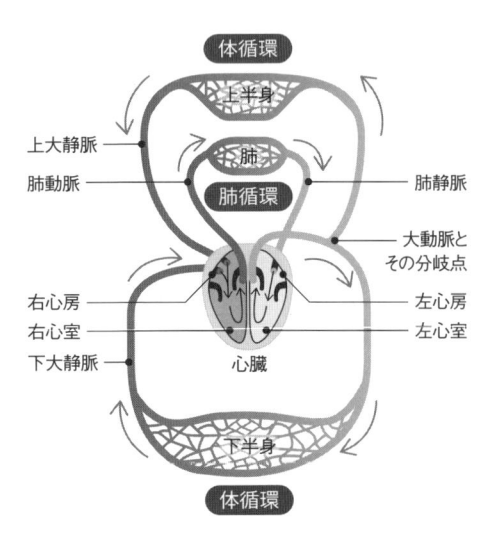

図1-44　循環系のしくみ

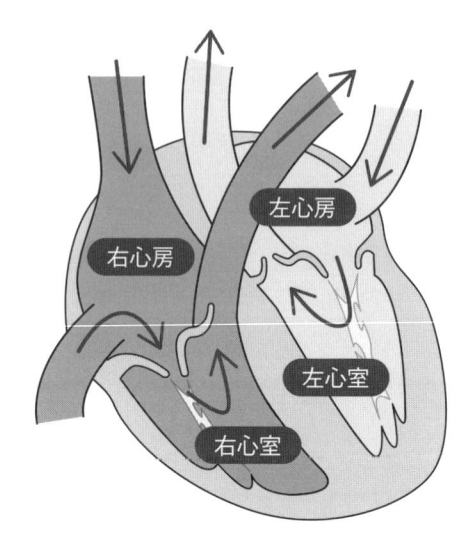

図1-45　心臓の構造

2) 呼吸 (気道・肺)

　呼吸 (ガスの入れ替え・呼吸の運動) は呼吸器が担います. 呼吸器は主に気道と肺で構成され, 肺は数億といわれる膨大な数の肺胞が集まってできています. 細胞の活動により生じた老廃物 (二酸化炭素) を大気へ排出し, さらに細胞の活動に不可欠な酸素を大気から取り入れるいうヒトの生命維持機能を血液循環と協同的に担っています (心肺機能).

　空気は鼻から入り, 気道を通って肺の中の**肺胞**に入っていきます. 肺胞周囲には, 網目状に存在する毛細血管があり, 空気中の酸素が毛細血管内へ移動します. 逆に, 老廃物である二酸化炭素は肺胞側へと移動し, 呼気として排出されます. ここで, 酸素と二酸化炭素の見た目の入れ替えが起こるため, 肺胞は**ガス交換**が行われる場所となるわけです (図1-46). 気道は, 字のごとく空気の通り道です. 鼻から吸い込んだ息を肺の奥 (肺胞) まで送り届けるルートです. もちろん, 空気が出ていくときも気道を通ります. 喘息になると気道が狭くなって呼吸困難が生じます.

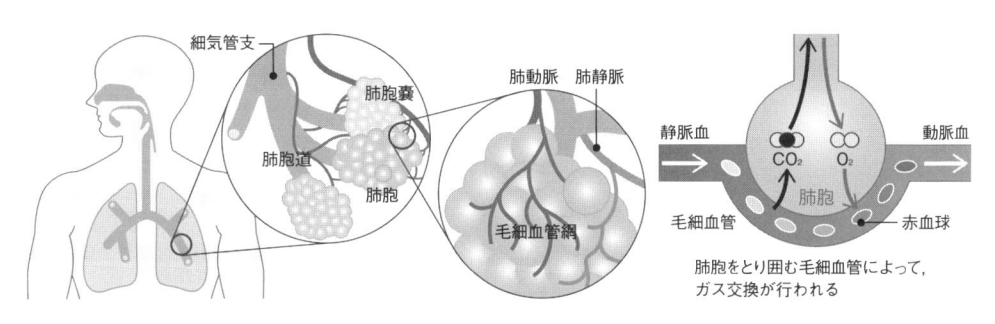

図1-46　呼吸器の構造

3) 消化 I (口から肛門までの消化管)

　消化管は, 食べ物中の栄養成分を細かく分解し, 体内に吸収させる役割を持ちます.

　消化管の構造は, **口腔→咽頭→食道→胃→小腸 (十二指腸・空腸・回腸) →大腸 (盲腸・結腸・直腸) →肛門**と続くため, 口と肛門はつながっていることになります (図1-47).

　口の中で咀嚼 (噛み砕くこと) された食べ物は, **嚥下** (飲み込むこと) すると食道を通り胃に到達します. 胃と小腸で分泌される**消化液**によって栄養素が細かく**分解** (消化) されます. デンプンなどの糖質は, グルコース (ブドウ糖) などの単糖類へ, タンパク質はアミノ酸へと分解されます. 消化液とは, 胃酸や消化酵素, 胆汁など種々の外分泌液の総称です.

　分解された栄養素は, 腸から血液・リンパ管へと吸収されることで, 体内にとっての栄養素として使われます. 小腸の表面は無数のヒダや絨毛によって表面積を広くし, 消化・吸収効率を上げています.

　また，分解されなかった食物残渣は便として排泄されます．便の形成は大腸で主に行われます．大腸は小腸のように消化酵素や絨毛がないため，積極的な消化活動は行いませんが，腸内細菌によって大腸内容物からいくつかの栄養素が作られ，それらを吸収しています．

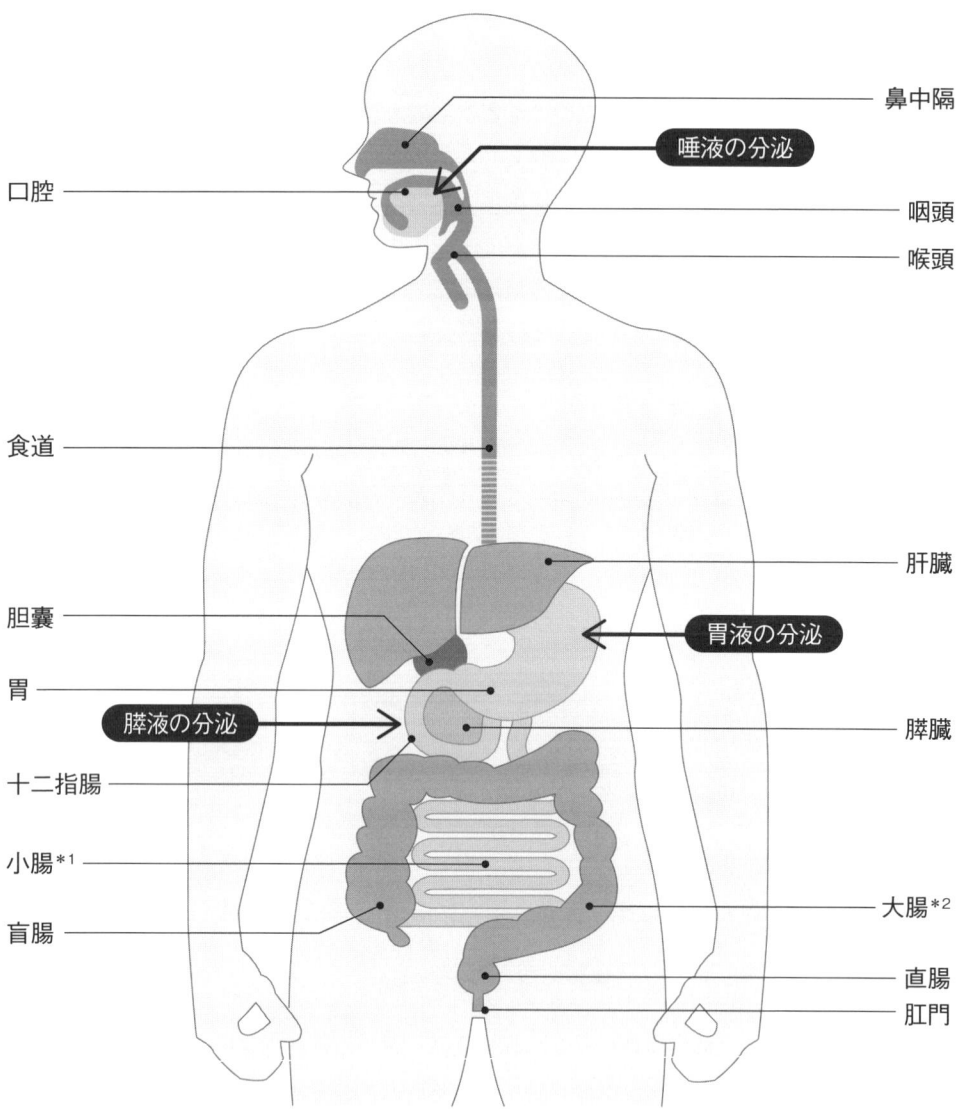

＊1　小腸＝十二指腸＋空腸＋回腸
＊2　大腸＝盲腸＋結腸＋直腸

図1-47　消化管の構造

4) 消化Ⅱ（肝臓）

　消化管で吸収した栄養素を豊富に含む血液を運搬する血管を**門脈**といい，肝臓へと流れていきます．肝臓は，この栄養素を用いてさまざまな代謝を行います．**代謝**とは，物質を合成したり分解したりする反応のことで，すべての細胞で行われているものの，肝臓では特に活発に行われています．

　肝臓の主な機能は**代謝機能**と**解毒機能**です．代謝機能は，グリコーゲンの合成と分解，血しょうタンパク質の合成，脂質の合成などです．また，消化液の一種である胆汁は肝臓によって合成され，胆囊に蓄えられます．解毒機能は，老廃物であり有害でもあるアンモニアを無害な尿素に変換すること，不要になったホルモンの不活化，摂取した薬剤やアルコールの分解などです．その他，胎児期では造血機能を持ち，実に多くの機能を持っています（図1-48）．

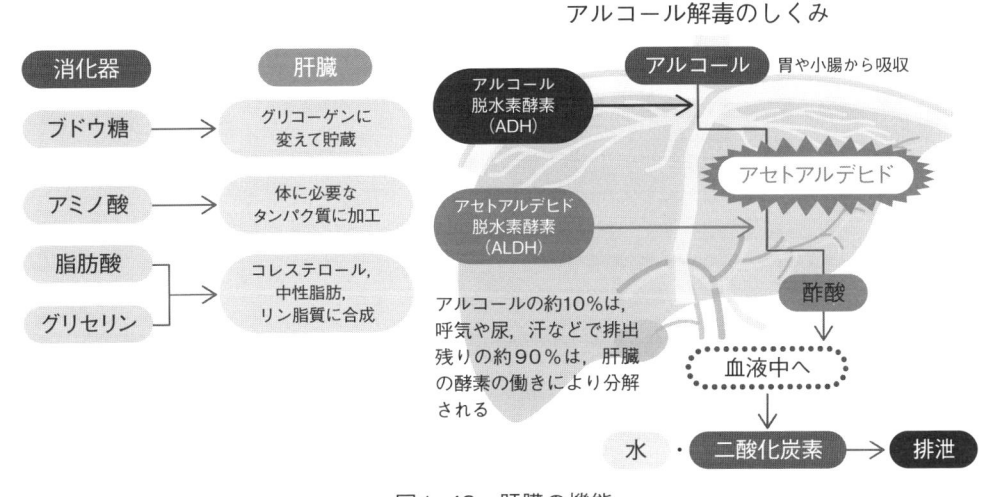

図1-48　肝臓の機能

5) 消化Ⅲ（胆囊）

　胆囊と肝臓は，胆管と呼ばれる管で結ばれています．胆囊は肝臓で作られた胆汁を貯め，濃縮するための袋です．胆汁（胆）を入れる袋（囊）ということで，「胆囊」と覚えましょう．

　食べ物が腸に入ると胆囊の中の胆汁が腸内へ分泌されます．胆汁の主な役割は，脂質の消化酵素であるリパーゼの働きを助けることで脂質の分解と吸収に寄与します（化学の章参照）．胆囊もしくは胆管（胆汁が通る管）にコレステロールや胆汁の成分が固まって石（胆石）ができることがあります．中高年以上が多く，70歳以上の約20％に胆石が存在するといわれています．食生活の欧米化によるコレステロール胆石の増加が原因とされています．ちなみに，胆囊は摘出しても生存には影響ありません．

6) 消化Ⅳ（膵臓）

　膵臓は，十二指腸から脾臓まで達する横長の器官です（図1-49）.

　組織構造上，膵液を分泌する**外分泌腺**とホルモンを分泌する**内分泌腺**に大別できます.

　膵液は消化液であり，成分としては，胃液の中和に働く重炭酸イオンと複数の消化酵素からなり，十二指腸内へ分泌します（外分泌）.

　ホルモンは血糖値の調節に寄与するインスリン，グルカゴン，ソマトスタチンであり，血液中に分泌します（内分泌）. 内分泌腺の構造を顕微鏡でみると，円形をしたアイランド（島）状に見えることから，**ランゲルハンス島（膵島）**と呼ばれています.

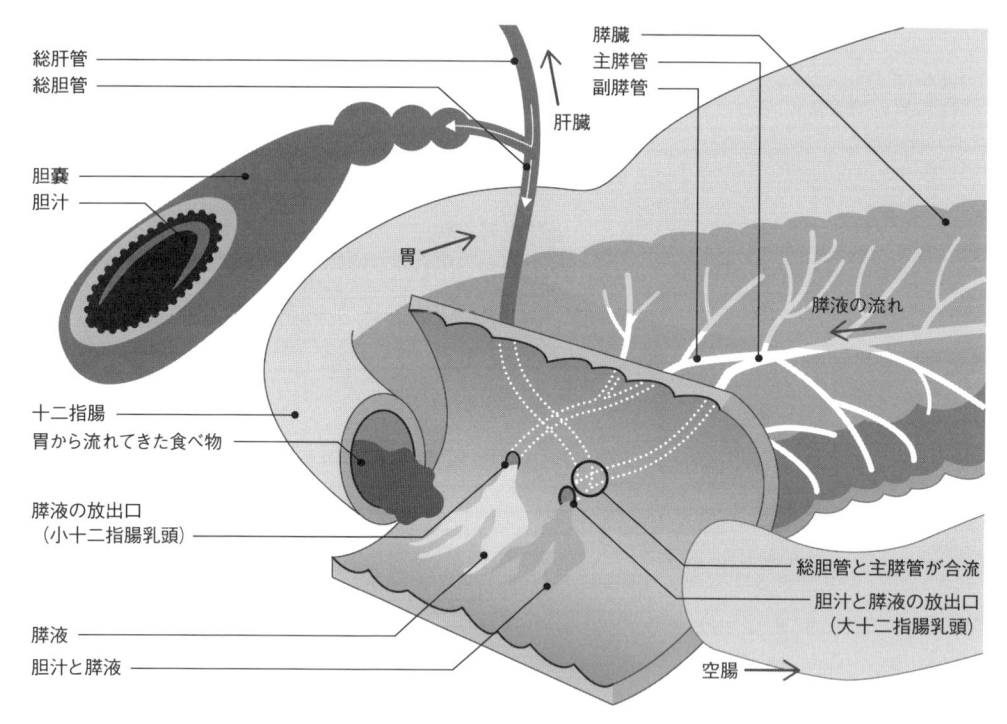

図1-49　膵臓の構造

（水谷仁ほか「ニュートン別冊人体図」ニュートンプレス，2015. を参考に作図）

7) 排泄（泌尿器（腎臓・尿管・膀胱・尿道））

　腎臓は，体の中で発生した老廃物，もしくは過剰になった物質を**尿として排泄**する機能を持つ臓器です. 肝臓で作られた尿素は腎臓で排泄されます. 余分な水分やミネラル，電解質も排泄され，体の**恒常性維持**に重要な働きを持ちます. 腎臓で作られた尿は，尿管という場所を通り，膀胱に一時的に貯められ，尿道を通り排尿されます（図1-50）.

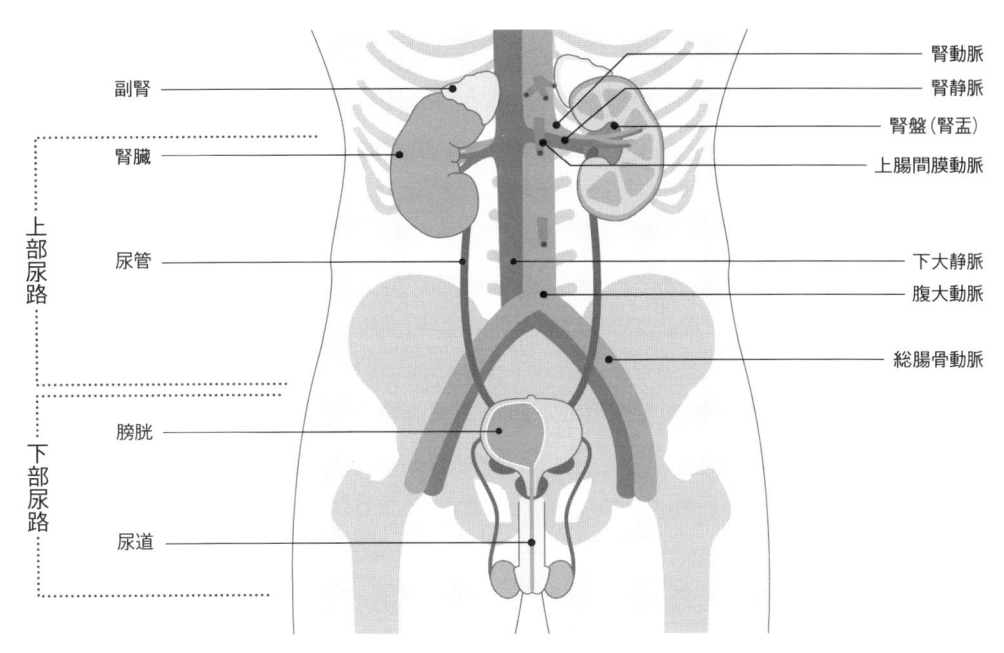

図1-50 泌尿器系の構造

　腎臓は，内分泌つまりホルモンの分泌能も行います．**エリスロポエチン**は腎臓から分泌されるホルモンで，骨髄の造血幹細胞に作用し，赤血球の新生を促します．また，活性前のビタミンDを**活性型ビタミンD**に変化させることで，体内カルシウム量を上げます．さらに，血圧低下時に**レニン**を分泌し，血管収縮作用と循環血液量を上げることで血圧を上昇させます．

POINTs

- 循環・呼吸・消化・排泄は内臓機能の主なものであり，生命維持に必須である．
- 循環器は主に，心臓と血管，リンパ管で構成され，全身に血液やリンパ液を循環させる．
- 呼吸器は主に，気道と肺で構成され，体内に酸素を取り入れ，二酸化炭素を排出する．
- 消化器は主に，消化管と消化腺（肝・胆・膵）で構成され，栄養素を消化し，体内に吸収させる．
- 泌尿器は主に，腎臓と尿の通り道で構成され，血液成分の老廃物や不要物質を尿として排泄させる．

1.14 エネルギーを生み出すシステムとしての人体

　これまで細胞や細胞の中、そして個々の臓器や器官の働きについて学習してきました。生物分野の最後に、この章のまとめの意味も込めて、ヒトのような多細胞生物の生きるしくみの全体像を見ていきましょう。

　私たち人類に限らず、ほとんどの生物は生きるために必要なエネルギーを体内（実際には細胞内）で合成して、生存しています。エネルギーは細胞の機能を営む上での原動力ですから、なくてはならないものです。その合成方法は生物種によって異なりますが、共通点も見られます。それは、エネルギー合成に絶対必要なもとしての栄養素を獲得し、ATPを合成することです。ATPはしばしば「エネルギー通貨」と呼ばれます。通貨というのは、a）使いたいときに使える、b）貯蓄できる、c）必要に応じて使う用途を選べる、という利点を持つものですから、細胞内のATPも同様な振る舞いを示すことがそう呼ばれる理由です。

　ATPを合成するには、嫌気的条件下（無酸素下）でも好気的条件下（有酸素下）でも可能ですが、栄養素を完全に燃焼（酸化）し、効率よくATPを合成するには酸素を必要とする好気的条件下での反応系が必須となります。

　では、人体という多細胞生物へと視野を広げていきましょう。

　体を構成するすべての細胞でエネルギーが必要なことから、グルコースなどの栄養素と酸素はすべての細胞に運搬される必要があります。この運搬に寄与するのが心臓や血管、またその中を流れる血液といった**循環器**です。心臓は血液を循環させることで、血液中の栄養素と酸素をすべての細胞に提供します。仮に、血液循環が滞れば、栄養素の運搬が途切れてしまいますので、細胞はATPが枯渇し、死んでしまうことになります。

　それでは、血液中に含まれる栄養素や酸素はどのようにしてまかなわれているのでしょうか。

　まず、栄養素の取得は**消化器**が担います。摂食すると、消化管を通る過程で食べ物が細かく消化されていきます。例えば、ご飯（デンプンが主成分）が消化されると、「グルコース」などの単糖へと分解され、血液へ吸収されます。

　そして、酸素の獲得は、**呼吸器**が担います。肺は、呼吸で得た空気を入れる空間を確保すると同時に、その空気に含まれる酸素を、すぐ近傍を循環している血液へと送り込みます。

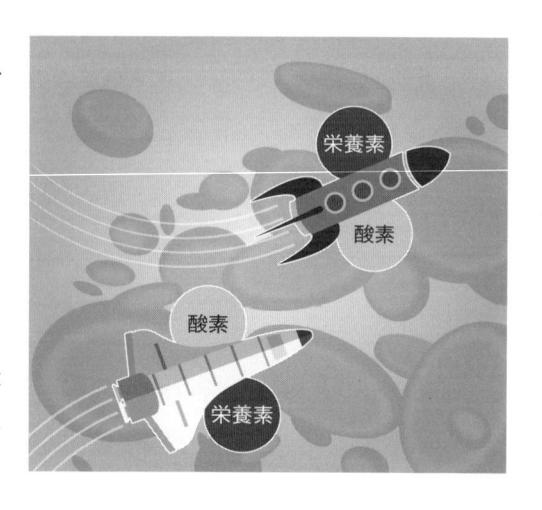

　このようにして，血液は消化器と呼吸器によって，栄養素と酸素を得ています.

　細胞は，栄養素や酸素を使ってATPを合成するのですが，一方，その合成過程で生じた二酸化炭素（CO_2）や老廃物などのゴミを処理しなければなりません. まず，これらのゴミは血液に取り込まれていきます. 二酸化炭素は，先ほどの酸素と引き換えに二酸化炭素を肺の空間へと送り込みます. つまり，酸素と二酸化炭素が血液と肺との間で交換されるのです. これを**ガス交換**といいます. そして老廃物は，**泌尿器**の一種である腎臓が排出に重要な働きをしています. 血液は腎臓に運ばれ，血液中の老廃物を取り出され，尿として排泄させるのです. このようにして血液中のいらなくなった老廃物は，呼吸器と泌尿器によって排泄されてクリーンな状態を維持しているのです（図1-51）.

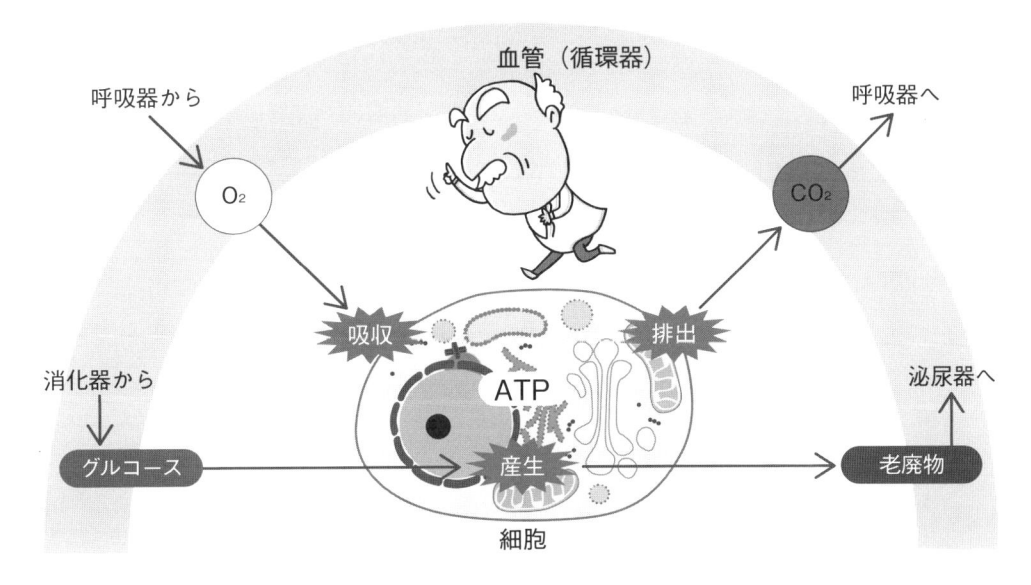

図1-51　エネルギーの吸収と排出

　ヒトはさまざまな臓器や器官がそれぞれの役割を担い，すべての細胞が生存できるよう環境を整えているのです. とてもすばらしくうまく統合されたシステムです.

> **POINTs**
>
> ・各臓器や器官は互いに連携し，補いあい，生命維持に寄与する.
> ・人体とは，組織化・統合化された大きなシステムである.

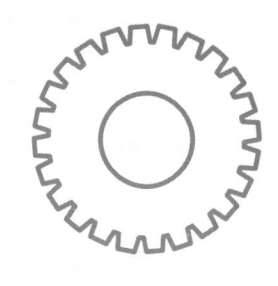

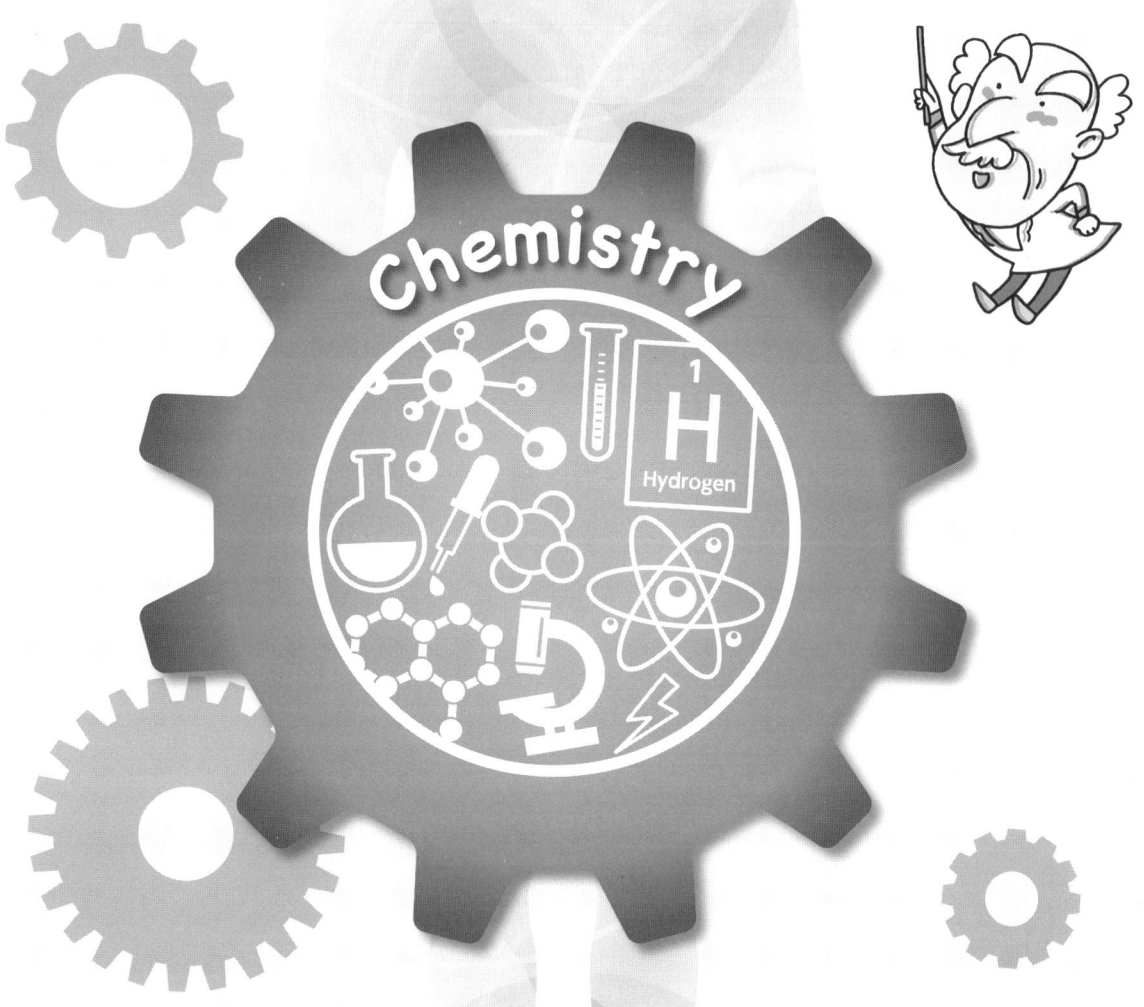

第2章

化学から人体のしくみを考える

　化学は私たちの日常生活に深く浸透しています．例えば，日用品，医薬品，食品加工，防腐剤，消毒，洗浄などさまざまな分野に化学が応用されています．これらは私たちヒトが生きていく上でとても便利なものであり，なくてはならないものです．また，ヒトの体の中にはさまざまな化学物質が存在し，膨大な化学反応が起こっています．この化学分野では，ヒトと化学の関係に注目し，人体の理解を深めることを目的とします．

2.1　物質の構成粒子

　ヒトの体内には約60兆個の細胞が含まれていることを生物分野で学びました．では，その細胞そのものは何からできているかといえば，多くの化学物質で構成されています．さらに，日頃私たちは飲食物や空気などの化学物質を外から取り入れることで，生体内のホメオスタシス[*1]を維持しています．この章では，化学物質のもとになる粒子の成り立ちや働きについて学びます．

　*1　ホメオスタシス…生物の体内環境を一定に保つしくみのこと

1）元素と元素記号

　物質を構成する基本的な成分を**元素**といいます．例えば，砂糖（ショ糖）は，炭素・水素・酸素の3元素より構成されます．

　現在100種以上の元素が見つかっており，それぞれ特有の性質を示します．また，各元素は元素記号で表されます．例えば，酸素はO，窒素はN，水素はHという記号が使われます．これらの記号は，各元素のラテン語名の頭文字に由来します．

```
★人体や疾病とのかかわり★
```

　ヒトの体には約50種類の元素が含まれ，そのうち生体に必須と認知されているのは約20種類です．各元素，存在量にかなりの差があり，**炭素，水素，酸素，窒素**の4元素で体重の約96％を占めています．一方，生体内にごく僅かしかない元素（ヒトの体重の0.01％以下）もあり，それらを**微量元素**と呼んでいます．微量元素は少量ではあるものの，生きていくうえで必須のものです．

表2-1　人体に存在する元素　　　　　　　　　　　（＊…微量元素）

元素名	元素記号	体重に対する存在割合（％）	元素名	元素記号	体重に対する存在割合（％）
酸素	O	65	マグネシウム	Mg	0.03
炭素	C	18.5	鉄＊	Fe	0.006
水素	H	9.5	ヨウ素＊	I	0.00002
窒素	N	3.2	クロム＊	Cr	微量（9.4×10^{-6}以下）
カルシウム	Ca	1.4	コバルト＊	Co	微量（2.1×10^{-6}以下）
リン	P	1.1	銅＊	Cu	0.0001
カリウム	K	0.16	フッ素＊	F	0.004
硫黄	S	0.2	マンガン＊	Mn	微量（1.7×10^{-5}）
ナトリウム	Na	0.14	セレン＊	Se	微量（1.9×10^{-5}）
塩素	Cl	0.14	亜鉛＊	Zn	0.003

参考）林典夫・廣野治子監修，「シンプル生化学—改訂第5版」，南江堂，2011より作成

2）原　子

物質を構成する最小単位となる粒子を**原子**といいます．

原子は，**原子核**とその周りを回る**電子**で構成されています（図2-1）．さらに原子核は，**陽子**と**中性子**で構成されます．原子核はとても小さく，原子の直径の数万分の1程度です．

電子は負電荷（－）を，陽子は正電荷（＋）を持ち，中性子は電荷を持ちません．どの原子も原子内の電子と陽子の数は同じで，原子全体として電気的に中性です（正電荷の数と負電荷の数が等しく，打ち消し合う）．

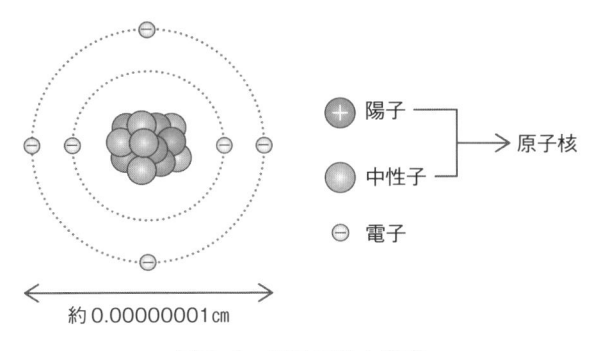

図2-1　原子の基本構造

電子の質量は陽子と中性子に比べて小さく，1/1840にすぎません．したがって，原子の質量を考える場合，電子の質量を無視できるため，中性子と陽子の質量を足したものが原子の質量となり（陽子と中性子の質量はほぼ等しい），これを**質量数**といいます．

原子核の中の陽子数は元素の種類によって異なるため，これを**原子番号**といいます．例えば，ヒトにとって主要な構成元素である酸素原子は陽子を8個持つため，原子番号は「8」ということになります．

原子を原子番号や質量数を含めて表記する書き方は以下の通りです．

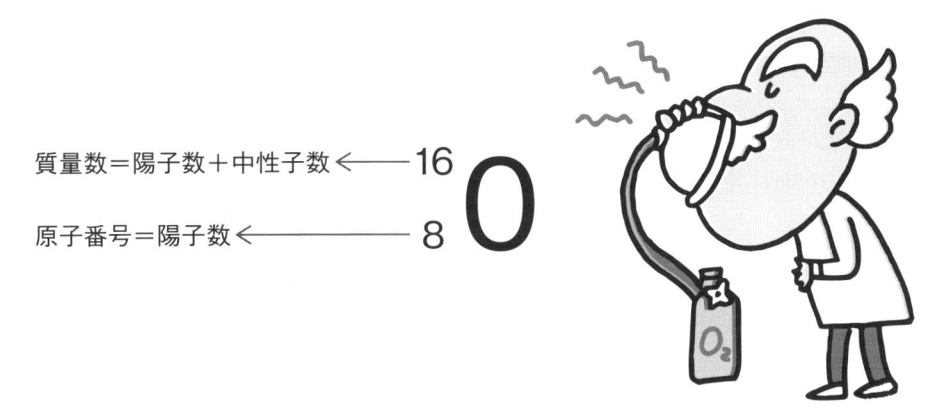

図2-2　原子表記例（酸素原子）

3) 同位体と同素体

　同位体とは，同じ原子の中でも異なった形をしているものをいいます．例えば，水素は原子番号は「1」であり，陽子の数は「1」です．また，ほとんどの水素原子は中性子の数が「0」であるため，質量数（陽子数＋中性子数）は「1」となります．ところが，自然界には，水素原子の中でわずかながら中性子を1個持つものが存在します．この水素原子の質量数は「2」となります．このように，自然界には同じ原子番号でも中性子の数が異なる原子（つまり質量数も異なる）が存在する場合があり，これらを互いに**同位体（アイソトープ）**と呼んでいます．ちなみに，質量数が「2」の水素原子は重水素（^{2}H）と呼ばれます．同位体どうしは質量こそ異なるものの，化学的性質はほぼ同じです（図2-3）．

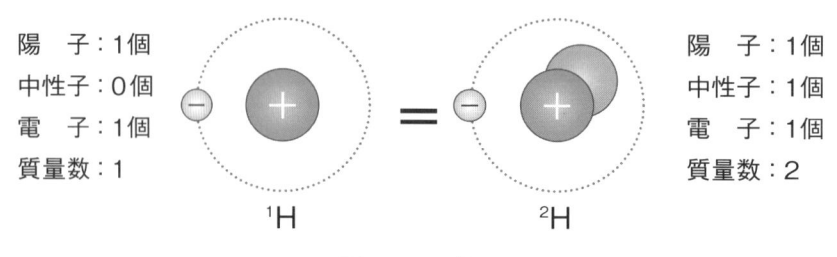

陽　子：1個　中性子：0個　電　子：1個　質量数：1　^{1}H
陽　子：1個　中性子：1個　電　子：1個　質量数：2　^{2}H

図2-3　同位体

　同位体と似た言葉で**同素体**があります．これは，同じ元素でできているものの，性質が異なる物質を表します．例えば，酸素（O）でできる酸素分子O_2とオゾンO_3，炭素（C）でできるダイヤモンドと黒鉛，リン（P）でできる黄リンと赤リンなどがあります．

> **TOPIC**
>
> 放射線とその応用
>
> 　同位体の中には，放射線を放つものが存在します．これを**放射性同位体（ラジオアイソトープ）**と呼んでいます．放射性同位体が「壊変（もしくは崩壊）」すると，放射線を出し，自身は他の原子に変化します．このときの放射線を出す能力のことを放射能と呼んでいます．
>
> 　放射線は，細胞内のDNAに傷をつけ，遺伝子変異を起こすことが実証されているため，生体にとってはある一定以上のレベルの放射線を浴びることは有害となります．しかし，この有害効果を利用して，医療現場でのがんの治療や殺菌などに応用されています．
>
> 　また，健康診断などでなじみのある胸部X線（レントゲン）や，PET（陽電子放射断層撮影）は病気の検査に用いられています．PETは，体内に注入した放射性物質から放たれる放射能をトレース（追跡）・検出することで，目的の原子の挙動や病巣部位などを特定でき，特にがんの部位の特定や，再発や転移の有無など重要な情報を与えてくれます．
>
>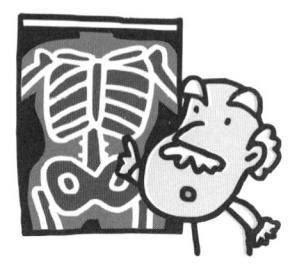

4）元素の周期表

　元素を原子番号順に並べると，原子やイオンの大きさ，融点や沸点，イオン化エネルギーなどの化学的物質にある周期性を示します．よく似た性質の原子を縦に並べて作られた表が元素の**周期表**です．これはロシアの化学者，メンデレーエフによって作成されました（図2-4）．

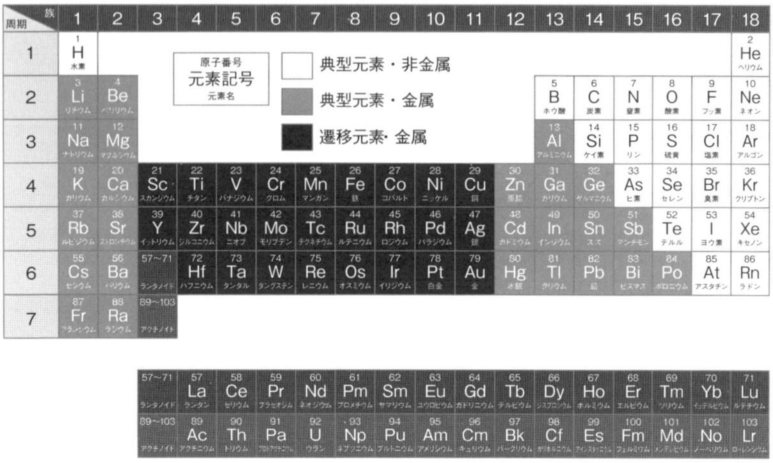

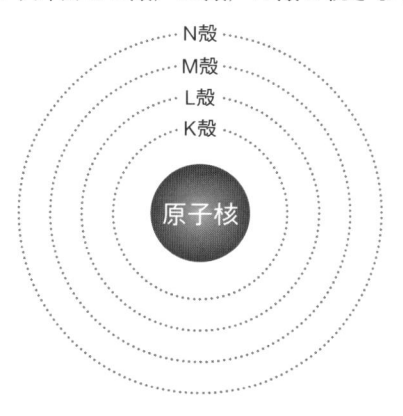

図2-4　元素周期表

　周期表の横列を**周期**，縦列を**族**と呼びます．また，水素Hを除く1族の元素を**アルカリ金属**，ベリリウムBe・マグネシウムMgを除く2族の元素を**アルカリ土類金属**，17族の元素を**ハロゲン**，18族の元素を**希ガス**と呼んでいます．また，3〜11族を**遷移元素**といい，すべて**金属元素**，1，2，12〜18族を**典型元素**といい**金属元素**と**非金属元素**が含まれます．

5）原子の電子配置

　電子は，原子核の周りの**電子殻**と呼ばれる軌道に存在しています．電子殻は，内側の軌道**K殻**から始まり，それより外側を**L殻**，**M殻**，**N殻**と続きます（図2-5）．

N殻
M殻
L殻
K殻
原子核

図2-5　電子殻

　各軌道は電子の入る最大数が決まっています．K殻は最大2個，L殻は最大8個，M殻は最大18個，N殻は最大32個入ることができます．例えば，酸素原子（電子8個）の電子は，2個の電子がK殻に，残り6個の電子がL殻に入ります（図2-6）．このような原子内における電子の配列を**電子配置**といいます．

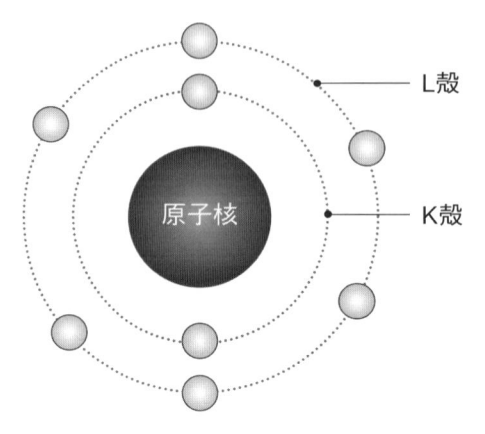

図2-6　酸素原子の電子配置

　ところで，電子は原則として内側の軌道から順に配置しますが，M殻とN殻では少し変則的な入り方をします．K殻に2個電子が入ると，次はL殻に入っていき，8個の電子で満杯になります．次の電子はM殻に入りますが，M殻の電子数が8個になれば，M殻が満杯になっていないにも関わらず，その次の電子はN殻に入ります．エネルギー順位の関係でこのような変則的な入り方をします（表2-2）．

　各原子における最も外側の軌道にある電子を**最外殻電子**または**価電子**といい，一般にその原子の化学的性質の決定や，化学結合（p.87〜）の際に重要となります．

　価電子の数が「0」の原子は希ガスと呼ばれています．価電子の数が0というのは見方を変えると，最外殻電子が最大の2個（または8個）の原子であり，ヘリウム（He），ネオン（Ne），アルゴン（Ar）などが該当します．最外殻電子が最大（満杯）というのは，電子配置が非常に安定な状態であり，原子どうしが結合せず，化合物を作りにくい状態にあるといえます．

表2-2　原子の電子配置

原子		₁H	₂He	₃Li	₄Be	₅B	₆C	₇N	₈O	₉F	₁₀Ne	₁₁Na	₁₂Mg	₁₃Al	₁₄Si	₁₅P	₁₆S	₁₇Cl	₁₈Ar	₁₉K	₂₀Ca
電子殻と電子配置	全体	1	2	3	4	5	6	7	8	9	10	11	12	13	14	15	16	17	18	19	20
	K	1	2	2	2	2	2	2	2	2	2	2	2	2	2	2	2	2	2	2	2
	L			1	2	3	4	5	6	7	8	8	8	8	8	8	8	8	8	8	8
	M											1	2	3	4	5	6	7	8	8	8
	N																			1	2

6) イオンの生成と電解質

　陽イオンや陰イオンの成り立ちは，原子の最外殻に存在する電子が関係します．負の電荷を帯びている電子が，原子から出る，または原子に入ることで**イオン**が形成されます．例えば，塩化ナトリウム（NaCl）は水溶液中ではナトリウムイオン（Na^+）と塩素イオン（Cl^-）に分かれ（これを**電離**という），さらに，これらのイオンと水分子が電極と反応するため電気を通すことができます．このように，水溶液中でイオンを形成し，電気を通す性質を持つ物質を**電解質**といいます．一方，スクロース（ショ糖）は水によく溶けますが，水溶液は電気を通しません．このような物質を**非電解質**と呼んでいます．

　では，原子がどうしてイオンになるのでしょうか，そこに何か法則のようなものがあるのでしょうか．次に，原子が実際イオン化する原理を紹介したいと思います．

①陽イオンの生成

　陽イオンの生成の例として，原子番号11番のナトリウム原子のイオン化について見ていきます．ナトリウム原子の電子配置は，図2-7の通りです．

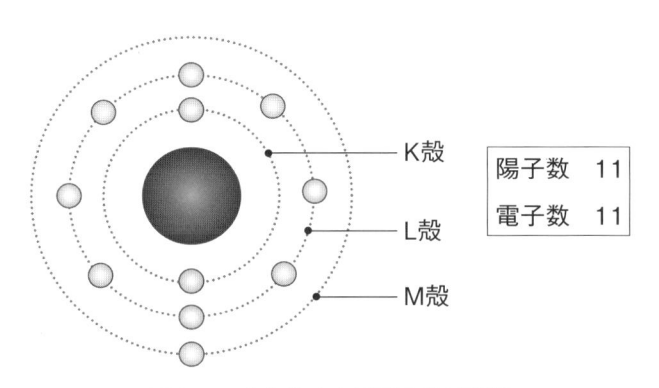

陽子数	11
電子数	11

図2-7　ナトリウム原子の電子配置

　K殻に2個，L殻に8個，さらにM殻に1個の電子が存在しています．原子は希ガスのような安定した電子配置になろうとする性質がありますから，ナトリウム原子の場合，一番外側の軌道の電子1個を放出させ（このとき，最外殻電子がL殻の8個となり希ガスのNe（ネオン）と同じ電子配置になる），安定した状態となります．ナトリウム原子はもともと電子数が11個，陽子数が11個の構造でした．しかし，1個電子を放出させた結果，電子数が10個，陽子数が11個と変わります（図2-8）．結果として正電荷を持つ陽子の数が1つ多くなるため，ナトリウム原子全体として正電荷を持つ**ナトリウムイオン**（Na^+）になります．つまり，**1価の陽イオン**になります．1価の「価」は，価数を意味し，イオン化したときにできる電子の数と陽子の数の差と考えればよいでしょう．例えば，カルシウム原子は電子を2個失うことでカルシウムオン（Ca^{2+}）となり，**2価の陽イオン**になります．

　ところで，原子から電子1個を取り去って1価の陽イオンになるための必要最小のエネルギーを**イオン化エネルギー**と呼んでいます．イオン化エネルギーが小さい原子はそれだけ容易にイオンになることを意味します．リチウム（Li），ナトリウム（Na），カリウム（K）は価電子の数が1個しかないため，イオン化エネルギーは小さく，陽イオンになりやすいのです．一般に，価電子の数が多くなるほどイオン化エネルギーが大きくなり，特に希ガスは最外殻電子が安定しているため，イオン化エネルギーは非常に大きくなります．

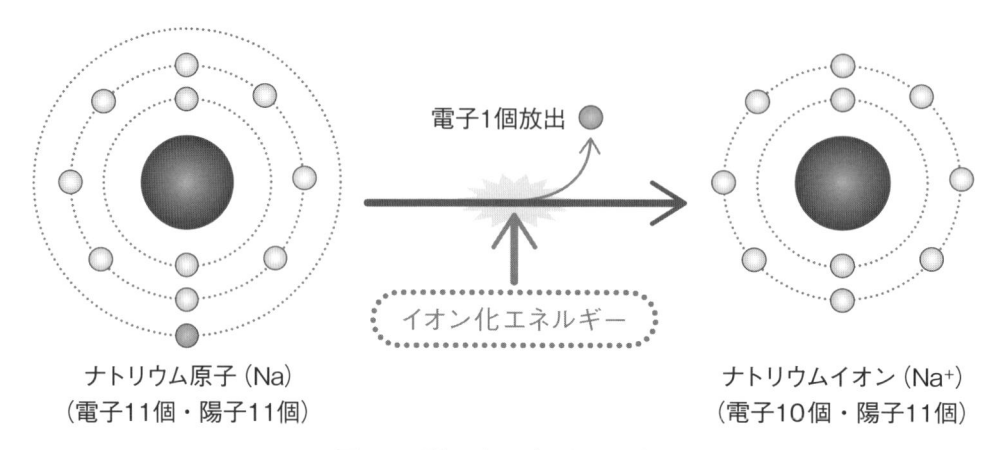

電子1個放出

イオン化エネルギー

ナトリウム原子（Na）
（電子11個・陽子11個）

ナトリウムイオン（Na⁺）
（電子10個・陽子11個）

図2-8　陽イオンができるしくみ

②陰イオンの生成

　陰イオンの生成の例として，原子番号17番の塩素原子のイオン化について見ていきます．塩素原子の電子配置は，図2-9のようになります．

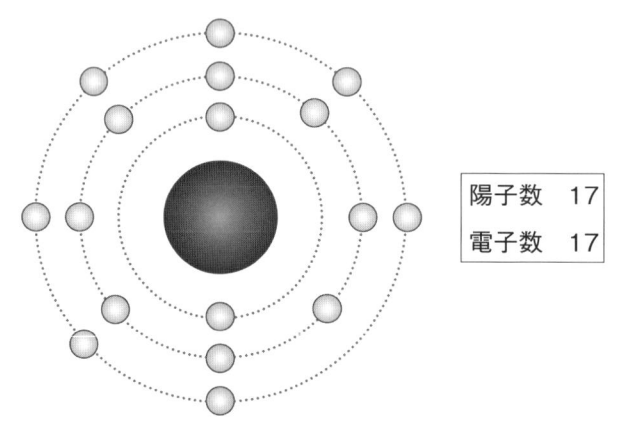

陽子数	17
電子数	17

図2-9　塩素原子の電子配置

　K殻に2個，L殻に8個，M殻に7個電子が存在します．ナトリウム原子と同様に最外殻電子が希ガスと同じになることが安定化条件ですから，M殻に1個電子を受け取って希ガスのアルゴン（Ar）と同じ電子配置になります．結果，原子全体としては，電子が1個多い（電子数18個，陽子数17個）塩素イオン（Cl⁻）になります（図2-10）．つ

まり，**1価の陰イオン**になります．

　ところで，原子が最外殻に1個電子を受け取って1価の陰イオンになるときに放出されるエネルギーを**電子親和力**といいます．ハロゲンの仲間である塩素（Cl），フッ素（F），臭素（Br）などの原子は最外殻電子が8個からほんの1個少ない7個であるため，電子親和力が大きく，陰イオンになりやすい原子です．

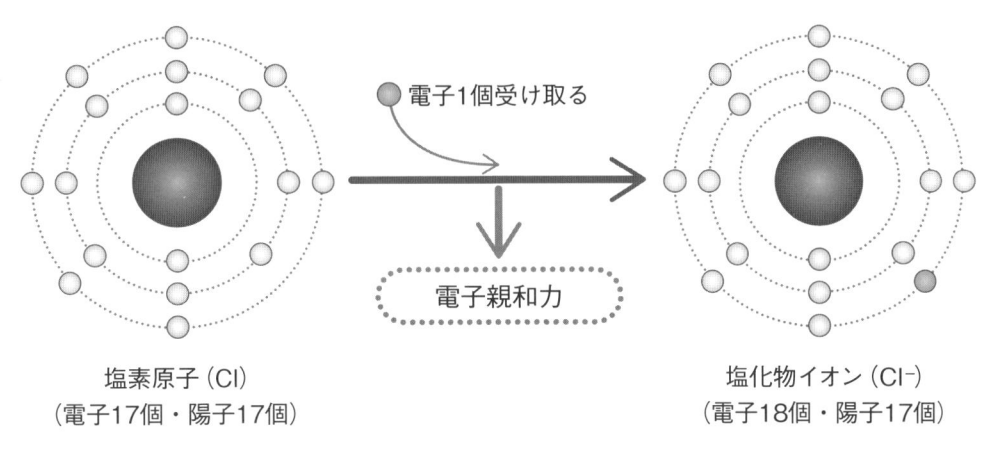

電子1個受け取る

電子親和力

塩素原子（Cl）
（電子17個・陽子17個）

塩化物イオン（Cl⁻）
（電子18個・陽子17個）

図2-10　陰イオンができるしくみ

③多原子イオンの生成

　イオンにはナトリウムイオンや塩素イオンのように，原子1個から生じるイオンばかりでなく，多原子が結びつき（原子団），それが全体として電荷を持つのも存在し，これを**多原子イオン**といいます．例えば，重炭酸イオン（HCO_3^-）やリン酸水素イオン（HPO_4^{2-}），アンモニウムイオン（NH_4^+），水酸化物イオン（OH^-）などがあります（図2-11）．

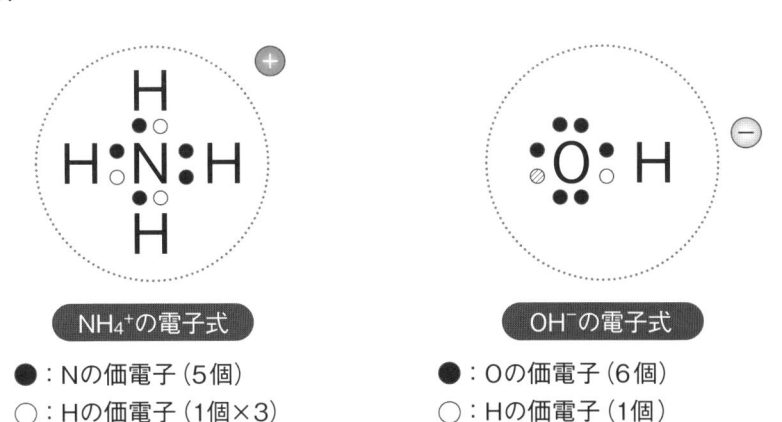

NH₄⁺の電子式

● : Nの価電子（5個）
○ : Hの価電子（1個×3）
　　（Hの価電子1個少ない）

OH⁻の電子式

● : Oの価電子（6個）
○ : Hの価電子（1個）
◎ : イオン化のために得た電子

図2-11　多原子イオンの電子配置

7) 原子量

　ここでは，原子の重さ（質量）について考えます．

　原子の実際の重さは，例えば炭素原子（質量数（陽子数＋中性子数）＝12）は，19.93 ×10^{-24}g，水素原子は1.674×10^{-24}という極めて小さな値であり，とても日常で扱う数字ではありません．そこで，炭素原子の質量を「12」と定め，これを基準に水素原子の質量（**相対質量**）を求めると，

$$水素原子の相対質量 = 12 \times \frac{1.674 \times 10^{-24}}{19.93 \times 10^{-24}}$$
$$= 1.0079\cdots$$
$$\fallingdotseq 1.008$$

と算出できます．同様に，水素原子以外の他の原子も炭素原子の質量「12」を基準に，実際の質量から相対質量を求めることができます．

　次に，自然界に存在する原子は同位体があることを忘れてはなりません（p76参照）．例えば，炭素原子は質量数が「12」のものが98.93%，質量数「13」の同位体炭素が1.07%存在します．ということは，炭素原子1つ当たりの**平均相対質量**は，

$$12 \times 98.93 / 100 + 13 \times 1.07 / 100 = 12.01$$

となります．これを炭素の**原子量**と定めます．

　その他の各原子も，同位体の存在比に対する相対質量を考慮し，算出したものが**表2-3**のようになり，各原子の原子量が定められています．ちなみに，原子量は比較（相対化）した数字ですので，グラム（g）などの単位はありません．

　これらの値をもとに，分子を構成する物質を**分子量**，**イオン式**や**組成式**で表される物質を**式量**として，それぞれ相対質量を求めることができます．例えば，水素分子H_2の分子量は「2」（水素原子の原子量1×2個），アンモニウムイオン（イオン式：NH_4^+）の式量は「18」（窒素原子の原子量14×1個＋水素原子の原子量1×4個），塩化ナトリウム（組成式：NaCl）の式量は「58.5」（ナトリウム原子の原子量23×1個＋塩素原子の原子量35.5×1個）となります．

表2-3　元素の原子量の例

元素	原子量	元素	原子量
水素 H	1.0	アルミニウム Al	27
炭素 C	12	ケイ素 Si	28
酸素 O	16	硫黄 S	32
窒素 N	14	塩素 Cl	35.5
リン P	31	カルシウム Ca	40
ナトリウム Na	23	鉄 Fe	56
マグネシウム Mg	24	銅 Cu	63.5

8）物質量

　原子量が12の炭素ですが，これに「グラム（g）」を付けると「12g」になります．では，「12gの炭素は一体何個の炭素原子が存在する」のでしょうか．ここで登場する便利な単位が**物質量「mol（モル）」**です．1molは6.02×10^{23}（個）を意味するのですが，炭素原子を6.02×10^{23}（個）集めると12gになります．これは他の原子にもあてはまり，原子量にグラム（g）を付けた場合，そこに存在する原子の数は1mol（6.02×10^{23}（個））存在します（図2-12）.

　グラムは私たちの生活に身近な重さを表す単位ですので，「mol」は目には見えない原子レベルから日常生活レベルへと分かりやすく，扱いやすくしてくれる単位です.

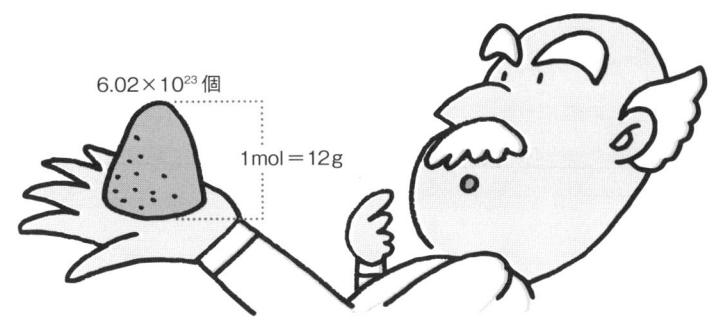

6.02×10^{23}個

1mol＝12g

図2-12　炭素原子1molの重さ

★人体や疾病とのかかわり★

　成人のヒトの体内の約60％が水分でできています．このうち2/3は細胞内に存在する細胞内液，残り1/3は細胞外に存在する細胞外液です．細胞外液はまた，**間質液**と**血しょう**に分かれます．間質液とは細胞と細胞の隙間を満たす液体のことで，細胞外液のうちの3/4を占めます．血しょうとは血液中の液体成分のことを指し，細胞外液のうちの1/4を占めています．図2-13のように，これらの体液中にはさまざまなイオンが溶け込んでいます.

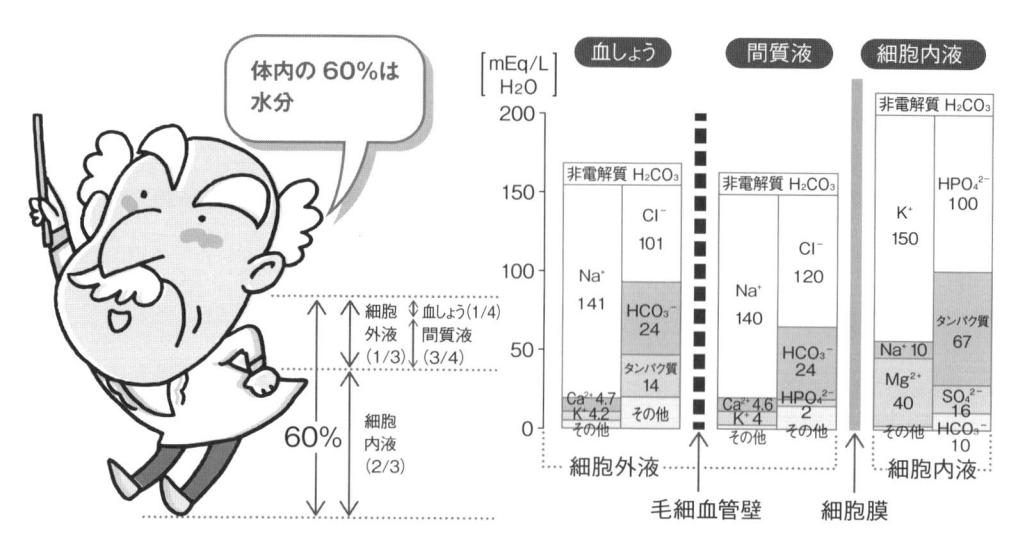

図2-13　ヒトの各区分における体液組成

体液中の主なイオン濃度（mEq/L）[*2]は以下の通りです（**表2-4**）.

＊2　mEqは「ミリイクイバレント」と読み，モル（mol）にイオンの価数をかけたもの

表2-4　体液中の主なイオン濃度（mEq/L）

イオン	血しょう	間質液	細胞内液
ナトリウムイオンNa^+	136〜145	140	10
カリウムイオンK^+	3.5〜5.0	4	150
カルシウムイオンCa^{2+}	4.5〜5.8	4.6	0.001＞
マグネシウムイオンMg^{2+}	1.5〜2.5	1.6	40
塩素イオンCl^-	95〜108	120	7
炭酸水素イオンHCO_3^-	22〜26	24	10
リン酸水素イオンHPO_4^{2-}	1.6〜2.8	2	100
硫酸イオンSO_4^{2-}	1	1	16

参考）医学書院生化学　表6-3，ヒューマンボディ　表25-1

　これらのイオンは，体液の浸透圧やpHの維持・調節，神経や筋肉の興奮などヒトの生理機能を営む上でとても重要な働きをしています．細胞内液と細胞外液に含まれるイオン組成を眺めると，細胞内液ではカリウムイオン（K^+）とリン酸水素イオン（HPO_4^{2-}）が多いのに対して，細胞外液ではナトリウムイオン（Na^+）と塩素イオン（Cl^-）が多く含まれていることが分かります．このような細胞内外のイオンの濃度差は，細胞膜表面に存在するイオンポンプやイオンチャネルによって維持・調節されています（図2-13）．イオンポンプはATPを消費することで濃度勾配に逆らってイオンを運搬（能動輸送）し，イ

オンチャネルは濃度勾配にしたがってイオンを通過させます（受動輸送）.

　イオンチャネルは普段はイオンの通る孔を閉じてイオンの通過を制限していますが，イオンチャネルの一種、カリウムチャネルは少し特殊な動きをします（図2-14）. このチャネルは，細胞が静止状態（非興奮状態）のとき，わずかながらカリウムイオンを通します. カリウムイオンの濃度は細胞外よりも細胞内の方が高いため，濃度勾配に従ってカリウムイオンは細胞外へ流出していきます（図2-15）. すると，細胞膜を挟んだ内側（細胞内側）は，カリウムイオン（**正電荷**）の喪失によって，リン酸水素イオンなどの負電荷を持つイオンの数が相対的に多くなり，細胞内外で電位に差が生じます（**膜電位**）（図2-16）. 膜電位の大きさは細胞種によってさまざまですが，例えば，静止時における神経細胞や筋細胞の膜電位は $-70 \sim -90\,\mathrm{mV}$ となっています.

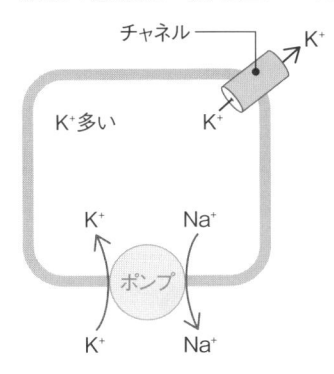

図2-14　細胞膜上のポンプとチャネル

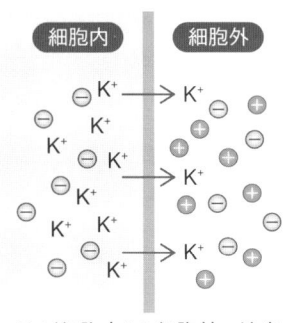

K^+が細胞内から細胞外へ流出

図2-15　濃度勾配による K^+ の移動

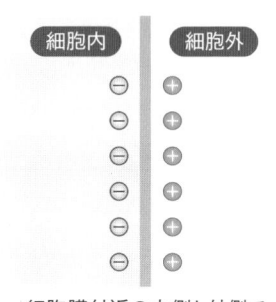

細胞膜付近の内側と外側で電荷の偏り膜電位ができる

図2-16　膜電位の発生

POINTs

・原子は原子核と電子で構成され，原子核は陽子と中性子で構成される.

・原子の性質や大きさを原子番号順に並べ整理したものを元素周期表という.

・電子は負電荷，陽子は正電荷をもち，中性子は電荷を持たない.

・原子内の電子の数と陽子の数は等しく，陽子数を原子番号とする.

・物質の量を表す単位がモル（mol）であり，1モルは6.02×10^{23}.

・原子の最外殻電子を価電子といい，化学結合に重要な働きをする.

・原子から電子が放出されると陽イオン，電子を受け取ると陰イオンになる.

TOPIC

クラッシュシンドローム（挫滅症候群）

　震災などで瓦礫に長時間体が挟まれると，瓦礫の重みによる血流不全や組織破壊などで筋肉などの組織が障害を受けます．そして，救出された際に瓦礫が除かれますが，そこから破壊組織への血流が再開します．ところが，破壊された組織の細胞内液（カリウムイオンが多い）が血液に漏れ出すため，高カリウム血症を起こしてしまいます．また，本来筋肉細胞中に含まれるミオグロビンも血中に混入します．カリウムイオンが基準値を超えると，細胞内外の電位差（膜電位）が損なわれ，筋組織とくに心筋の機能が損なわれることで心停止から死に至ることもあります．この症状を「**クラッシュシンドローム（挫滅症候群）**」といいます．

　これは1995年の阪神・淡路大震災で瓦礫の下敷きになっていた方が救出されて数時間経った後に症状が急変し，死亡者が多数出た経験から認知されるようになり，災害医療のあり方が大きく変わったのです．

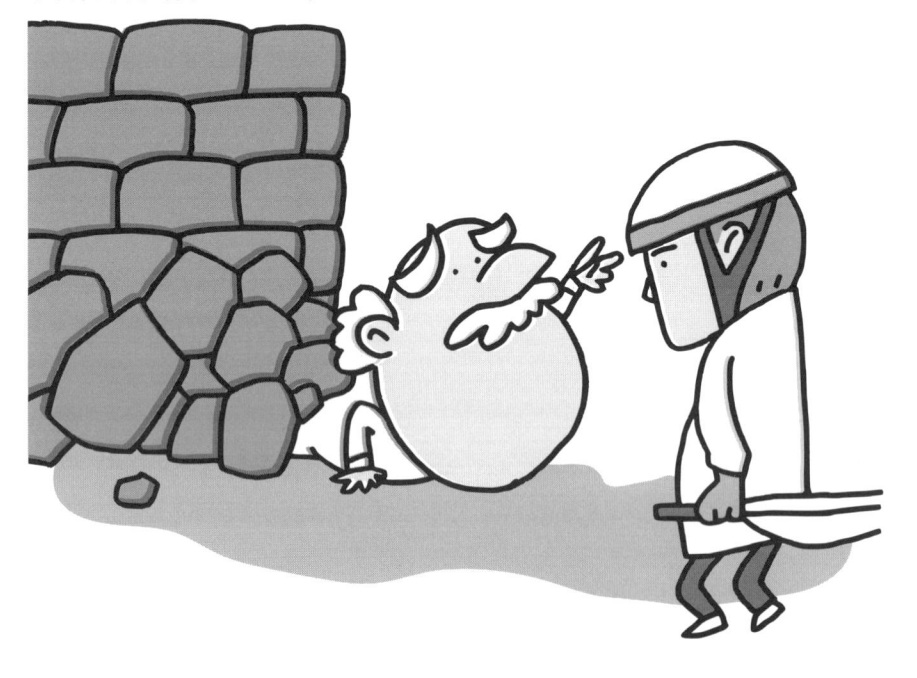

2.2　化学結合

　原子は各々固有の化学的性質をもとに，原子どうしが結合し安定な状態になろうとします．結合には，**イオン結合**，**共有結合**，**配位結合**，**金属結合**，**水素結合**などがあり，結合様式，結合力はそれぞれ異なりますが，すべて各原子の最外殻電子が結合に関与します．主な結合をこれから見ていきましょう．

1)　イオン結合

　イオン結合は，正電荷を持つ陽イオンと負電荷を持つ陰イオンが**静電気的な引力**によってお互いが引き合う結合方式です．例えば，塩（塩化ナトリウム）はナトリウムイオン（Na^+）と塩素イオン（Cl^-）が引き付けあって，$NaCl$ となります．

　一般に，イオン結合は，**金属元素と非金属元素の化合物**です．イオン結合でできた物質は，水溶液中ではイオンが自由に動けるため，電気を通すことができます．また，イオン結合でできた物質は結晶化し，**イオン結晶**となります．

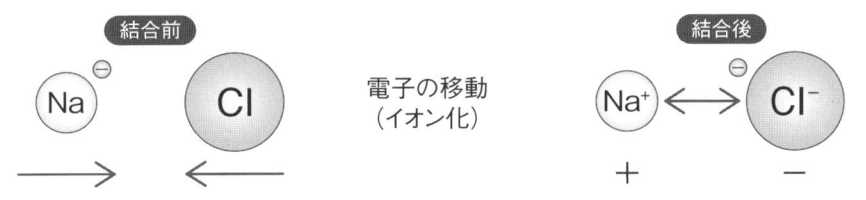

2)　共有結合

　水（H_2O）は水素原子2個と酸素原子1個，二酸化炭素（CO_2）は炭素原子1個と酸素原子2個，水素（H_2）は水素原子が2個結びついた**分子**です．これらは**すべて非金属元素**からできています．共有結合とは，**非金属元素どうしが最外殻電子（価電子）を共有する**ことで安定した形の分子になる結合様式をいいます．

　例えば，酸素原子が酸素分子になるときの過程を考えましょう．酸素原子は，最外殻電子（L殻）が6個です．希ガスのような安定した電子配置になるには2個足りません．

　この足りない2個を補うために次の反応が起こります．酸素原子どうし，お互い足りない電子を共有することで最外殻電子を8個（満杯）にし，安定した形をつくります（図2-17）．

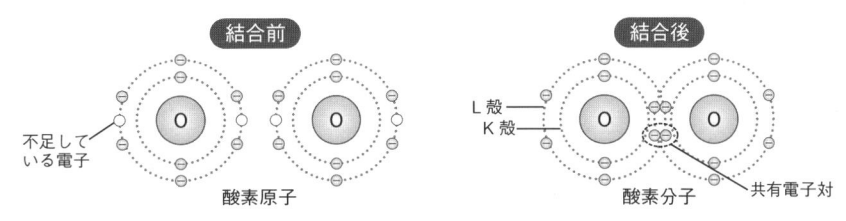

図2-17　電子の共有（酸素分子）

このように，酸素原子どうしが電子の共有をもとに結合し，安定な酸素分子（分子式「O_2」）になるのです．水（H_2O）も同様に電子の共有によって水分子ができます．

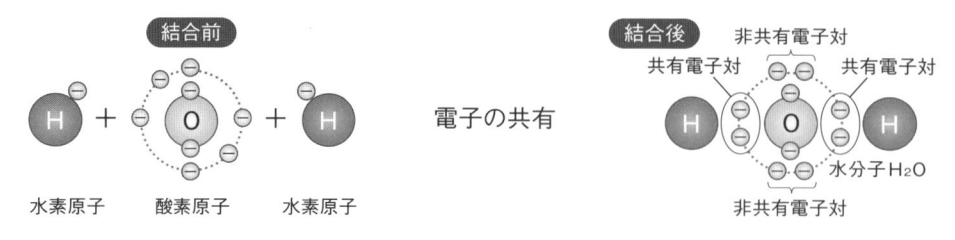

図2-18 電子の共有（水分子）

ここで，共有に要する2個の電子を**共有電子対**といいます．酸素分子の共有電子対は2個となります．この共有電子対を1本の線（**価標**）で表した化学式を**構造式**といい，結合する原子間の様子を表します．酸素分子の場合は価標が2本となり構造式は「$O=O$」と表記します．原子間の結合に必要な価標の数は1本から3本までであり，それぞれ**単結合**，**二重結合**，**三重結合**と呼びます．水素分子$H–H$，水分子$H–O–H$は単結合，二酸化炭素分子$O=C=O$は二重結合，窒素分子$N≡N$は三重結合です．価標は原子が隣の原子と化合物を作る際の「手」と考えれば分かりやすいです．なお，共有しない2個の電子対を**非共有電子対**といいます．

3）金属結合

　金属元素の原子どうしが規則正しく配列し，各原子の周囲に価電子が自由に動き回る（**自由電子**という）結合様式を**金属結合**といいます（図2-19）．自由電子によって，特有の光沢感を放ち，電気をよく通し，熱をよく伝えるという金属の特徴を呈します．

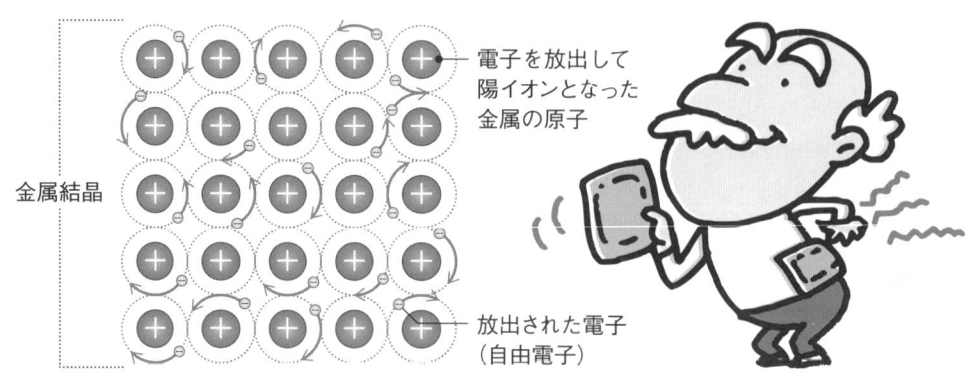

図2-19 金属結合と自由電子

★人体や疾病とのかかわり★

　ヒトの体内には膨大な種類の物質（原子，分子，高分子，イオンなど）が存在しています．中でも**タンパク質，核酸，糖質，脂質**は体を構成する分子として特に重要です．そしてそれらの間で起こる結合も多様です．生体内に存在する主な化学結合を表2-5に示します．

表2-5　体内の主な化学結合

結合	結合方法	結合例
水素結合	隣接する電気陰性度の大きい原子（F，O，Nなど）と水素Hとの間に働く結合	水分子どうし，DNAの塩基どうし，アミノ酸どうしの結合
共有結合	原子間における最外殻電子の共有によって形成される結合	アミノ酸どうしのペプチド結合　グルコースどうしのグリコシド結合など多数
疎水結合	構造中の疎水性（無極性）部分どうしの結合	細胞膜，疎水性アミノ酸どうしの結合
静電結合	異符号の電荷を持つイオン間に働く静電気的な引力による結合．イオン結合と同じ原理	酸性アミノ酸（$-COO^-$を持つ）と塩基性アミノ酸（$-NH_3^+$を持つ）との間の結合など
ジスルフィド結合	構造中のチオール（$-SH$）どうしが結合し，$-S-S-$となったもの．共有結合の一種	システイン（アミノ酸の一種）どうしの結合

　生体の構成物質の中でも特に重要なタンパク質は，20種類のアミノ酸（表2-10参照）が**共有結合**によって重合したものです．アミノ酸の一般構造は，すべてのアミノ酸で共通する原子団とアミノ酸によって異なる原子団（**側鎖**という）で構成されています．各アミノ酸の側鎖はそれぞれ特有の化学的性質を持つため，アミノ酸が多数連結したタンパク質はさまざまな形に折れ曲がることができ，結果的に近傍にあるアミノ酸の側鎖が互いに化学結合によって連結します．化学結合には，**水素結合**（p96参照），**共有結合，疎水結合，静電結合，ジスルフィド結合**が含まれ，これによってタンパク質は単なる一次的なアミノ酸の数珠つなぎ構造ではなく，複雑な立体構造をとることができます．この立体構造はタンパク質の機能を発揮する上でとても重要です．しかし，熱やpHなどの変化によって化学結合が失われるとタンパク質の機能も損なわれる可能性があります（これを**変性**という）．

　タンパク質以外にも生体内ではさまざまな物質どうしが化学結合で結ばれ，重要な生理機能を発揮します．

POINTs

・原子どうしの結合を「化学結合」といい，いくつかの結合様式が存在する．
・イオン結合は，陽イオンと陰イオン間の引力による結合である．
・共有結合は，結合する原子の最外殻電子を共有することで安定状態となる結合である．
・金属結合は，金属元素の原子どうしの結合であり，自由電子が自由に動き回る．

2.3　酸化・還元反応

1）酸化と還元

　ある物質が酸素と結びついて酸化物になることを酸化といいます．例えば，銅（Cu）を空気中で熱すると酸化銅ができますが（$2Cu + O_2 \rightarrow 2CuO$），このときの銅は「酸化された」といいます（**酸化反応**）．今度は，酸化銅を熱した状態で水素を満たすと，元の銅が得られます（$CuO + H_2 \rightarrow Cu + H_2O$）．酸化銅から酸素が奪われたため，この時の銅は「還元された」といいます（**還元反応**）．

　また，酸素の出入りを必ずしも必要としない酸化・還元反応があります．ある物質が，水素または電子を放出するとその物質は「酸化された」といいます．逆に，ある物質に水素または電子を付加するとその物質は「還元された」といいます．例えば，銅と塩素が反応し塩化銅が生成する反応（$Cu + Cl_2 \rightarrow CuCl_2$）では，銅が電子2個を放出して2価の陽イオン（銅イオン）になり（$Cu \rightarrow Cu^{2+} + 2e^-$），塩素分子は2個の電子を受容して2個の塩素イオンとなり（$Cl_2 + 2e^- \rightarrow 2Cl^-$），両イオンはイオン結合で結ばれます．つまり，Cuは電子が奪われたので酸化，塩素は電子を受容したので還元されたことになります．表2-6に酸化および還元反応をまとめました．

表2-6　酸化・還元の定義のまとめ

	酸素　O	水素　H	電子　e^-
酸化反応	Oを受け取る	Hを放出する（失う）	e^-を放出する（失う）
還元反応	Oを放出する	Hを受け取る（得る）	e^-を受け取る（得る）

2）酸化数

　ある化合物が化学反応を受ける際，化合物中の原子が酸化されたのか，還元されたのかを知る指標として**酸化数**があります．酸化数が化学反応前後で増加すれば酸化された，逆に減少すれば還元されたことになります．ただし，下のようにいくつかルールがあります．

★酸化数の決め方のルール★

・単体中の原子の酸化数は「0」．
・化合物中の水素原子の酸化数は「+1」，酸素原子は「-2」（ただし，過酸化水素H_2O_2の酸素の酸化数は「-1」）．
・化合物中の原子の酸化数の総和は「0」．
・単原子イオンの場合は，その価数．
・多原子イオンの場合は，その構成原子の酸化数の総和がイオンの価数．

例えば，硫化水素H_2Sと酸素O_2の以下の反応における硫黄原子Sの酸化数を考えてみましょう．

$$\text{水素を失う（酸化）}$$
$$2H_2S + O_2 \rightarrow 2S + 2H_2O$$
$$\text{水素を得る（還元）}$$
$$\text{Sの酸化数} \quad (-2) \qquad (0)$$

上のように，Sは水素を失い-2から0に酸化数が増加しているため，酸化したことになります．また，この反応における酸素分子O_2は相手である硫化水素に対し，酸化させたことになります．このように，反応する相手を酸化させる物質を**酸化剤**といいます．逆に，H_2Sのように相手を還元させる物質を，**還元剤**といいます．

★人体や疾病とのかかわり★

グルコースは糖質に属し，生体内の主なエネルギー源です．生体は，生命維持に不可欠なATPをこれらの栄養素の分解によって得ています．グルコースからATPを得る反応に**酸化還元反応**が関係しています．

グルコース$C_6H_{12}O_6$からATPの産生は，**解糖系→クエン酸回路→電子伝達系**という3つの過程を経て，最終的に水H_2Oと二酸化炭素CO_2に完全に分解されます．

一連の反応を化学反応式で表すと以下のようになります．

$$C_6H_{12}O_6 \; + \; 6O_2 \; \rightarrow \; 6CO_2 \; + \; 6H_2O \; + \; \underline{約30\,ATP}$$

注目すべきは，元々あったグルコースの炭素（C）が酸化（酸素原子が付加）されて，二酸化炭素に変化しています．つまり，グルコースからATPを得る反応は酸化反応といえます．

また，脂質の一種である脂肪酸からATPを得る方法も酸化反応です．例えば，炭素数が16個の飽和脂肪酸であるパルミチン酸からATPを得るには，**β酸化**という酸化反応を伴い，最終的に水（H_2O）と二酸化炭素（CO_2）に完全に分解されます．

$$\text{パルミチン酸}$$
$$CH_3\,(CH_2)_{14}COOH \; + \; 106\,ADP + 106\,H_3PO_4 + 23\,O_2$$
$$\rightarrow \; 121\,H_2O \; + \; 16\,CO_2 \; + \; \underline{104\,ATP}$$

ここでもパルミチン酸の中のすべての炭素（C）は二酸化炭素（CO_2）へと酸化反応を受け，ATPが合成されています．ちなみに，グルコースよりも脂肪酸の方が1molあたりに産生されるATP量が多く，なおかつ同重量当たりのATP産生量が多いため，脂肪は体内貯蔵に適した栄養素といえます．

　最後に，電子伝達系について簡単に触れておきます．

　電子伝達系は，ミトコンドリア内膜上に存在するいくつかのタンパク質複合体が関与する一連の反応系です（図2-20）．クエン酸回路で産生された**電子供与体**（NADHとFADH$_2$）は電子をタンパク質に受け渡します（相手を還元させる）．その電子は次々と膜上タンパク質間で電子の受容と放出が行われ（酸化還元），最終的に酸素分子に電子が受け渡され（還元），水素イオンと共に水分子が生成されます．

　これらの一連の電子をバトンとしたリレーによって生み出されたエネルギーは，ミトコンドリアの内膜と外膜の間のスペースにプロトン（H$^+$，水素イオン）をくみ出すことに使われます．すると，膜内外でプロトンの濃度勾配ができ，この勾配エネルギーを使ってATP合成酵素がADPにリン酸を結合し，ATPを生成します（**酸化的リン酸化**）．

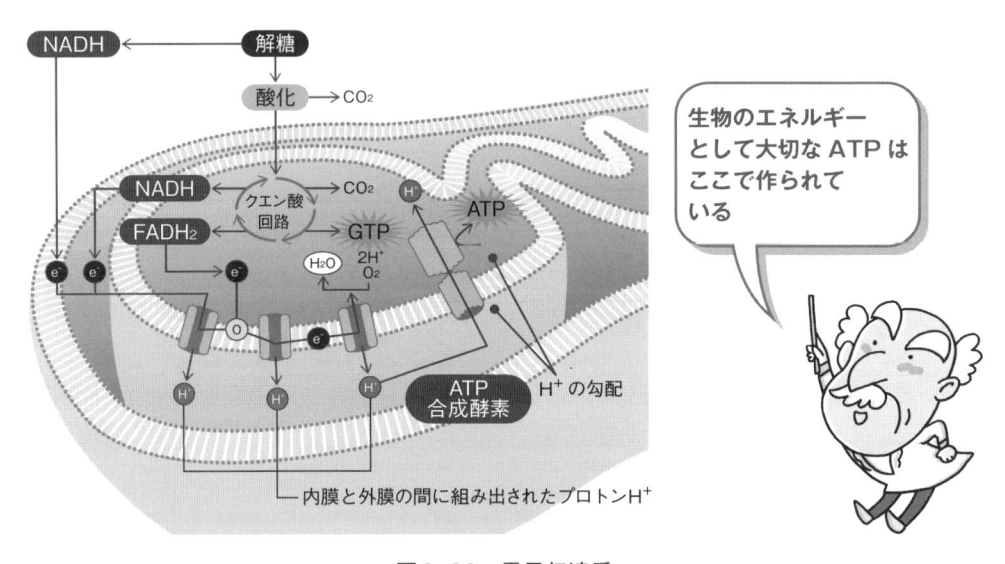

図2-20　電子伝達系

（高橋医院HPより参考作図．http://www.hatchobori.jp/asset/）

POINTs

・化学反応において，ある物質が酸化されれば，還元された別の物質が存在する．

・酸素の受容，水素または電子の放出を伴う反応を酸化という．

・「酸化数」は，化学反応における酸化・還元を知る指標となる．

・糖や脂質の酸化・還元反応によってATPが生成される．

2.4　物質の三態，吸熱反応，発熱反応

　一般に，物質は，個体，液体，気体のいずれかの状態で存在します．これを**物質の三態**といいます．例えば，水は通常の大気圧（1013 hPa）の下で，**氷（個体），水（液体），水蒸気（気体）**と異なる状態をとります．さらに，物質は温度や圧力の変化によって固体から液体，液体から気体へと状態が変化します．このように，物質そのものは変わらないが状態のみが変わることを「物理変化」といいます．

　図2-21は，それぞれの状態の変化およびそれを表す用語を記したものです．**昇華**とは，気体から個体，または個体から気体に変化することを意味します．例えば，ドライアイス（固形）が気体の二酸化炭素に変化することなどがあげられます．また，個体が融解する温度を**融点**，液体が沸騰（気体になる）する温度を**沸点**といいます．水だと，融点が0℃，沸点が100℃です．

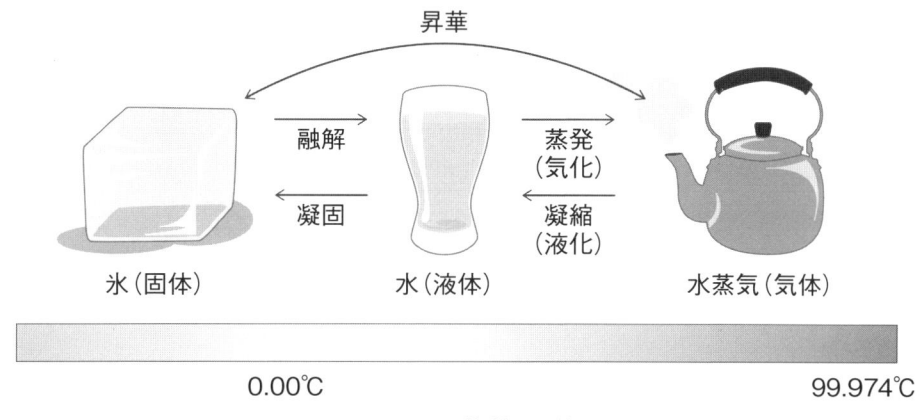

図2-21　物質の三態

　固体，液体，気体のそれぞれの状態の物質粒子は，次のように運動しています．図2-22のように，水分子を例とすると，固体の場合，水分子は規則正しくならび，振動しています．よって，形は一定です．液体の場合は，水分子は熱運動によって比較的自由に移動しています．よって，形は変わるものの体積はほぼ一定です．気体の場合，水分子は**熱運動**によって完全に自由に動き回っています．よって，形はもちろん体積も変化しやすくなります．

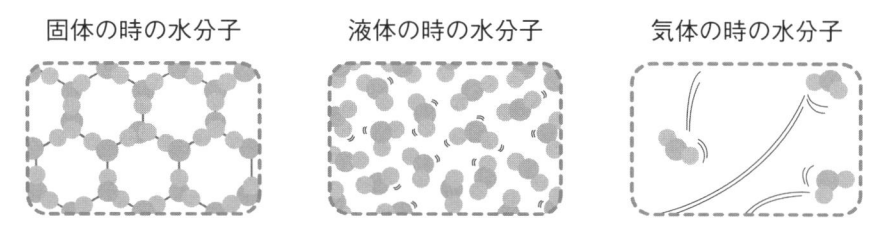

図2-22　物質の三態と分子の振動と運動

　次に，各状態における運動エネルギーについて考えてみましょう.

　運動が豊か（自由に動き回る）ということは，1個の水分子が持つ運動エネルギーは，気体が最も高くなります．ということは，液体（水）から気体（水蒸気）に変わるためには，水分子はエネルギーを受け取らないと自由に飛び回る気体にはなれません．つまり，液体から気体に変化するとは，液体の水分子は外からエネルギーを吸い取り（受け取り），自由に運動を行う気体の水分子になることを意味します（図2-23）.

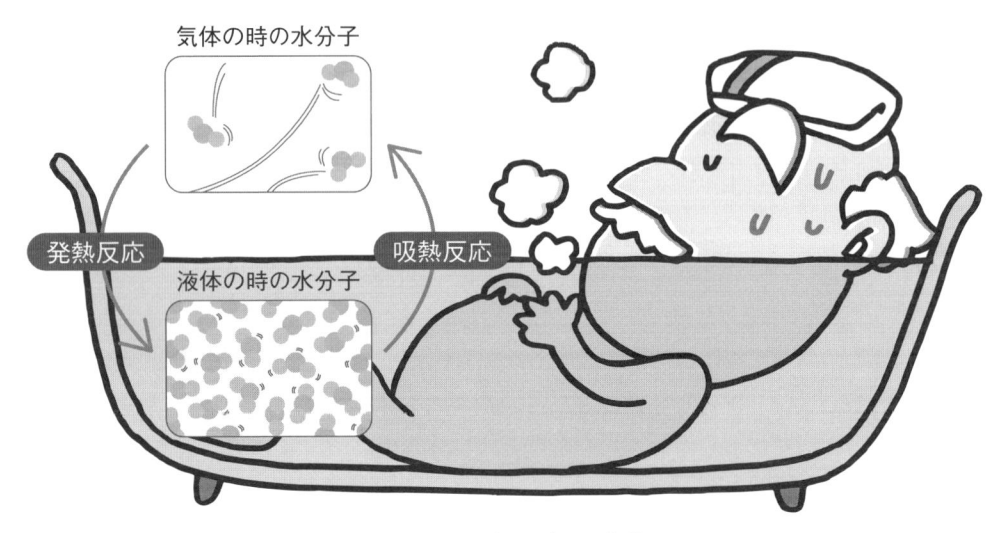

図2-23　エネルギーの移動

　エネルギーを受け取ることで分子状態が変化する反応を**吸熱反応**といいます．とりわけ，液体から気体に変化することを気化といい，気化に必要なエネルギー（熱）を**気化熱**といい，逆に気体から液体に変化するときは気体の水分子は自分の持つエネルギーを外に放出して液体に変化するので，これを**発熱反応**といいます.

★人体や疾病とのかかわり★

　私たちヒトは, さまざまな体温調節機構を備えています.

　暑いとき, 皮膚にある汗腺から汗が分泌され, 表面が汗（水分）で覆われます. 汗が蒸発（液体から気体に変化）するためには気化熱が必要となります. この熱の供給源は, 外気温とともに私たちの皮膚の体温である熱エネルギーです. 水分側はこれを受け取ることで気化できます.

　一方, 皮膚側はエネルギーが奪われるため汗に覆われた皮膚表面の温度が下がります. このように**気化熱を利用して体を冷やしているのです**（図2-24）. 暑い夏の夕に「打ち水」をすると涼しく感じられます. これも気化熱を利用した少しでも快適に過ごせる知恵といえるでしょう.

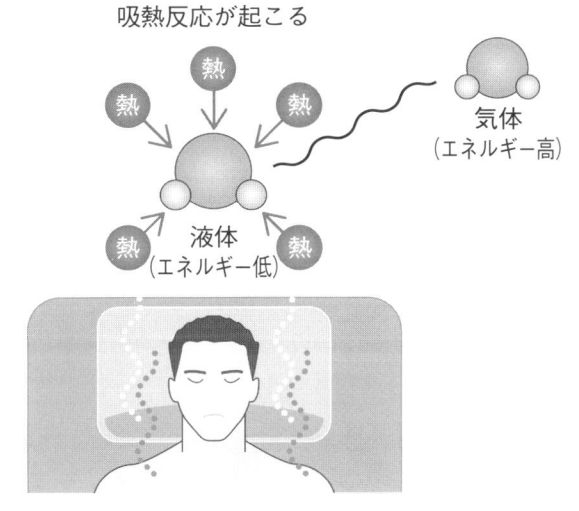

図2-24　体温を低下させるしくみ

POINTs

・一般に, 物質は, 個体・液体・気体の状態で存在し, これを物質の三態という.

・物質は, 温度や圧力の変化によって状態が変化する場合がある.

・気体中の分子は熱運動によって自由に動き回っている.

・物質がエネルギーを受け取ることで分子状態が変化することを吸熱反応という.

・人体は気化熱を利用して体熱を放散している.

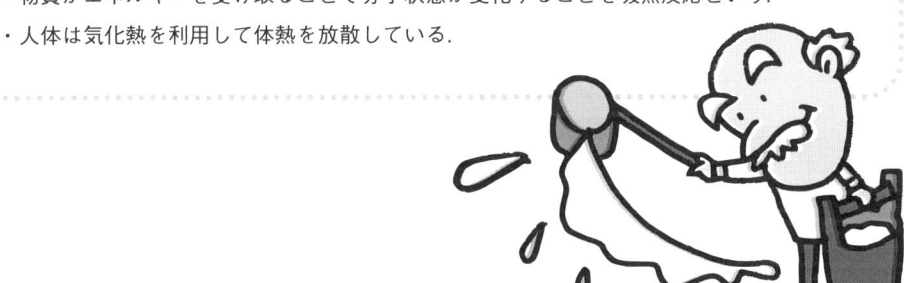

2.5　極性, 無極性, 析出

　水に食塩を入れてかき混ぜると食塩水ができます. また, 水に砂糖を入れてかき混ぜると砂糖水ができます. ここで, 水などのように物質を溶かすものを**溶媒**, 溶かされるもの（溶けるもの）を**溶質**といい, 溶質が溶媒に溶けた状態を**溶液**といいます. ところで, 水は油といくらかき混ぜても溶けません. では, 水に溶ける, 溶けないはなぜ起こるのでしょうか.

　水は, 水素（H）原子2個と酸素（O）原子1個が共有結合でつながった化合物です. 共有結合とは, 各原子が最外殻電子（価電子）を仲良く共有するわけですが, 原子によっては, 電子を自身の方に引き付ける少し欲張りな性質を持つ原子が存在します. この電子を引き付ける力の大小を表すのが**電気陰性度**と呼ばれるもので, フッ素Fが最大で4.0, その次に, 酸素Oが3.5, 塩素Clと窒素Nが3.0…と続きます. 一般に, 元素の周期表の希ガスを除いた右上側にある元素が電気陰性度は大きくなります. 水素の電気陰性度は2.2ですから, 酸素と水素の電気陰性度には開きがあります. このような状態を**極性がある**といいます.

　水分子の中では, 酸素原子側に電子（負電荷）が引き付けられるため, 酸素原子側は少し負の電荷を持つことになります. この状態をδ^-（**デルタマイナス**）と表記します. 一方, 酸素原子側に電子を遠ざけられた水素原子側は, 少し正の電荷を持つことになります. この状態をδ^+（**デルタプラス**）と表記します（図2-25）. さらに水分子は, 分子構造が折れ線形のため, 分子内で電荷の偏りが生じます. このような分子を**極性分子**といい, 水以外に塩酸HClやアンモニアNH_3などがあります. 一方, 極性が無い, または極性があっても分子の形の対称性によって偏りが相殺された分子を**無極性分子**といいます.

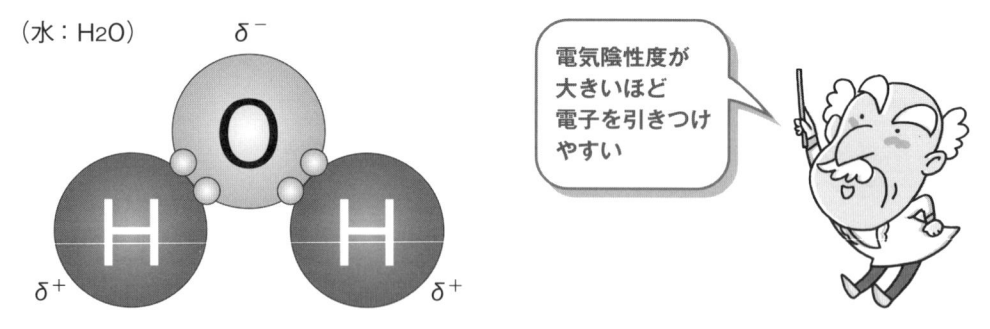

（水：H2O）

電気陰性度が大きいほど電子を引きつけやすい

図2-25　極性分子内での電荷の偏り

　水分子は, 分子の中でマイナスとプラスの電荷を併せ持つため, 水分子どうしがお互い電気的な力で引き付けあい結合します. このように, 水素（H）を仲立ちとした分子間の結合を**水素結合**といいます.

　では, 食塩が水に溶けるとはどういうことでしょうか. 食塩の化合物名は塩化ナトリウ

ム（NaCl）です．NaClは，Na^+とCl^-がイオン結合により結晶状態で存在しますが，水などの含溶媒下では分離して，Na^+とCl^-イオンに分かれます（電離）．ここで，水という電気的な偏りを持つ極性溶媒と，電荷を持つNa^+とCl^-が共存することになります．すると，Cl^-の周りに水分子中の水素（δ^+）が，Na^+の周りには水分子の中の酸素（δ^-）が電気的な力で引き合います．ここで，イオンと水分子が非常に親密に引き付けあっている状態ができます．これを**水和**（水となじむこと）といい，見た目の溶解となります．食塩が水に溶けるとはこういうことなのです（図2-26）．

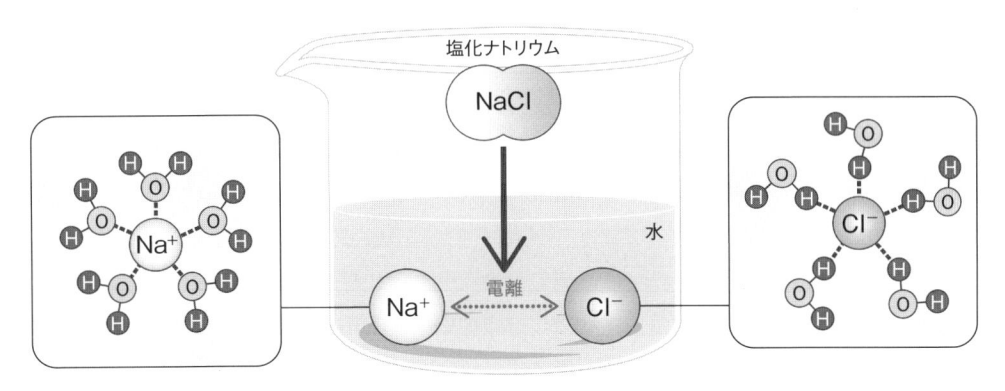

図2-26　Na^+とCl^-の水和

　一般に，溶質をどんどん増やしていくと，やがてそれ以上溶けなくなります．このとき，溶解量が最大の溶液を**飽和溶液**，溶解している溶質の限界量を**溶解度**といいます．逆に，まだ飽和状態に満たない状態であり溶質が解ける余地のある溶液を**不飽和溶液**と呼んでいます．

　また，温度を上げると一般に溶解度が大きくなります．逆に，ある飽和溶液の状態から温度を下げると溶解していた溶質は沈殿しはじめます．このとき，溶液中に溶質が現れることを**析出**といいます．

★人体や疾病とのかかわり★

　ヒトの血液中にはさまざまな物質が含まれています（つまり，溶解しています）．その中には，細胞から排出されたアンモニア，尿酸，尿素，クレアチニンなどの老廃物も含まれています．これらの老廃物は主に尿から排泄され体内に蓄積しないように調整されています．

　しかし，食習慣の乱れや何らかの疾患によって血液中のこれらの老廃物が蓄積することがあります．

　プリン体を多く含む食べ物を多くとると，**痛風**になるといいます．特に足の親指の付け根の関節あたりが痛むことが多く，病名の由来は，患者がよく「風が吹いただけで痛い」と訴えること，東洋医学的な「風」の病気と考えることなど諸説あります．

　痛風の原因は，食品や体内に含まれる核酸，とりわけプリンヌクレオチド（アデニル酸とグアニル酸）が代謝されると発生する**尿酸**です．核酸は食品に広く含まれていますが，特にビールやレバー，干物，カツオ，ブロッコリーなどに多く含まれています．通常，尿酸は腎臓で尿の成分として排泄されるため，血中濃度が基準値を上回ることはありませんが，食生活の乱れや偏った食事が続くと血中の尿酸値が高まりすぎることがあります（高尿酸血症）．血中に存在できる量（溶解できる上限，溶解度）を超えると，尿酸は析出してしまいます．足の指などの関節部位は，体の体幹部より体温が低いため，溶解度が低く，析出しやすい場所といえます．

　尿酸の塊は関節等に沈着し，異物認識による炎症を惹起し，それに伴い傷みを生じます．さらに，アルコールは，その代謝産物が腎臓での尿酸の排泄を抑制する効果もあり，一層，高尿酸血症を招く食品といえます．血中の尿酸値の基準値上限は男女とも7.0mg/dL（男性：3.0〜7.0，女性：2.0〜7.0 mg/dL）です．「過ぎたるは猶及ばざるが如し」，腹八分目，飲酒は適度を心掛けたいものです．

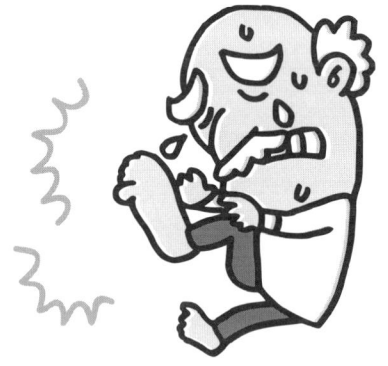

POINTs

- 電気陰性度が異なる原子からなる化合物では，極性が生じる場合がある．
- 水（H_2O）は極性分子であり，他の極性分子とよくなじむ．
- 極性を持たない分子を無極性分子といい，極性分子とはなじまない．
- 水分子と極性分子が引き合うことを水和といい，見た目の溶解となる．
- 最大限溶解できる量を溶解度といい，またその溶液を飽和溶液という．
- 血中に溶解できる量を超えた物質（代謝産物など）は析出する場合がある．

2.6　水溶性・脂溶性・両親媒性・界面活性剤

　水溶性とは，水などの極性溶媒に溶ける性質で**親水性**ともいいます．一方，**脂溶性**とは，有機溶媒などの無極性溶媒に溶ける性質で水に馴染まないため**疎水性**ともいいます．一般に，極性を持つ分子と無極性の分子は化学的性質の違いから互いに反発しあって，馴染まない性質があります．つまり，極性分子は極性分子と，無極性分子は無極性分子と馴染むのです．

　食塩（塩化ナトリウム）はナトリウムイオン Na^+ と塩素イオン Cl^- に電離し，ともに電荷（極性）を持つので，水に馴染みます．

　一方，油はその化学構造を見てみると，非常に長い炭化水素基を持つものが多いために，分子全体として無極性分子（電荷を持たない）となっています（図2-27）．

　もし水と油を混ぜた場合，油は水分子が持つ電気的な力に反応せず（引き込まれず），分子どうし近づきません（疎水性）．一方，油は無極性分子ですから無極性の溶媒（クロロホルムやベンゼンなど）ならばお互い引き付けあい（疎水性相互作用），溶解します．

　セッケンは，無極性部位（疎水性）と極性部位（親水性）両方の性質を持った原子団ですから，油にも水にも溶ける（馴染む）ことができます．このような性質を**両親媒性**といいます．また，水に溶け込んだ両親媒性物質は水の**表面張力**（水分子どうしが集まり，表面積を小さくする力）を低下させますので，**界面活性剤**とも呼ばれます．

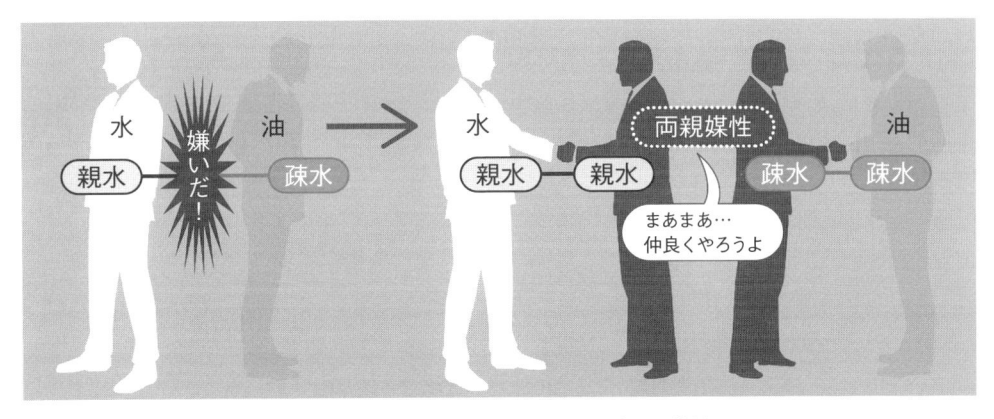

図2-27　親水性と疎水性および両親媒性

★人体や疾病とのかかわり★

　脂質の一種であるリン脂質は親水性部分（リン酸基）と疎水性部分（炭化水素鎖）からなる両親媒性分子です（図2-28）.

　リン脂質は，ヒトの細胞膜を構成する主成分です．細胞膜は，細胞の内と外とを隔てる境界となり，さらに，細胞の内側と外側を満たす水分と共存せねばなりません．このことから，リン脂質は2つの分子の疎水性部分どうしを内側に向き合わせ，親水性部分は互いに外側を向く構造をなし，列（層）を作っています（図2-28）．このようなリン脂質の2重構造を**脂質二重層**といいます.

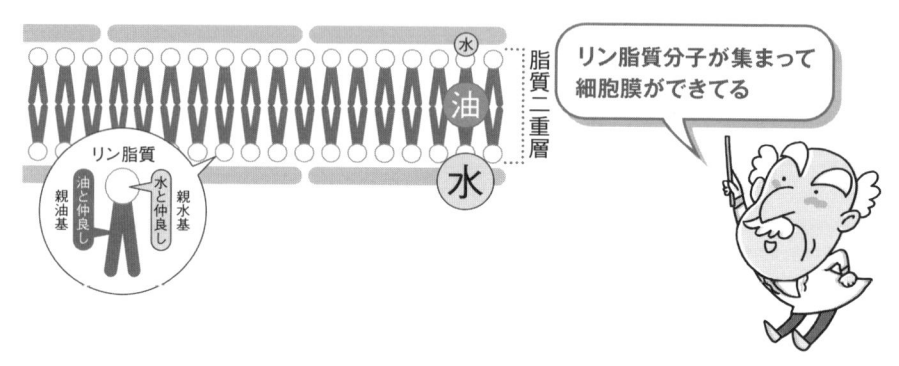

図2-28　リン脂質および細胞膜

　この細胞膜は基本的に脂質の壁ですので親水性物質はこの壁を通過することはできませんが，脂溶性物質（例えば，ホルモンの一種である糖質コルチコイドや脂溶性ビタミンなど）や酸素O_2・二酸化炭素CO_2などの気体は拡散によって容易に通過できます（図2-29）.

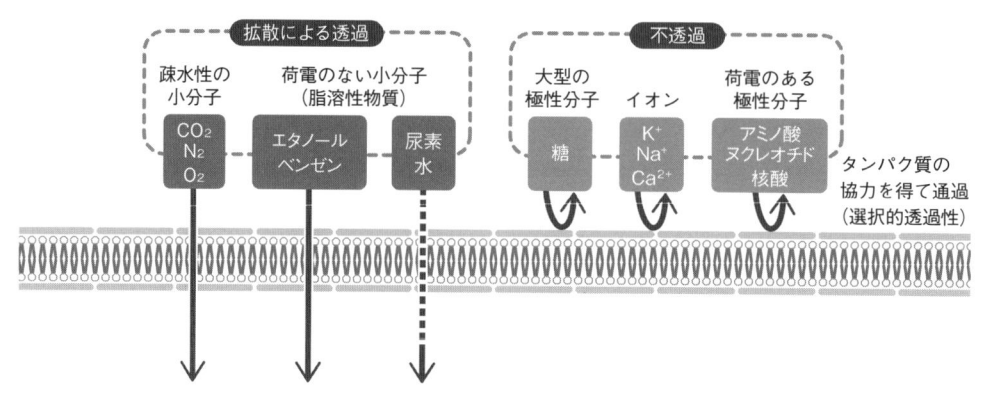

図2-29　細胞膜の選択的透過性

　では，細胞膜は完全に親水性物質は透過できないかといえばそうではなく，細胞膜上には水や電解質などの親水性物質を通過させる働きを持つタンパク質が存在し，必要に応じて物質の透過が可能となります（**選択的透過性**）．このように，**細胞膜**は，透過できる物質に選択性を示す**半透膜**であるといえます．

POINTs

・水など極性溶媒に溶ける物質を親水性という．

・有機溶媒など無極性溶媒に溶ける性質を脂溶性（疎水性）という．

・極性物質と無極性物質の両方に馴染むことができる性質を両親媒性という．

・細胞膜成分のリン脂質は両親媒性である．

・細胞膜は脂質二重層で構成される．

・脂溶性物質は細胞膜を通過することができる．

・細胞膜は親水性物質に対し選択的透過性を示す半透膜である．

TOPIC

胆汁酸と腸肝循環

　肝臓で合成される胆汁の主成分である胆汁酸．これも両親媒性（親水性部分と疎水性部分が存在する）物質です．脂質の一種であるコレステロールから合成されます．

　胆汁酸とその他の物質の混合液である胆汁の役割は，脂肪を小滴にして水を混ざりやすくし（乳化），膵臓から分泌される脂質分解酵素（リパーゼ）の働きを促します．さらに，ミセルと呼ばれる脂肪の滴の形成に寄与し，脂質および脂溶性ビタミンの吸収に重要な働きをします．余分な胆汁酸は再び肝臓に戻され，再利用されます．

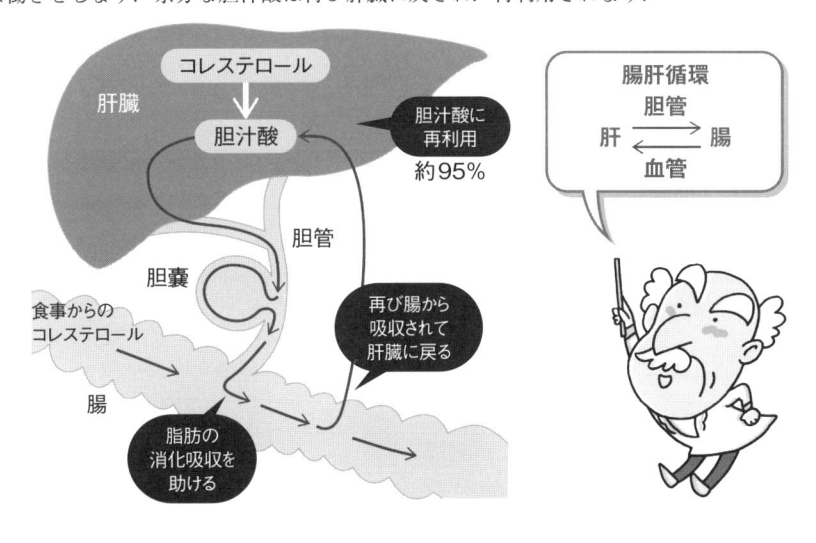

2.7 乳化

　私たちは，さまざまな食べ物を食べていますが，油（脂）が乗ったお魚や霜降りのお肉はいかにも美味しそうで食欲がそそります．

　脂（脂質）は，炭素（C）と水素（H）でできた炭化水素が多数並んだ構造が主となります．この炭化水素の鎖は無極性分子であり，水のような極性分子とは異なります．

　油脂をセッケン水に入れて振ると，溶液の中に細かな小滴ができて一見すると水と油脂が馴染んだような状態となります．これはセッケンが先ほどの胆汁酸と同じように両親媒性物質で，セッケンの疎水性部分が油脂と，親水性部分が水と馴染み，本来は犬猿の仲であるはずの水と油脂を仲介してくれるのです．このような液が生じる現象を**乳化**といい，乳化でできた液を**乳濁液**（エマルジョン），セッケンのような仲介物質を**乳化剤**と呼んでいます．この小滴を分子レベルで見ていくと，油脂が中央に位置しセッケンの疎水性部分と接し，セッケンの親水性部分は外側に向き，外の水と接しています．このような小滴構造を**ミセル**と呼んでいます（図2-30）．

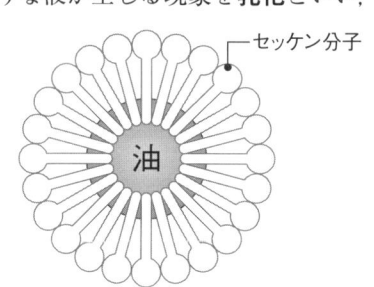

図2-30　球状ミセル

　乳化の身近な例として，牛乳があります．牛乳は脂肪分が豊富に含まれているのですが，牛乳に水を混ぜても分離しません．これは，牛乳中に含まれる乳化剤が水分と脂肪分を仲介し，乳化させるためです．

　食品やその他の身近なものには多くの乳化されたものが存在します．牛乳の他に，マヨネーズ，バター，マーガリン，アイスクリーム，化粧品の乳液などがあげられます．ちなみに，マヨネーズは，植物油（脂質）と酢（水）が卵黄中のレシチン（両親媒性物質）によって乳化されたものです（図2-31）．

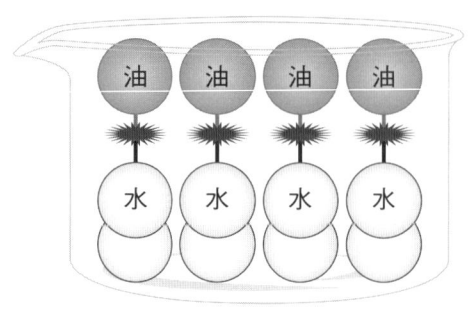

水と油は反発しあう

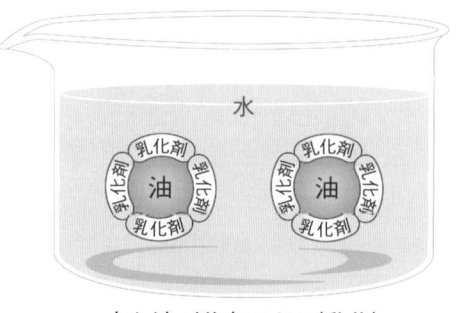

水と油が共存できる（乳化）

図2-31　乳化

★人体や疾病とのかかわり★

　私たちは日頃，食べ物から栄養素を摂取し，体の成長や発達，維持，疾病予防などさまざまな生体活動を行っています．栄養素は消化器によって細かく分解され，吸収されやすい形に変えられ，血液またはリンパに取り込まれて利用されます．

　魚や肉などに主に含まれる油（脂質）も，エネルギー源その他の用途のために消化・吸収されます．糖質やタンパク質は比較的容易に消化酵素によって分解される一方，脂質の場合，**脂質分解酵素（リパーゼ）** が働くためには，ある事前準備が要ります．消化酵素は栄養素を切断（共有結合を解離）することで大きな栄養素を細かく分解する性質を持ちますが，一般に消化酵素は，消化液の中に溶けた状態で存在するため，水と馴染みやすい性質（水溶性・親水性）を示します．

　リパーゼも「膵液」と呼ばれる消化液中に存在するため，水溶性です．つまり，栄養素の油（疎水性）と馴染めないため，近づくことが難しくなります．そこで，肝臓で産生された胆汁に含まれる胆汁酸が油を乳化（つまり水と親しみやすい性質に変化）させることでリパーゼが働ける環境を作ります．リパーゼは食べ物に含まれる脂質（ほとんどがトリグリセリドという中性脂肪）を脂肪酸とモノグリセリド（またはモノアシルグリセロールともいう）に分解します．その後，腸の中で加工され，吸収されやすい形に変えられた後，腸の上皮細胞から吸収されるのです（図2-32）．

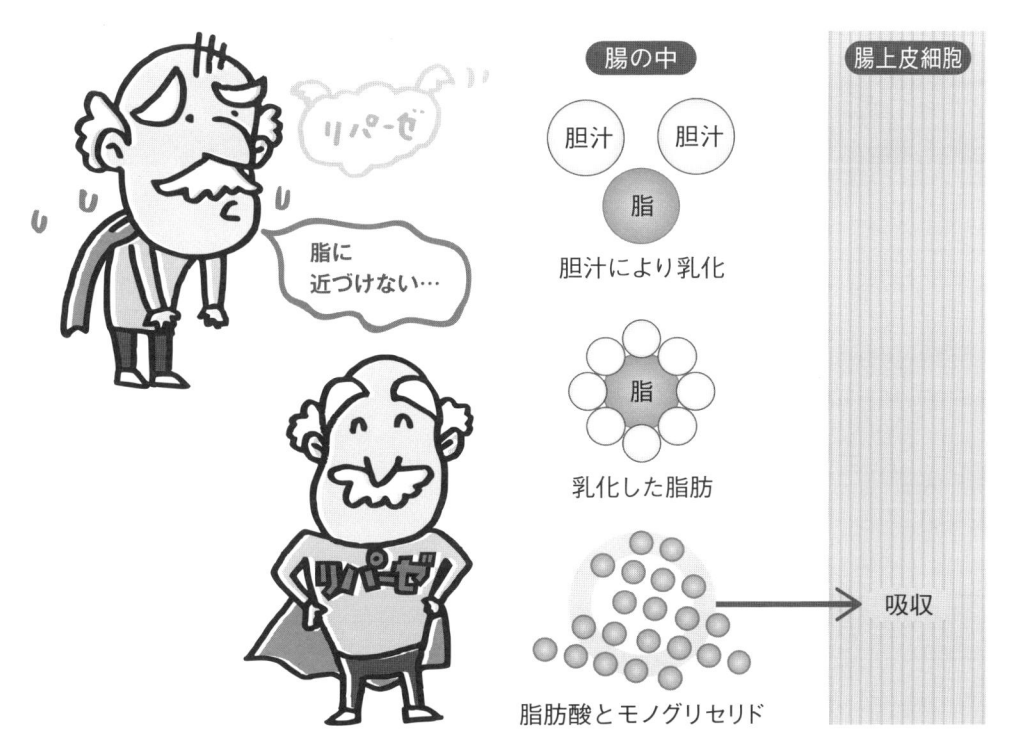

図2-32　脂肪の乳化とリパーゼの働き

POINTs

・セッケンは疎水性物質と親水性物質を馴染ませる乳化作用を持つ.

・食品の中には乳化されたものが数多く存在する.

・消化液の1種である胆汁は,脂肪を乳化させ,脂質分解酵素リパーゼの働きを助ける.

TOPIC

脂と油の違い?

　「油」のつくもの,例えば,ごま油,ダイズ油,ナタネ油,オリーブ油などさまざまな種類がありますが,これらはすべて常温で液体です.ところが,牛脂や豚脂などは,「脂」という漢字を使い常温で固形です.つまり,油と脂は常温で液体か固体かで使い分けています.

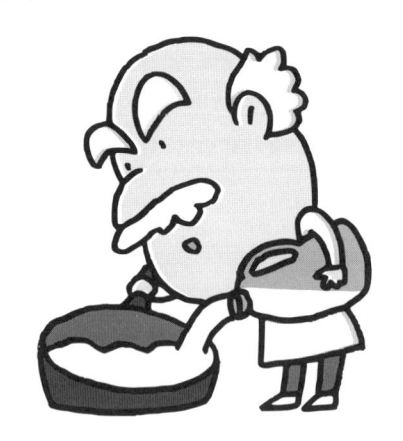
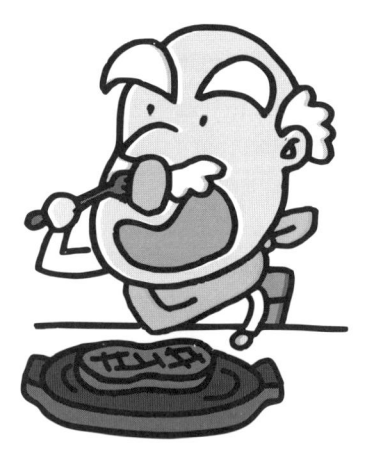

2.8 酸・塩基

1) 酸性と塩基性

コップの中の水はすべて水分子「H_2O」の形で存在するかといえば，ごくわずかですが電離しています（$H_2O \rightarrow H^+ + OH^-$，ただし，$H^+$は水分子と配位結合し$H_3O^+$（オキソニウムイオン）の形で存在）．水（純水）の場合，電離する数（濃度）は25℃で1.0×10^{-7}mol/Lであり，H^+もOH^-も1.0×10^{-7}mol/Lずつ等量存在します．このとき（H^+とOH^-が等量存在するとき）の状態を**中性**といいます．図2-33aのように，シーソーの両端にH^+とOH^-を乗せ丁度つりあった状態です．ところで，溶液中のH^+とOH^-の濃度を乗じた値は常に一定で，1.0×10^{-14} $(mol/L)^2$となります．例えば，ある溶液中のH^+の濃度が10倍増えれば（1.0×10^{-6}mol/L），その溶液中のOH^-の濃度は10倍減少（1.0×10^{-8}mol/L）します．

では，中性の水に塩酸（HCl）を加えるとします．塩酸は水中で「$HCl \rightarrow H^+ + Cl^-$」と完全に電離するため，水中の$H^+$が増加します（逆に$OH^-$は減少）．つまり，塩酸を加えた溶液は「$H^+$の濃度＞$OH^-$の濃度」となります（図2-33b）．このときの溶液を**酸性**といいます．また，塩酸のように「H^+を生成・放出」する物質を**酸**と呼びます．塩酸の他，酢酸，硝酸，硫酸，シュウ酸，リン酸などが酸の仲間です．

次に，中性の水に水酸化ナトリウム（NaOH）を加えるとします．水酸化ナトリウムは水中で「$NaOH \rightarrow Na^+ + OH^-$」と完全に電離するため，水中の$OH^-$が増加します（逆に$H^+$は減少）．また，アンモニア$NH_3$は$OH^-$を持つ分子ではないものの，水分子から$H^+$を1個受け取り，$OH^-$を生じさせます（$NH_3 + H_2O \rightarrow NH_4^+ + OH^-$）．いずれの溶液も「$H^+$の濃度＜$OH^-$の濃度」となります（図2-33c）．このときの溶液を**塩基性**といいます．また，水酸化ナトリウムのように「OH^-を生成・放出」する物質または「H^+を受け取る」物質を**塩基**と呼びます．その他，水酸化カリウム，水酸化カルシウムなどが塩基の仲間です．

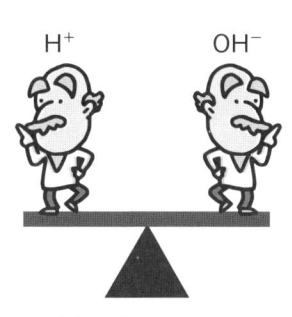
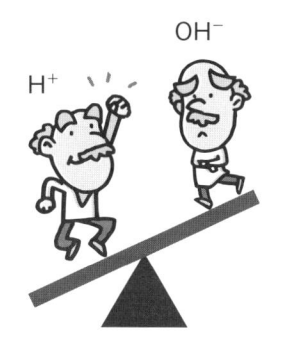
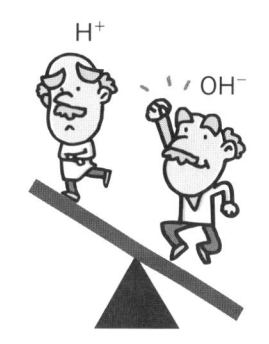

(a) 中性のバランス　　　　(b) 酸性のバランス　　　　(c) 塩基性のバランス

図2-33　酸性・塩基性とH^+，OH^-のバランス

　ところで，酸の中でも，酸の強さによって強酸と弱酸が存在します．例えば，塩酸は強酸，酢酸は弱酸です．これは，それぞれの物質から放出されるH^+の割合によって説明ができます．強酸は，水溶液中で全てが電離するのに対して，弱酸は，ごく一部だけが電離するものをいいます．

　強塩基，弱塩基の違いも基本的な考え方は酸と同じです．

2）水素イオン濃度とpH

　では酸性・塩基性の強さを客観的な尺度で表す方法，つまり，pHについて見ていきましょう．

　pHの値は，溶液中のH^+の濃度から算出します．具体的には，H^+の濃度（$[H^+]$）の逆数を常用対数表示したものがpHの値です．

$$pH = -\log_{10}[H^+] \quad または \quad \log_{10}\frac{1}{([H^+])}$$

　水（純水）の場合，$[H^+]$と$[OH^-]$の濃度が等しく1×10^{-7} mol/Lでした．このときのpHは，逆数（10^7）の常用対数（$\log_{10}10^7$）で「7」となります．つまり，水はpH7（中性）と決まります．

　仮に酸が加わることによってH^+が10倍濃い溶液（$[H^+] = 1 \times 10^{-6}$ mol/L）となった場合，pHの値は「6」となります．さらに10倍濃くなればpHが「5」，という具合に，$[H^+]$が増えれば増えるほど酸性度が高くなり，pHの値は小さくなります．逆に，H^+（酸）が減れば減るほど（OH^-は増える）塩基性度（アルカリ性度）が高くなり，pHの値は大きくなります（図2-34）．最も強い酸性溶液のpHは「0」，塩基性のそれは「14」です．

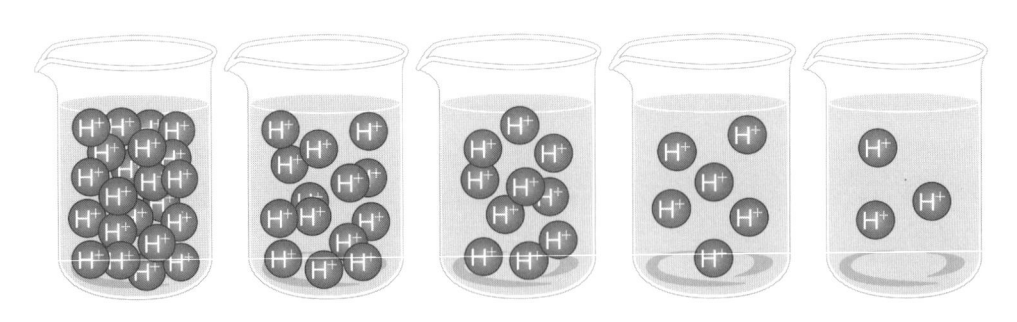

酸性							中性					塩基性（アルカリ性）		

pH

0	1	2	3	4	5	6	7	8	9	10	11	12	13	14
10^{-0}	10^{-1}	10^{-2}	10^{-3}	10^{-4}	10^{-5}	10^{-6}	10^{-7}	10^{-8}	10^{-9}	10^{-10}	10^{-11}	10^{-12}	10^{-13}	10^{-14}

$[H^+]$ (mol/L)

図2-34　酸・アルカリとpH

★人体や疾病とのかかわり★

①pHの調節

私たちの体内を循環する血しょうのpHは種々の調節系によって7.4 ± 0.05（7.35～7.45）という極めて狭い範囲に保たれています．このようにpHが調節されることを酸塩基平衡と呼んでいます．pH値7が中性ですから，血しょうのpH値は「弱アルカリ性」といえます．この狭い範囲にpHが調節されなければならない理由は，生体内の化学反応を仲介する酵素の性質，つまり，生命機能を維持するための酵素のほとんどが血しょうpH7.4で最も活性が高いためです．血しょうpHが酸性に傾いてもアルカリ性に傾いてもその活性が落ちるのです．酵素の失活（活性が落ちること）というのは生命にとっての死活問題ですから，pHは厳密にコントロールされる必要があります．

そのpH調節機構に大変重要なのが，重炭酸塩系などの**緩衝作用**や**肺・腎臓の機能**があります．緩衝作用とは，外から多少の酸の加減があっても，**pHの変化を最小限にするしくみ**のことです．

重炭酸塩系の平衡式は以下の通りです．状況によって反応が右左（⇄）に進むことで平衡を保っています．

$$CO_2 + H_2O \rightleftarrows H_2CO_3 \rightleftarrows H^+ + HCO_3^-$$

炭酸　　水素イオン　　重炭酸イオン（炭酸水素イオン）

もし外から酸（H^+）が入ってきた場合，純水ならばH^+が増加しpH値が下がってしまいますが，重炭酸塩系があると，上記の平衡式が左に（←）進み（$CO_2 + H_2O \leftarrow H_2CO_3 \leftarrow H^+ + HCO_3^-$），$H^+$の増加を防いでくれるのです．

今度は逆に，H^+が減少（OH^-が増加）した場合，純水ならば塩基性に傾くところです．しかし，H^+の減少した分だけ反応式が右に（→）進み（$CO_2 + H_2O \rightarrow H_2CO_3 \rightarrow H^+ + HCO_3^-$），不足した$H^+$を補うことができます．このような緩衝作用は体内にとっては非常に大切です．ちなみに，pHの調節によって生じた余分なCO_2は肺で，HCO_3^-は腎臓で排泄されることで全体的なバランスを整えています．

②アシドーシスとアルカローシス

血しょうpHは種々のしくみで調節されていますが，ある種の病態によってpH値が正常値から逸脱する場合があります．正常値よりも低いpHの状態（7.35未満）を**アシドーシス**，高い状態（7.45より高い）を**アルカローシス**と呼んでいます．pHが6.8以下または7.8以上になると生命維持に危険が及ぶ状態となります（**図2-35**）．pHの異常が起こる要因を**表2-7**に示します．

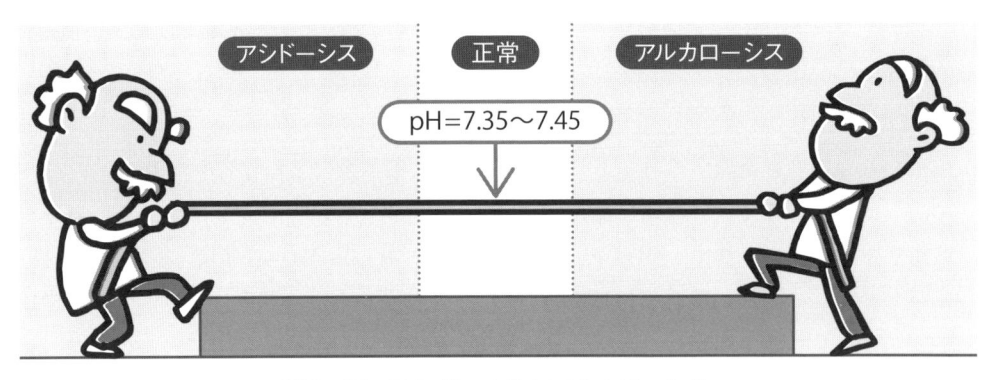

図2-35　アシドーシスとアルカローシス

表2-7　pHの異常が起こる要因

呼吸性アシドーシス
呼吸器の疾患等によりCO₂の排泄が充分できない場合，血中CO₂が増加します．すると，重炭酸塩系の平衡式は**右向き**の反応が促進されます．その結果，多くのH⁺が産出（つまり増加）されることになり，増加が度を過ぎると血しょうpHは7.35よりも低い状態（これを呼吸性アシドーシスという）となってしまいます．
呼吸性アルカローシス
過換気症候群などの過剰換気が起こると，血中CO₂が減少します．この減少分を埋め合わせるために，上の重炭酸塩系の平衡式は**左向き**の反応が促進されます．その結果，多くのH⁺が消費（つまり減少）されることになり，減少が度を過ぎると血しょうpHは7.45よりも高い状態（これを呼吸性アルカローシスという）となってしまいます．
代謝性アシドーシス
代謝性の疾患（糖尿病や腎疾患など）によって，体内に酸性物質が蓄積することがあります．これが一定以上になると血しょうpHは7.35よりも低い状態（これを代謝性アシドーシスという）となってしまします．
代謝性アルカローシス
頻回の嘔吐などで胃液（酸性物質）の喪失が起こると塩基性（アルカリ性）に傾きます．これが度を過ぎるとpHは7.45よりも高い状態（これを代謝性アルカローシスという）となってしまいます．

POINTs

- 純水（中性）中の[H⁺]と[OH⁻]は等しい．
- 溶液中の[H⁺]と[OH⁻]の積は常に一定で，1.0×10^{-14} (mol/L)² である．
- 純水に酸（H⁺を出す物質）が加わると[H⁺]が増加（[OH⁻]は低下）するため，その液体は酸性を示し，pHの値は低下する．
- ヒトの血しょうpHの正常値は7.35〜7.45である．
- ヒトの血しょうpHが7.35よりも低い状態をアシドーシス，7.45よりも高い状態をアルカローシスという．

TOPIC

胃液と蜂蜜

　お正月に食べるお餅をそのまましばらく常温で放置すると緑色の丸い斑点が現れてきます．食べ物の表面に付着していた（目では見えませんが…）菌（カビ）が増殖してコロニー（集団）を作り，肉眼で見える量まで増えたことで出現してくるのです．ということは，普段の食べ物には目で見えないほど少ないけれど，表面には菌が付着していることが分かります．しかし，私たちはそう簡単には食べ物に付着していた菌による感染症にかかりません．これはひとえに胃酸の殺菌作用のおかげです．

　つまり胃液は消化と殺菌という両方の重要な効果をもたらしてくれます．念のためですが，いくら胃液があるからといってあまり古い食べ物や疑わしいものは過信しないで食べないようにしてください．

　ところで，「生後1年に満たない赤ちゃんに蜂蜜を食べさせてはならない．」ということをご存知でしょうか．理由は，蜂蜜には**ボツリヌス菌**という菌が含まれている可能性があるからです．ボツリヌス菌は，ボツリヌス毒素を産生し，食中毒（**乳幼児ボツリヌス症**）を引き起こします．この毒素は，弛緩性麻痺という筋肉症状を出現させ，便秘，吸乳力低下，眼瞼下垂，嚥下困難などさまざまな症状がでます．では，どうして乳児にこのような蜂蜜由来の食中毒が起こるのでしょうか．それは，乳児の胃はまだ未発達で，胃液のpHは中性に近く，殺菌効果が弱いためです．消化器の発達が進むと胃内のpH値1〜2（強酸環境）となります．つまり，乳児と成長後の人の胃における殺菌能力にはかなりの差があることが分かります．残念なことに，2017年，生後6ヶ月の園児が，蜂蜜に含まれていたボツリヌス菌が原因の「乳幼児ボツリヌス症」で死亡した例が報告されました．蜂蜜に限らず，生後数か月経てば赤ちゃんは何でも口にものを入れようとするので，おもちゃや不潔なものなど注意したいものです．

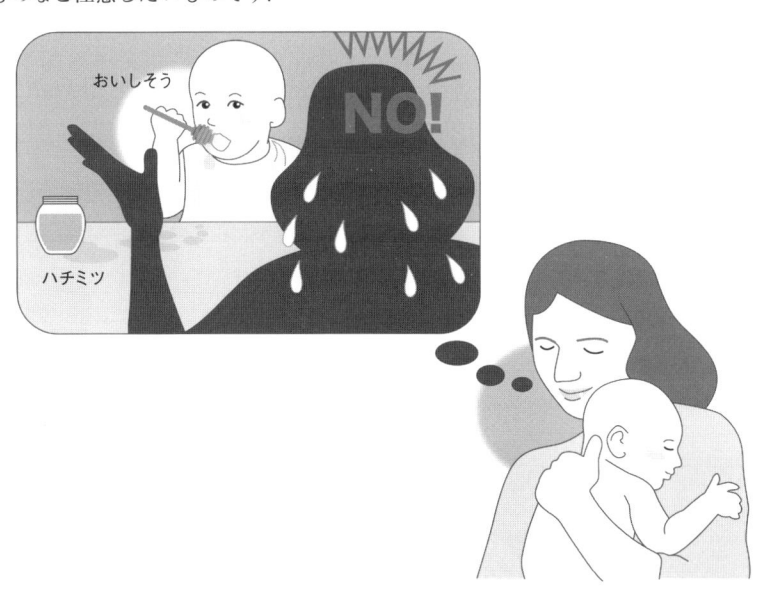

2.9　触　媒

　一般に，化学反応が起こる場合，その速度（反応速度）は単位時間当たりに衝突する粒子（分子など）が多いほど大きくなります．つまり，個体よりも液体状態，低濃度よりも高濃度の方が大きくなります．さらに，温度を上げることで個々の粒子の持つエネルギーが増えるため，飛躍的に速度が大きくなります．

　多くの化学反応では，反応が起こるためには一定のエネルギーが必要で（これを**活性化エネルギー**という），このエネルギーを得ることで，高エネルギー状態（活性化状態）となり，生成物に変わります．逆に，活性化エネルギーに満たないエネルギーしかなければ反応は進むことができません．反応前後の物質で化学エネルギーに差があれば，それは**反応熱**として熱が放出または吸収されます（図2-36）．

　次に，化学反応を起こす場所に触媒を入れるとどうなるか．**触媒**とは，「それ自身は変化しないが反応速度を大きくする物質」をいいます．反応速度を変化させる方法とは，活性化エネルギーを小さくすることです．すると，エネルギーが少ない状態でも反応を進めるまたは早めることができます．ちなみに，生成前後における各物質の化学エネルギーには差がないため，反応熱は触媒の有無によって変化しません（図2-37）．

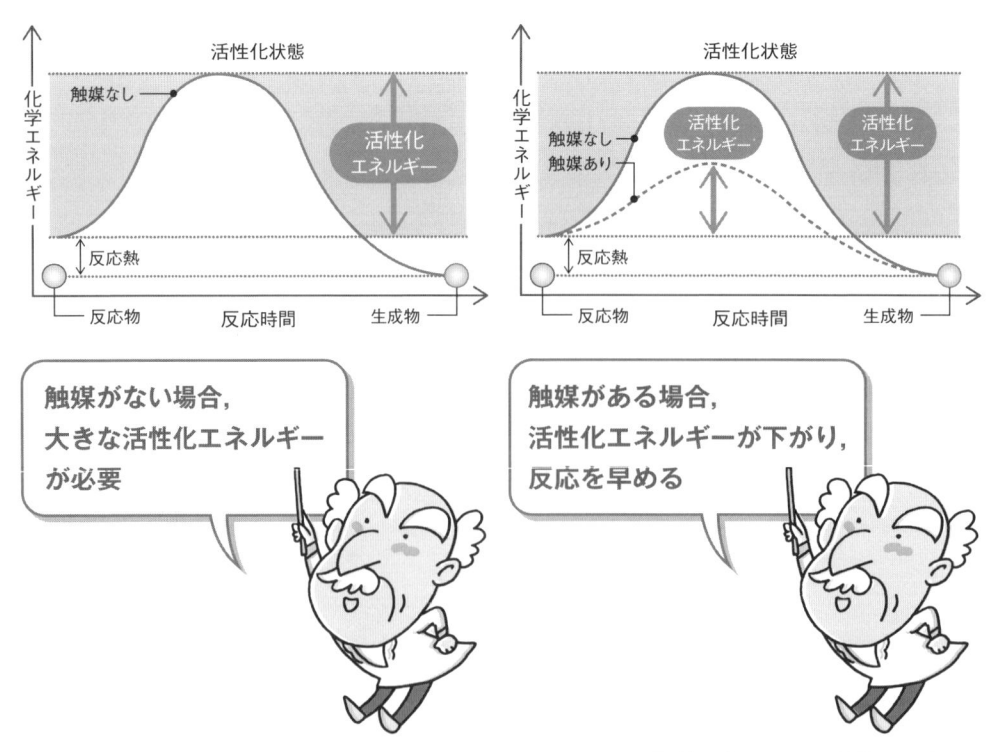

　　図2-36　化学反応と活性化エネルギー　　　　図2-37　化学反応における触媒の役割

★人体や疾病とのかかわり★

ヒトの体内には膨大な数の化学反応によって生命維持機能がなされています．しかし，実験室内における化学反応と異なり，生体内では，体積，濃度，圧力，温度など反応条件は制限されています．そこで，生体環境の中でも効率よく反応が進むための触媒機能を持つ物質として**酵素**の存在が重要となります．　酵素は主にタンパク質で構成され，化学反応の**活性化エネルギーを下げる**ことで，反応を促進させます．酵素の作用を受ける物質を**基質**，酵素の作用によって基質が変化してできる物質を**生成物**といいます．

図2-38のように，Aという物質が酵素BによってCとDに分解される化学反応があるとします．

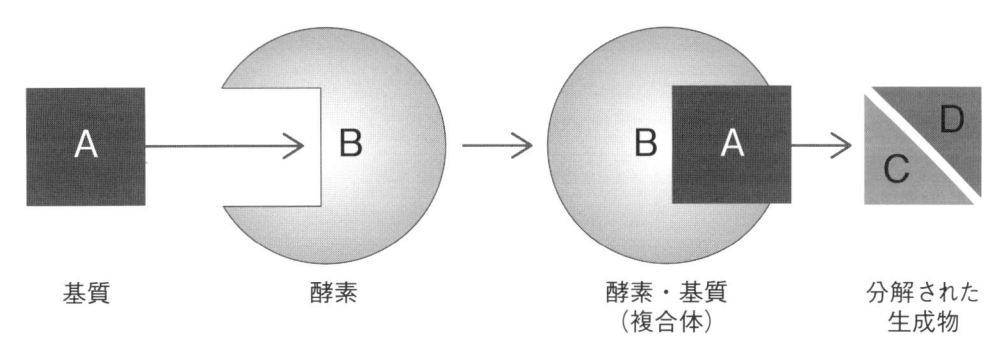

基質　　　　　酵素　　　　　酵素・基質　　　分解された
　　　　　　　　　　　　　　（複合体）　　　生成物

図2-38 酵素の働き

このとき，Aが基質，Bが酵素，CとDが生成物となります．

例えば，唾液や膵液に含まれる「α-アミラーゼ」という酵素がありますが，これはデンプンを二糖（マルトース）に分解します．このとき，デンプンが基質，二糖が生成物に該当します．

酵素は私たちの体の中の必須の物質なのですが，弱点があります．それは，温度とpHに非常に敏感であるということです．そのため，私たちの体幹温度は常に37℃前後，血しょうpHも7.4 ± 0.05（7.35～7.45）に厳密に調節されています．体温調節異常やアシドーシス・アルカローシスが生じると，全身の酵素反応の速度が低下し，体内恒常性が破綻しエネルギー生成や代謝が低下するなど重篤な結果を招き，最悪の場合は生命維持ができなくなります．

酵素にはさまざまな種類が存在します．**酸化還元酵素**（オキシドレダクターゼ），**転移酵素**（トランスフェラーゼ），**加水分解酵素**（ヒドロラーゼ），**脱離酵素**（リアーゼ），**異性化酵素**（イソメラーゼ），**結合酵素**（リガーゼ）などがあり，どれも化学反応を仲介（触媒）する反応のため，酵素を標的とした医薬品の開発なども進んでいます．

2.10　無機質（ミネラル）

元素の周期表を改めて見てみると，本当に多くの元素が存在します．最近，理化学研究所によって113番目の元素の人工合成に成功したというニュースがありました．ヒトの体は主に，炭素C，水素H，酸素O，窒素Nの4元素で構成され，全体の約96％を占めます．これら以外で生体に含まれる元素を**無機質**（ミネラル）と総称していまます．栄養学の分野では，ミネラルは五大栄養素の1つとして扱われ，中でもヒトの体内に存在する栄養素として重要なものは17種存在します．

　「日本人の食事摂取基準」（厚生労働省）によると，17種のうち5種（ナトリウム，カリウム，カルシウム，マグネシウム，リン）が**多量（主要）ミネラル**として1日の必要量が100mg以上のもの，8種（鉄，亜鉛，銅，マンガン，ヨウ素，セレン，クロム，モリブデン）が**微量ミネラル**として1日の必要量が100mg未満のものとされています．残りのミネラル（イオウ，フッ素，塩素，コバルト）については1日の必要量こそ決められていませんが生体にとって不可欠なものとなります．また，各ミネラルは，年齢や性別もしくは妊婦や授乳婦を考慮した必要量と摂取推奨量（目安量）および許容上限量が定められています．

　ここでは，無機質（ミネラル）と呼ばれるカテゴリーに属する元素について主要なものをあげ，ヒトの体内における生理機能や栄養学的知見を紹介していきます．また，「人体や疾病とのかかわり」では主にヒトにおける各ミネラルにまつわる疾患について紹介していきます．

1）多量ミネラル

①ナトリウム（Na）

　ナトリウムは原子番号11番の金属元素で，体内では，細胞外液中の主要な陽イオン（Na^+，ナトリウムイオン）となり，浸透圧維持に重要な要素です．その他，神経の電気的興奮を生じさせることや筋肉の収縮に関わっています．血中のナトリウムイオン濃度は，136〜145mmol/Lにコントロールされていますが，ナトリウムは食塩（塩化ナトリウム）の成分ですから，塩分の摂りすぎには注意したいものです．なお，カリウムはナトリウムの排泄を促してくれます．塩分の多い料理にはカリウムを多く含む食べ物と一緒に摂るのが理想です．

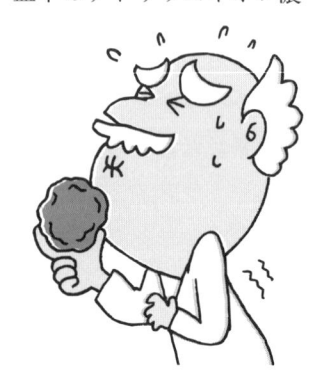

★人体や疾病とのかかわり★

　高血圧は原因不明のものがほとんどですが，塩分（NaCl，塩化ナトリウム）の慢性的な摂り過ぎが**高血圧**をまねくことが疫学調査などで実証されています．ナトリウムは水分を引き付ける性質があるため，血中ナトリウム濃度が高いと必然的に血管内の水分も多くなります．血圧が高くなる要因はさまざまなものがありますが，この血液が多くなることも高血圧の原因の1つです．高血圧は血管壁に大きな負荷をかけるばかりでなく，動脈が固くなる**動脈硬化**や，血液が詰まる**梗塞**を起こす原因になるといわれています．

②カリウム（K）

　カリウムは原子番号19番の金属元素で，体内では主に細胞内での陽イオン（K^+，カリウムイオン）として細胞の浸透圧の維持に関わっています．その他，神経の電気的興奮の発生や興奮の伝導，筋肉の収縮などに関わります．また，カリウムは，余分なナトリウムを排泄することで，血圧を正常に保つ効果もあります．カリウムはあらゆる食品に含まれているのですが，主にホウレン草，サトイモ，モロヘイヤなどの野菜，果物や納豆，昆布に多く含まれます．バナナはよく知られているカリウムの豊富な供給源です．

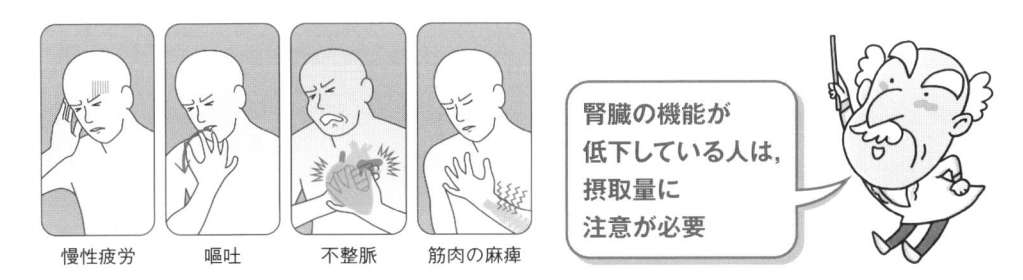

慢性疲労　　嘔吐　　不整脈　　筋肉の麻痺

腎臓の機能が低下している人は，摂取量に注意が必要

★人体や疾病とのかかわり★

　余分なカリウムは腎臓で血液から濾し出され，尿として排泄されることで正常の値を保っています．しかし，慢性腎不全などの腎臓の機能が低下した場合には，正常状態のようにカリウムの排泄ができないので，体内（血中）に溜まり高濃度になってしまう場合があります．この溜まりすぎた状態を**高カリウム血症**といい，症状として嘔吐や不整脈を引き起こすことになります．

③カルシウム（Ca）

　　カルシウムは原子番号20番の金属元素です．成人男性で約1kg，女性で約800g体内に含まれています．カルシウム全体の約99％が骨や歯に貯蔵され，残り1％は細胞内外の液体成分として存在し，筋肉の収縮や神経の興奮，血液の凝固，精神の安定化（いらいらを抑える）などさまざまな役割を担います．

　　カルシウムは，乳製品や牛乳，数種類の野菜，ミネラルウォーターなどに主に含まれ，効率よく体内に吸収されます．また，尿や胆汁（肝臓で作られる消化液），汗などに含まれ，余分なカルシウムは体外に排泄されます．カルシウムは人体にとってとても大切なミネラルの一種で，血中濃度は厳密にコントロール（8.5〜10.5mg/dL）されています．

★人体や疾病とのかかわり★

　　血中カルシウムは，不足しても多過ぎてもいけなく，体内ではいくつかの調整機構が働きます．もしカルシウムが低下した場合，副甲状腺から**パラソルモン**というホルモンが分泌されます．このホルモンは，骨（カルシウムの貯蔵）の一部を削って血液にカルシウムを送ることで不足を補います．さらに，**ビタミンD**は食べ物に含まれるカルシウムを体内に効率よく吸収することに役立ちますが，パラソルモンはこのビタミンDを活性化する役割も持ち，結果的に低下していた血中カルシウムを上げる働きがあります．一方，血中カルシウムが高い場合，甲状腺から**カルシトニン**というホルモンが分泌され，パラソルモンとは逆に血中カルシウムを骨へ運び，血中のカルシウムを下げてくれます．

　　このような調節機構を備えるカルシウムですが，加齢とともに不足しがちとなります．骨はいわばカルシウムのバンクのような場所ですから，加齢でカルシウムが不足すると預貯金（骨内のカルシウム）が下ろされてしまいます．加齢というのは一生涯続くことから，骨の中のカルシウム量が徐々に減ってしまい，骨がもろくなってしまいます．こういう状態が**骨粗しょう症**であり，高齢者の悩みの種となっているのです．

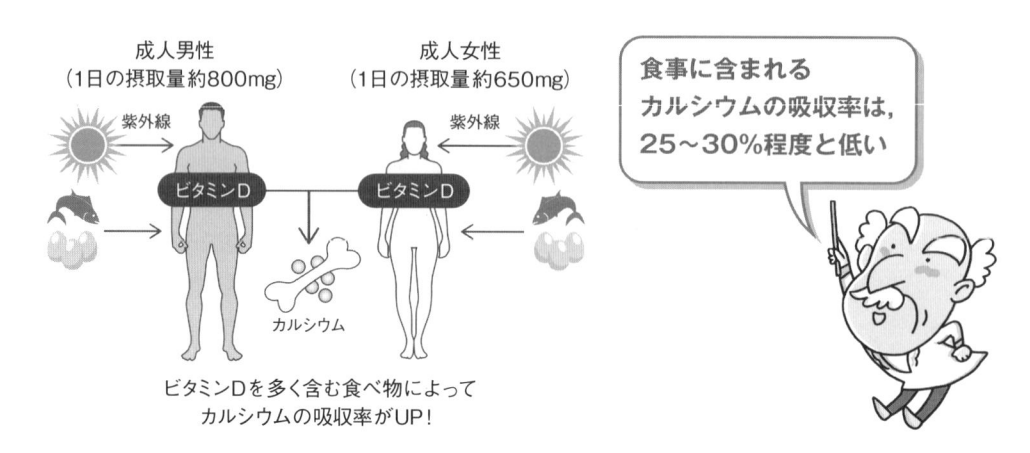

成人男性
（1日の摂取量約800mg）

成人女性
（1日の摂取量約650mg）

紫外線　ビタミンD　カルシウム

ビタミンDを多く含む食べ物によって
カルシウムの吸収率がUP！

食事に含まれる
カルシウムの吸収率は，
25〜30％程度と低い

④マグネシウム（Mg）

　マグネシウムは原子番号12番の金属元素で，体内では約60％が骨内にあり，残りは主に細胞内にイオンの形（Mg^{2+}）で存在します．マグネシウムの重要な役割は，体内に存在する約300の酵素の働きを助ける（補因子といいます）ことで，ほぼすべての代謝過程に関与しています．また，カルシウムとの関係が強いミネラルとしても知られています．摂りすぎたカルシウムは血管や腎臓に沈着し，硬化を起こしますが，マグネシウムはそれを防いでくれます．食物では，藻類，貝類や干物，ナッツ類，玄米，麦芽などに多く含まれています．

★人体や疾病とのかかわり★

　マグネシウムはカルシウムと拮抗するという役割から，不足すると次のような症状が生じます．a）血中のカルシウムが血管壁に沈着しやすくなって，動脈硬化の進行を助長する．b）カルシウムは筋肉や神経の活動に必要なため，神経筋障害やテタニー（四肢の痺れや痙攣）などを生じることが報告されています．一方，過剰症はそれほど心配いらないようです．

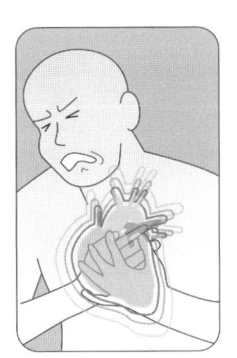 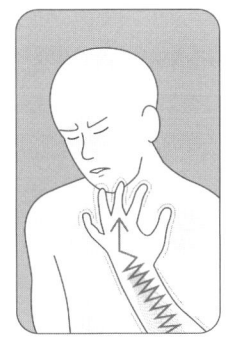 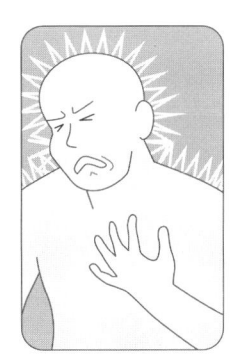

動脈硬化　　　　　　　　筋肉の震え　　　　　　　けいれん

⑤リン（P）

　リンは原子番号15番の非金属元素で，体内に約700g含まれています．リンは，ほとんど（約85％）が**リン酸カルシウム**として骨や歯の材料となっています．その他，細胞膜の成分（リン脂質という），核酸（DNAなど）の構成要素，高エネルギーリン酸化合物（ATP）にも含まれています．リンはほとんどの食品に含まれ，欠乏症はごくまれです．また，リンはカルシウムと比べ血中濃度の厳密性が緩いのが特徴です．カルシウムとリンの摂取バランスは1：1が理想といわれています．牛乳やヨーグルトなどの乳製品は概ねこのバランスで含まれていますので理想的な食品といえます．

★人体や疾病とのかかわり★

　過剰にリンを摂取するとカルシウムの吸収や排泄に悪い影響を与えたり，リンの上昇と相まってカルシウムも骨の溶解によって血中に放出され，血管の壁にカルシウムが沈着し**血管石灰化**を起こすこともあります．さらに，腎臓の機能が低下してくるとリンの排泄能が低下し，血中のリンの濃度が高くなってしまいます．

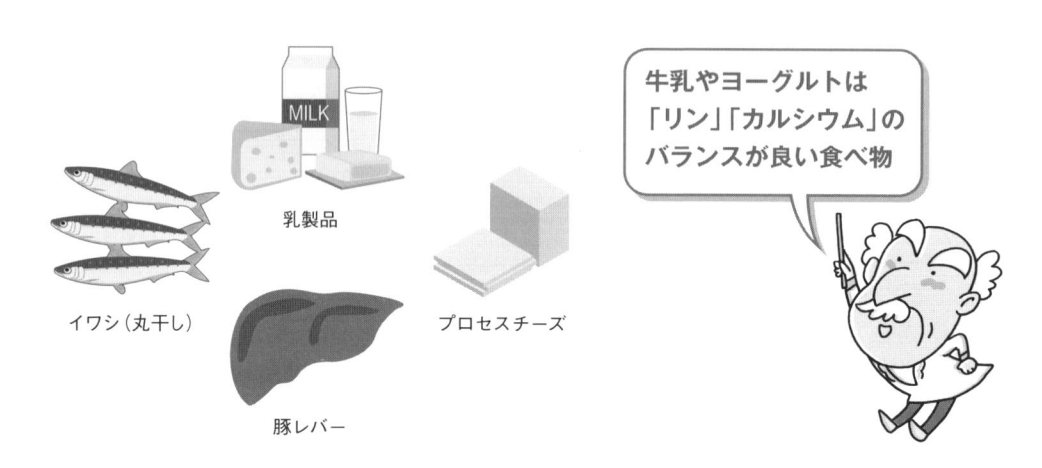

牛乳やヨーグルトは「リン」「カルシウム」のバランスが良い食べ物

乳製品

イワシ（丸干し）

プロセスチーズ

豚レバー

2）微量ミネラル

①鉄（Fe）

　鉄は元素番号26番の金属元素で，体内に数グラム（2.5〜4g）存在し，ほぼすべての生物にとって必須のミネラルです．鉄はとくにレバーに多く含まれ，その他，貝類や小松菜や大根菜などの野菜類に含まれます．鉄の体内への吸収は効率があまりよくないのが難点ですが，吸収をよくするビタミンCと組み合わせることで，効率を上げることができます．逆に，コーヒーや紅茶，ブドウに含まれる苦味成分（タンニン）は，鉄の吸収を妨げますので，一緒に摂るのは避けたいです．

　ところで鉄は体内で，赤血球中のヘモグロビンに含まれ，この鉄が酸素と結びつくことで酸素の運搬に寄与します．全身の細胞は酸素を使って（消費して）細胞内活動を行っていますので，酸素がないと生きていけません．ヘモグロビンに結合している酸素は，ヘモグロビンから解離して，細胞の中へと拡散で入っていきます．このように，血中の酸素を効率よく細胞へと供給することに役立ちます．その他，肝臓や脾臓，骨髄，筋肉などに蓄えられ，いわゆる貯蔵鉄として存在しています．

★人体や疾病とのかかわり★

　血中の鉄濃度の正常値は男性で64〜187μg/dL，女性で40〜162μg/dLですが，鉄は食事からの吸収効率がよくないため，鉄不足が起こることがあります．そうすると，赤血球中のヘモグロビンの構成要素である鉄が足りないことから，血中ヘモグロビンや赤血球の数が減ってしまいます．この状態を**貧血**といいますが（血が少ないという意味ではありません！），貧血の中でも鉄不足が原因で起こる病態を**鉄欠乏性貧血**といいます．特に女性は月経や妊娠，授乳などで不足しがちとなりますから，意識して摂りたい栄養素です．

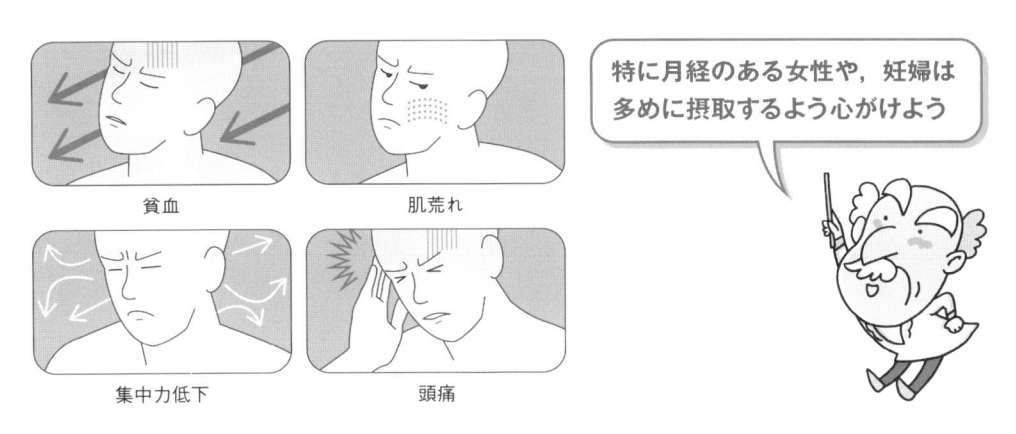

貧血　　肌荒れ　　集中力低下　　頭痛

特に月経のある女性や，妊婦は多めに摂取するよう心がけよう

②亜鉛（Zn）

　亜鉛は原子番号30番の金属元素で，体内では1.5〜2.5g含まれ，骨や皮膚，毛髪に多く蓄えられています（全体の約70%）．その他，肝臓，腎臓，膵臓，筋，血液に分布しています．亜鉛は，体の中で多くの酵素の構成成分となったり，細胞の新陳代謝，傷の修復，インスリン分泌に関与することなど，さまざまな機能を持っています．また，舌の上にある味蕾という味を感じるための感覚器がありますが，亜鉛はこの味蕾の新陳代謝にも関わります．食べ物では，貝類，特に牡蠣（カキ）に多く含まれています．

★人体や疾病とのかかわり★

　上記のように，亜鉛は，さまざまな機能を持ちます．不足した場合，**味覚や嗅覚の異常**を引き起こすことが知られています．成長期の子どもが不足すると成長障害を引き起こすことも知られていますし，成長後に不足すると，脱毛，皮膚の変性，精神障害，外敵などに感染しやすいなど種々の症状が現れます．

③銅（Cu）

　銅は原子番号29番の金属元素で，体内に約100mg含まれています．主に，骨，筋に含まれ，その他肝臓や脳にも含まれます．臓器以外では，細胞と細胞の間をつなぐ結合組織に含まれ，骨や皮膚を丈夫にする働きがあります．さらに近年では，抗酸化作用を示すことで注目されています．銅は多くの食品の中に含まれていますが，特にレバーや甲殻類などに多く含まれています．

★人体や疾病とのかかわり★

　銅は不足すると，白血球や赤血球の減少，皮膚変性，中枢神経障害が発生し，小児では骨への影響があり成長障害が現れることがあります．一方，通常の食事で銅を摂りすぎて中毒を起こすということはほとんど心配ないようです．

④マンガン（Mn）

　マンガンは原子番号25番の金属元素で，体内では10～20mg存在しています．骨の形成や生殖の維持に必要とされ，主な働きは，マンガンスーパーオキシドジスムターゼ，ピルビン酸カルボキシラーゼ，アルギナーゼなどの酵素の活性に関与しています．マンガンは穀類や豆類，野菜や果物に多く含まれています．

★人体や疾病とのかかわり★

　マンガンは通常の食事で欠乏することは稀ですが，欠乏した場合の症状としては，発育不全，体重減少，易疲労感，皮膚炎，吐き気と嘔吐，毛髪異常などがあり，また動物実験において不妊との関係も示唆されています．過剰症も通常の食事ではまず起こり得ないですが，鉱山採掘労働者などが空気を通じて摂取した場合，肝臓や中枢神経に蓄積されて肝機能不全やパーキンソン病に類似したひきつけ症状が現れることが報告されています．

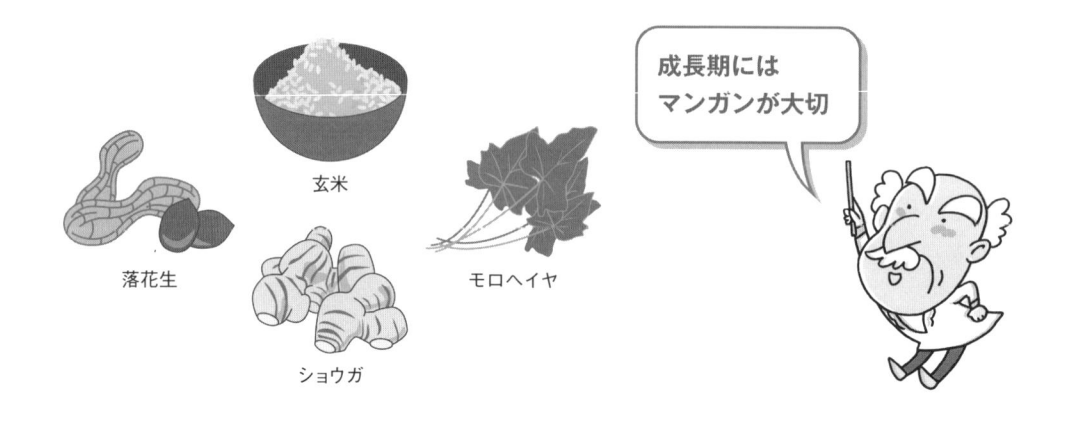

落花生　玄米　ショウガ　モロヘイヤ

成長期には
マンガンが大切

⑤ヨウ素（I）

ヨウ素は原子番号53番の非金属元素で，体内に $10 \sim 20$ mg含まれ，主に甲状腺ホルモンの成分となります．甲状腺ホルモンは，血糖値を上げ，酸素の消費量を増大し，体の基礎代謝を上げます．ヨウ素は海藻類や魚介類に豊富に含まれています．

★人体や疾病とのかかわり★

ヨウ素は甲状腺ホルモンの成分となるため，不足するとさまざまな症状が出現します．中でも，胎児や新生児にとってのヨウ素の欠乏は成長遅延や中枢神経系の障害，そしてこれが進行すると**クレチン症**と呼ばれる疾患の原因となるため，妊婦および褥婦の方には気を付けたい栄養素です．また，甲状腺ホルモンが減少することによって「甲状腺ホルモンを出せ！」と命令する下垂体前葉ホルモン（甲状腺刺激ホルモン）の持続分泌によって甲状腺が慢性的に刺激され続けることで，甲状腺が腫れる，つまり甲状腺腫が生じることがあります．逆に，ヨウ素を多く摂りすぎても問題が生じます．甲状腺ホルモンに必要な栄養素ではあるのですが，多くありすぎると逆に甲状腺ホルモンの活性化が低下し，機能低下を起こすことがあります．そして，欠乏のときと同様に，甲状腺腫が見られることがあります．

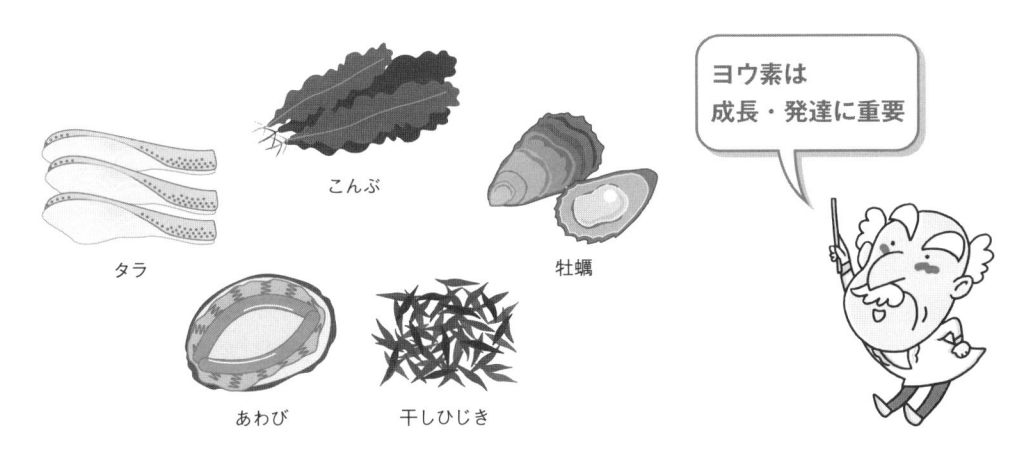

タラ

こんぶ

牡蠣

あわび

干しひじき

ヨウ素は
成長・発達に重要

⑥セレン（Se）

セレンは原子番号34番の非金属元素で，体内には $13 \sim 20$ mg含まれています．その大半が筋組織，睾丸，脳，肝臓，腎臓，脾臓，歯，爪，心臓などに含まれています．セレンはタンパク質と結合し，セレノタンパク質となり主に酵素の役割を果たします．中でも，細胞に有害な活性酸素種を毒性の低いものに変えるグルタチオンペルオキシダーゼの成分として，酸化ストレスの軽減に寄与します．つまり，抗酸化作用として，ビタミンCやEとともに重要です．肉や魚介，ねぎ，卵，海藻類に多く含まれています．

★人体や疾病とのかかわり★

　セレンの欠乏では，克山病(こくざんびょう)が有名です．これは，膨張性の心筋症などの心臓病です．また，前立腺がんの発症リスクが上がることも報告があります．逆に，多く摂りすぎると，嘔吐・悪心・頭痛などの中毒症状や爪の変形などを生じることがあります．サプリメントの摂りすぎに注意です．

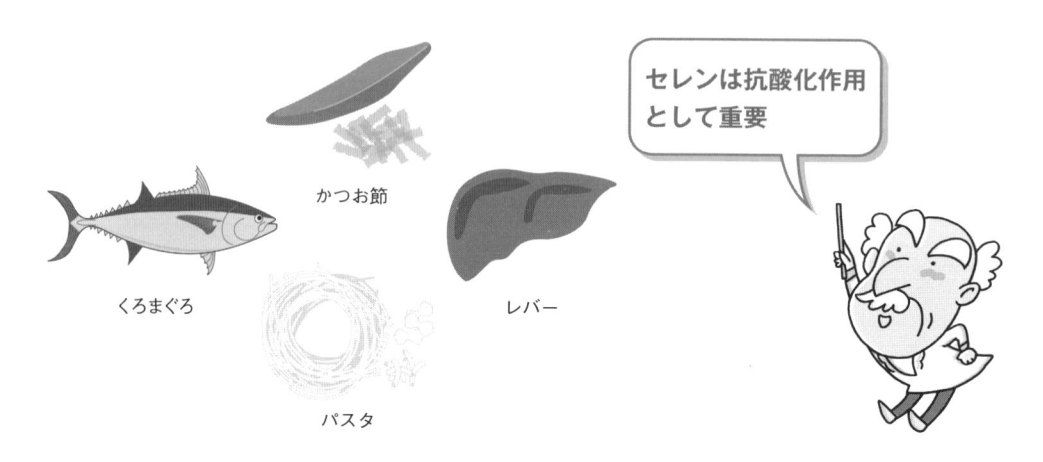

かつお節

くろまぐろ

レバー

パスタ

セレンは抗酸化作用として重要

⑦クロム（Cr）

　クロムは原子番号24番の金属元素で，体内では3価のクロム（Cr^{3+}）として主に有機分子に結合して存在しています．糖質や脂質代謝に関わり，インスリンの働きを助けるためグルコースの耐性因子として働きます．糖尿病や高脂血症の予防因子としても注目されています．クロムは，レバーが優れた供給源となり，肉や魚，穀物，海藻，野菜などさまざまな食品に含まれています．

★人体や疾病とのかかわり★

　クロムの必要量が微量であることと，多くの食品中に含まれているため，不足することはほとんどありません．今のところ欠乏症状についての科学的知見は未解決ですが，非経口栄養法でのクロム摂取不足に関する報告事例がいくつかあり，糖尿病様症状（高血糖，体重減少，末梢神経障害）を引き起こすことが分かっています．過剰症については3価のクロムではなく6価のクロム（Cr^{6+}）で，呼吸器や消化器症状を引き起こすことが報告されていますが，食事中のクロムはほとんど3価であるため，過剰症に対しては心配ないといっていいでしょう．

⑧モリブデン（Mo）

　モリブデンは原子番号42番の金属元素で，体内に含まれる量は8〜10mg程度で主に肝臓，腎臓や骨に存在します．プリン体代謝産物を尿酸に変換する酵素（キサンチンオキシダーゼ）の補酵素，または含硫アミノ酸（システイン，メチオニン）を分解する酵素（亜硫酸オキシダーゼ）の補酵素としての働きを持ちます．モリブデンは，豆類，穀類，もつ肉，乳製品，緑色野菜などさまざまな食品に含まれています．

★人体や疾病とのかかわり★

　多くの食品中に存在するため，不足することはほとんどありませんが，長期非経口高カロリー輸液を受けている患者で，初めて欠乏症状が報告された例があります．その患者は，精神障害やプリン体代謝異常が見られ，代謝産物の蓄積による昏睡状態に陥ったとのことです．

　一方，食品中に含まれるモリブデンはごく微量であるため過剰症が出ることはほとんどありません．

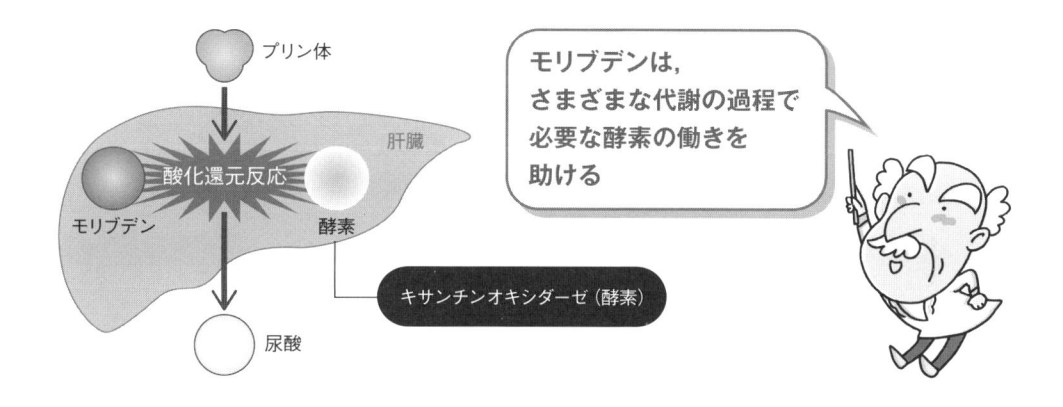

3）その他の重要なミネラル

①硫黄（S）

　硫黄は原子番号16番の非金属元素で，体内では主に含硫アミノ酸（メチオニン，システイン），ビタミンB_1，ビオチン（ビタミンの仲間）やグリコサミノグリカンといった硫酸を含んだ多糖類に含まれています．コンドロイチン硫酸やヒアルロン酸など，テレビなどでよく耳にしますが，これはグリコサミノグリカンの仲間です．グリコサミノグリカンはタンパク質と結合し，プロテオグリカンと呼ばれる糖タンパク質を形成し，細胞膜上または細胞外マトリクスと呼ばれる領域に存在しています．硫黄を多く含む食べ物としては，乳製品，肉類，ニンニク，ねぎ，玉ねぎ，卵などです．

★人体や疾病とのかかわり★

　硫黄は通常の食事で不足することはほとんどありませんが，仮に不足すると，皮膚炎，髪が抜けやすくなる，肌にシミができやすくなるなどの症状が現れます．

②フッ素（F）

　フッ素は原子番号9番の非金属元素で，体内には2〜5g含まれ，そのうちのほとんどが骨や歯に含まれています．骨の安定化，歯のエナメル質の強化や虫歯の原因菌への抑制に寄与しています．自然界では水や土壌に含まれ，食品中では煮干しや芝エビなどの甲殻類に多く含まれています．

★人体や疾病とのかかわり★

　妊娠中と生後1年目にフッ化物が不足すると成長に遅れが出ることが確認されています．つまり，妊娠中，授乳期，生後1年目の補給は重要となります．逆に，過剰摂取による副作用を**フッ素症**といって，歯（骨は稀）に褐色や白色の沈着物（斑点）が生じます．小さな子どもさんがフッ化物配合の歯磨き粉を使う場合，その誤飲には気を付けたいものです．

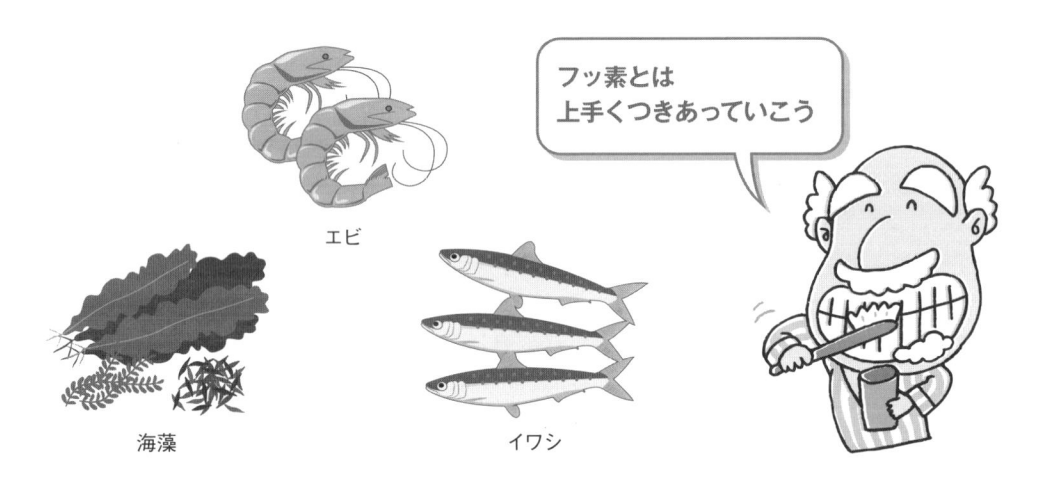

フッ素とは
上手くつきあっていこう

エビ

海藻　　　　　イワシ

③塩素（Cl）

　塩素は原子番号17番の非金属元素で，主に細胞の外に存在する液体（細胞外液）の陰イオンとして存在しています．「Cl^-」と表記し，「塩素イオン」または「クロール」などと呼びます．胃の中にはとても酸の強い液体（胃酸）が分泌されますが，これは塩酸（HCl）です．塩酸は，食べ物の殺菌効果やタンパク質消化に関わる酵素の活性化などを行います．また，体の酸と塩基のバランスつまりpHの調整や水分の出入りに関わる浸透圧の維持にも重要な働きをしています．

★人体や疾病とのかかわり★

　食品とくに加工食品には多くの食塩（NaCl）が含まれているため，クロールの不足は
まれですが，嘔吐が頻回に起こることでクロールが不足することがあります．また，胃液
に含まれる酸が不足することで体がアルカリに傾く状態（代謝性アルカローシス）を引き
超す場合があります．

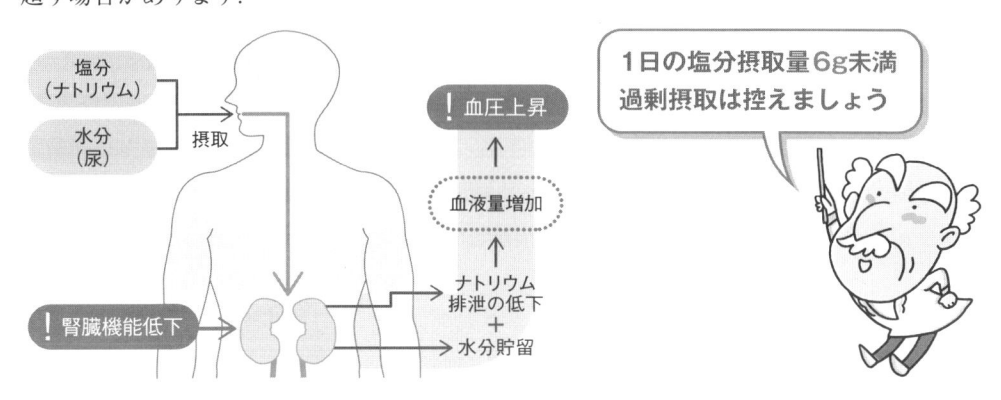

④コバルト（Co）

　コバルトは原子番号27番の金属元素で，コバラミン（ビタミンB_{12}）の構成要素とし
て重要です．コバラミンは血球を作る際に必須の栄養素ですので，これの不足は造血が
うまくいかなくなります．コバルトは乳製品やレバー，アサリ，カキ，シジミ，納豆な
どに多く含まれています．

★人体や疾病とのかかわり★

　コバルトはコバラミンの構成要素であるため，コバルトの不足は造血能の低下を招き，
貧血が起こりやすくなります．逆に，通常食ではコバルトの過剰摂取はほとんど心配ない
ようです．

POINTs

・無機質（ミネラル）は5大栄養素の1つである．
・ミネラルには，多量ミネラル，微量ミネラルおよびその他17種類が体内で重要となる．
・ミネラルは体の構成成分としての役割，また，体内で行われる代謝の調節を行う．
・偏った食事によってミネラル不足または過剰摂取となり，疾患（低下症や過剰症）を
　まねくことがある．
・ある種の基礎疾患によっては食品中に含まれるミネラルの摂取に注意を要する場合が
　ある．

2.11　有機化合物

　従来，生物を構成する物質のことを**有機物**と呼んできましたが，現在では，生物の構成要素に限らず炭素を含む化合物を**有機化合物**と呼び，それ以外の化合物を**無機化合物**と呼んでいます．

　有機化合物の中で，炭素Cと水素Hでできた化合物を**炭化水素**といい，分子中の炭素原子どうしの結合がすべて単結合（一重結合）のものを**飽和炭化水素**，二重結合または三重結合が1つ以上含んでいるものを**不飽和炭化水素**といいます．

　炭素原子は，原子価（結合を表す棒線の本数）が4と多いため，炭素原子どうしが安定な共有結合によって，鎖状や環状構造をとることができます．炭化水素が鎖状構造のものを鎖式炭化水素または脂肪族炭化水素といい，環状構造のものを環式炭化水素といいます．また，環式炭化水素のうち，ベンゼン環などの**芳香環**を持つ環式不飽和炭化水素を**芳香族炭化水素**といい，芳香族炭化水素を除く環式炭化水素を（脂肪族炭化水素と性質が似ることから）**脂環式炭化水素**といいます（図2-39）．

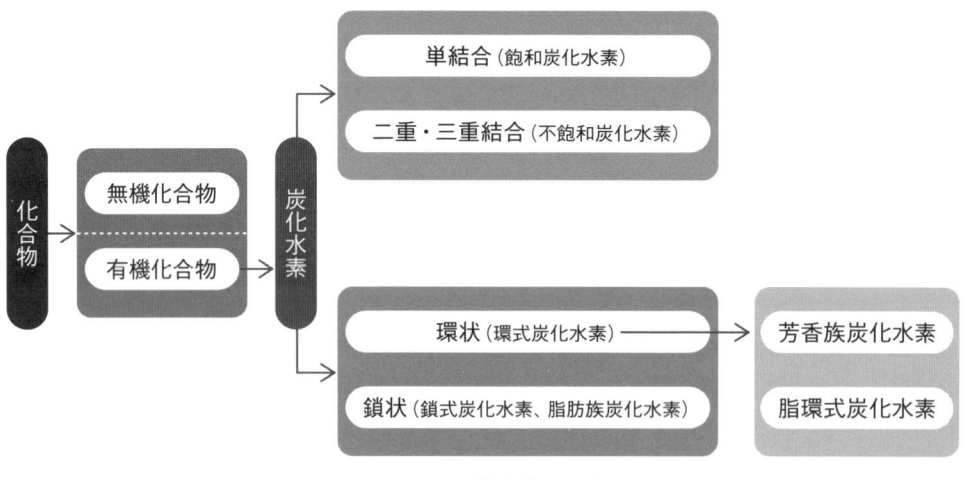

図2-39　化合物の分類

★人体や疾病とのかかわり★

　人体の中には炭化水素を含むさまざまな種類の化合物が存在します．中でも生体に含まれる脂質は長い炭化水素鎖を持つ疎水性物質です．

　食事で摂取される脂質の約95%に含まれるトリグリセリド（中性脂肪またはトリアシルグリセロール（TG））は，グリセリン（グリセロール）の水酸基（–OH）にそれぞれ脂肪酸が結合した構造をしています（図2-40）．

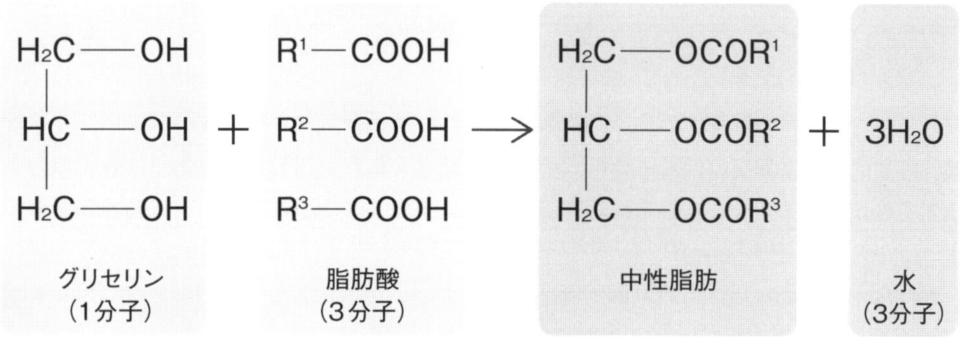

$$H_2C-OH \qquad R^1-COOH \qquad H_2C-OCOR^1$$
$$HC-OH \quad + \quad R^2-COOH \quad \rightarrow \quad HC-OCOR^2 \quad + \quad 3H_2O$$
$$H_2C-OH \qquad R^3-COOH \qquad H_2C-OCOR^3$$

グリセリン　　　　　脂肪酸　　　　　　中性脂肪　　　　　水
（1分子）　　　　　（3分子）　　　　　　　　　　　　　　（3分子）

図2-40　中性脂肪の構造

　グリセロールに結合する脂肪酸の数によってトリアシルグリセロール（脂肪酸3個），ジアシルグリセロール（脂肪酸2個），モノアシルグリセロール（モノグリセリド）（脂肪酸1個）があり，これらを中性脂肪と総称し，主に脂肪細胞の中で貯蔵されています．中性脂肪は必要に応じて分解され，脂肪酸（エネルギー源）の形で末梢組織へ供給されます．

　脂肪酸は，炭化水素基とカルボキシ基（-COOH）を持つ化合物で，脂肪酸の1種ステアリン酸は炭素数18個の飽和脂肪酸です（図2-41）．

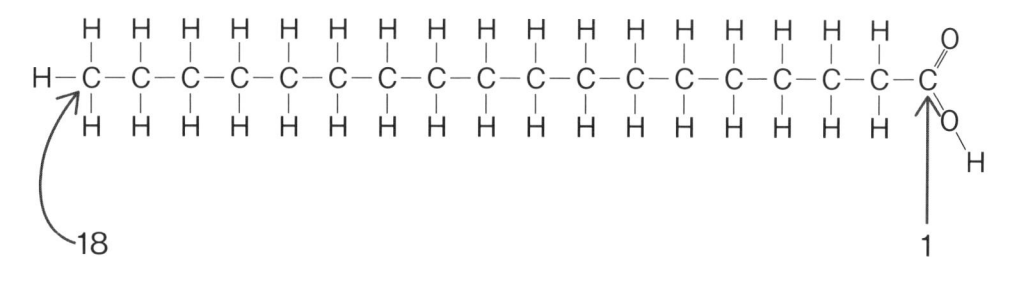

図2-41　飽和脂肪酸の例（ステアリン酸）

　脂肪酸は炭素の数によって，**長鎖脂肪酸**（炭素数14以上），**中鎖脂肪酸**（炭素数8～12），**短鎖脂肪酸**（炭素数2～6）があり，生体内では長鎖脂肪酸が多く含まれます．炭化水素基の中に二重結合のないものを**飽和脂肪酸**，あるものを**不飽和脂肪酸**といいます．固形の脂は飽和脂肪酸の含有量が高く，液体の油は不飽和脂肪酸の含有量が高くなっています．

　脂質には他にも，コレステロールまたはその化合物，リン脂質，糖脂質などさまざまな種類があり，さらに，カイロミクロン，VLDL，IDL，LDLやHDLといった複合体を形成しながら循環するものも存在します．

2.12　異性体

　数多くの化合物が存在する中で，少しおもしろい関係を示す化合物があります．分子式で表すと同一になるものの，立体構造その他が異なることで物理的・化学的性質に違いを示すものがあります．これら2種類およびそれ以上の化合物どうしを互いに**異性体**と呼びます．

　異性体には，構造式が異なる**構造異性体**，原子のつながり方は同じだけど分子の立体構造が異なる**立体異性体**（**幾何異性体，光学異性体**）が存在します．異性体の存在意義は，少ない種類の元素からきわめて多様な化合物を生みだすための手段と考えられています．

　構造異性体は，ブタンと2-メチルプロパンの関係が例となります．分子式は両者C_4H_{10}となるものの，構造式はブタンが $H_3C-CH_2-CH_2-CH_3$ であるのに対し，2-メチルプロパンは$H_3C-CH（CH_3）-CH_3$となり構造に違いがあるのが分かります．

　次に，立体異性体の中の幾何異性体について，「2-ブテン」という物質を例に紹介します（図2-42）．よく見ると，構造中の二重結合でつながる炭素Cに結合する2つの「$-CH_3$（または$-H$）」の位置が異なり，幾何異性体の関係にあります．ここで，「$-CH_3$（または$-H$）」が同じ側にある方を**シス型**（図2-42左），反対側にある方を**トランス型**（図2-42右）と呼んでいます．

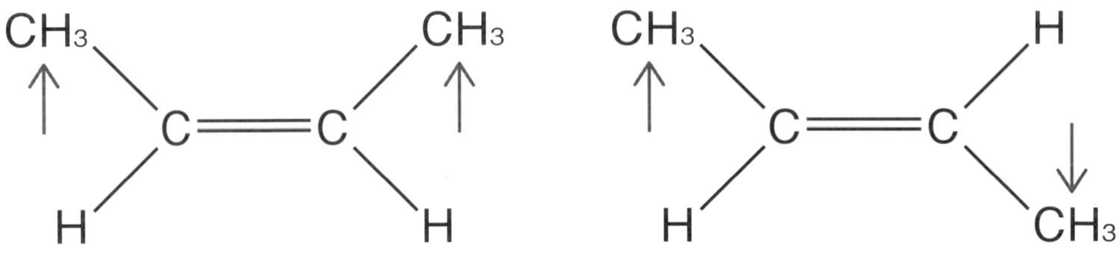

シス型（-CH₃が同じ側）　　　　　トランス型（-CH₃が反対側）

図2-42　幾何異性体

★人体や疾病とのかかわり★

　ヒトの体を構成する物質が多くの生理機能を営む際に，少ない原子を材料にして多様な働きを生み出す異性体という存在はとても重要となります．以下にヒトに含まれる構成成分の中で栄養学や生化学の中でよく出てくる異性体を紹介していきます．

①構造異性体

　図2-43は左側がD-グリセルアルデヒド，右側がジヒドロキシアセトンと呼ばれる分子式がともに$C_3H_6O_3$の物質です．これらは炭素数が3の糖質（三炭糖）という意味

では共通していますが，分子構造が異なるため性質も異なります．最も大きな違いは両者の持つ官能基です（2-13章参照）．前者が構造中にアルデヒド基（−CHO）を持つ糖（アルドースという）に対し，後者が構造中にケトン基（−CO）を持つ糖（ケトースという）であり，同じ糖質どうしでも区別（分類される）されています．

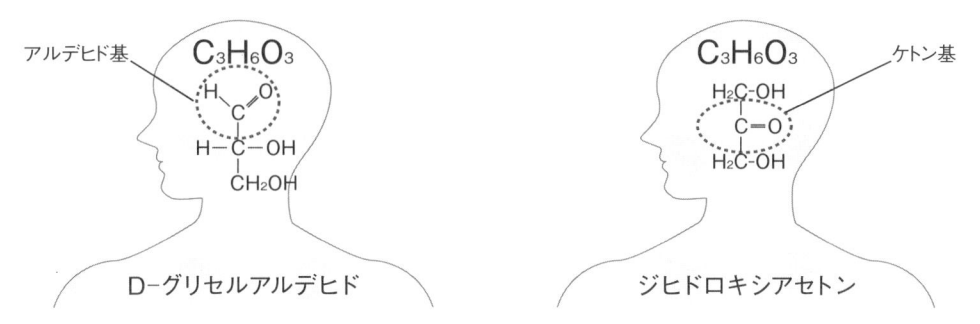

図2-43　構造異性体

②光学異性体

図2-44は左右ともにグリセルアルデヒドの化学構造式です．どちらも分子式が同じ（$C_3H_6O_3$）でよく似た構造をしていますがよく見ると異なります．真ん中に鏡がありますが，一方の側を鏡にかざすと，鏡に映し出された鏡像が実はもう一方の側と同じになります．ちょうど左手と右手のような関係です．両者は中心の炭素Cの4つの手に同じ原子団が結合していてとても構造が似ているものの，実際に模型を作って重ねようと思ってもできません．このような立体構造の違いによる異性体を**光学異性体**（または鏡像異性体）といいます．

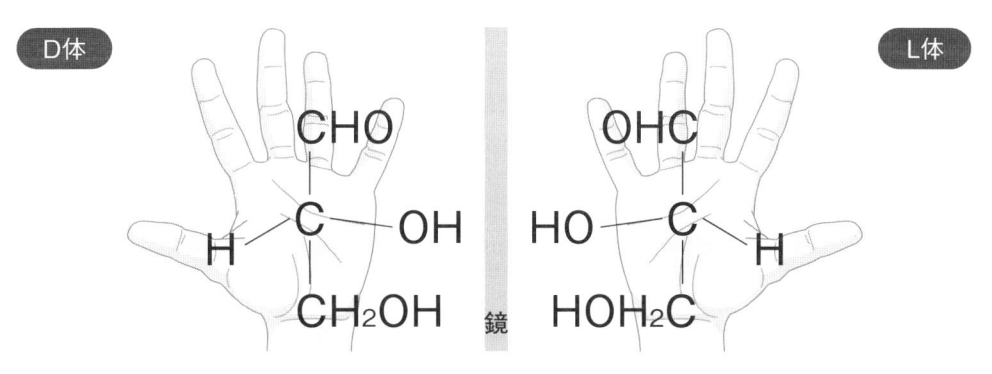

図2-44　光学異性体

また別の例を紹介しましょう．図2-45はアミノ酸の一般構造を示したものです．アミノ酸は，タンパク質の構成単位であり，体内では合成できない必須アミノ酸（つまり食事から摂取する必要がある）と合成できる非必須アミノ酸があり，約20種類存在します（図中の「R」の部分が変わることでアミノ酸の種類が変わります）．そして，このアミノ酸もまた光学異性体が存在します（図2-46）．

　ところで，グリセルアルデヒドとアミノ酸の図の中に「D体」と「L体」という表記がありますが，D体の「D」とはラテン語で「右」を，L体の「L」とは「左」を意味し，互いを区別しています．ヒトの体内に含まれるグリセルアルデヒドはD体であり，肝臓でフルクトースという糖質が代謝された際に生成されます．一方アミノ酸はL体が主となっています．つまり，生体内にどちらの光学異性体が存在するのかは区別されています．

　また，図中の各構造の中心に存在する炭素Cは4つの異なる原子団が結合しています．このような炭素原子を**不斉炭素原子**といい，不斉炭素原子の存在はつまり，その分子の光学異性体の存在を意味します．

　これらの異性体の存在もまた少ない原子成分でできるだけ多様な機能を発揮させる物質を生成するための大切な機構といえます．

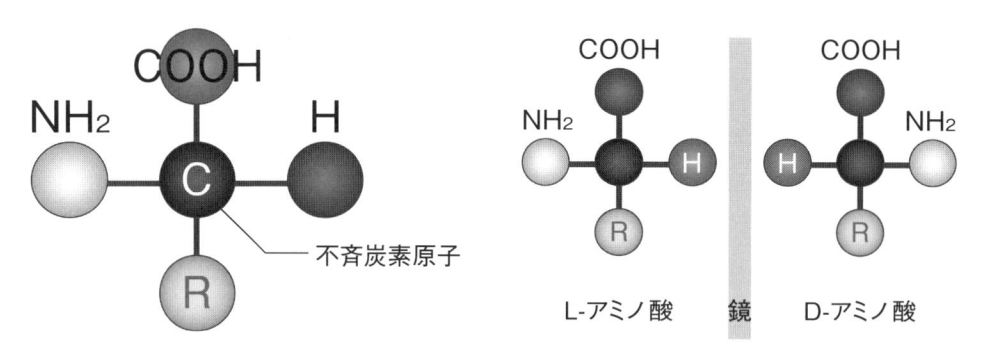

図2-45　アミノ酸の構造式　　　　　図2-46　アミノ酸の光学異性体

③幾何異性体

　ヒトの体内における幾何異性体の例として，糖質とともに体内のエネルギー源として重要な脂肪酸を紹介します．脂肪酸の基本構造は，長い炭化水素基にカルボキシ基（後述）という官能基が結合する物質です（図2-47）．上段の炭化水素基の炭素はすべて単結合（一重結合）の飽和脂肪酸で，下段は1か所二重結合（矢印）を持つ不飽和脂肪酸です．

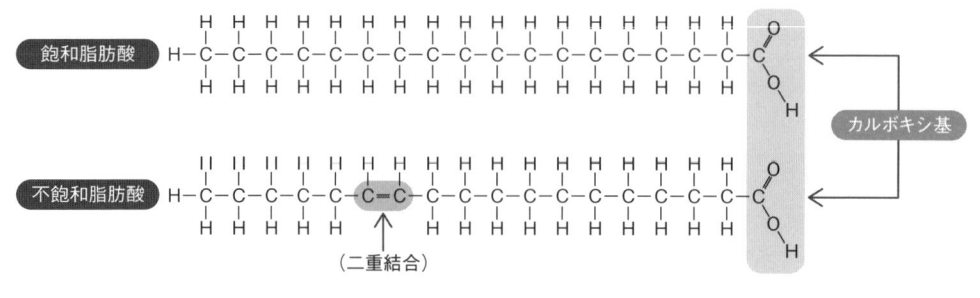

図2-47　カルボキシ基

　下段の不飽和脂肪酸に注目すると，二重結合の炭素Cに結合する水素Hの位置が両方ともに上方（同側）についています．しかし，自然界には図2-48のように，水素の位置が上方と下方につく構造も存在します．これらは互いに幾何異性体の関係にあり，シス型とトランス型を区別します．

シス型　　　　　　　　　　　　　トランス型

図2-48　脂肪酸における幾何異性体

POINTs

・炭素を含む化合物を有機化合物という．

・有機化合物の中で特にCとHでできた化合物を炭化水素という．

・炭素どうしの結合様式や構造によってさまざまな炭化水素種が存在する．

・脂質は長い炭化水素鎖を持つ疎水性物質である．

・分子式が同じ化合物どうしでも立体構造が異なるものがあり，互いに異性体という．

・異性体には構造異性体や光学異性体，幾何異性体などがある．

TOPIC

トランス脂肪酸に注意

　自然界にはさまざまな不飽和脂肪酸が存在しますが，生体内にある不飽和脂肪酸は圧倒的にシス型です．ところが，マーガリンやショートニング，ポテトチップスなどの加工商品には，トランス型の脂肪酸（トランス脂肪酸）が多く含まれています．長期間にわたってトランス脂肪酸を過剰摂取すると，血中の悪玉コレステロール（LDL）が増え，さらに，善玉コレステロール（HDL）が減ることで心臓病のリスクが増加することが分かってきました．日本人のトランス脂肪酸の平均的な摂取量は欧米諸国と比べると低い摂取量にはなっていますが，昨今の欧米化した食事形態を考えると看過できないことかもしれません．

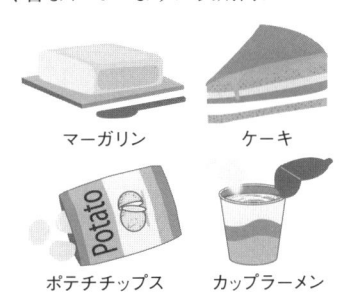

マーガリン　　　　ケーキ

ポテチチップス　　カップラーメン

2.13　官能基

1）官能基と化学構造

　化合物中に含まれるある特定の原子団を**基**といいます（例：メチル基 $-CH_3$）．基を持つ分子のうち，その分子の性質を特徴づける特定の基を**官能基**といいます．また，官能基はその化合物の性質を決めるばかりでなく，官能基を持つ2つの分子どうしが結合することにも利用されます．**示性式**とは，ある分子に存在する官能基を選び出して，分けて明記した化学式をいいます（例：C_2H_5OH）．表2-8は，代表的な官能基およびその官能基を持つ物質名を例示したものです．例で示したものはヒトの体内に含まれる栄養素や代謝産物を挙げており，生化学における重要な物質となります．

表2-8　官能基とその使用例

官能基		構造	例
ヒドロキシ基（水酸基）		$-OH$	エタノール，グルコース，チロシン（アミノ酸），コレステロール，ビタミンDなど
アルデヒド基	カルボニル基	$-CHO$ $\begin{bmatrix} O \\ \parallel \\ -C-H \end{bmatrix}$	アセトアルデヒド，グリセルアルデヒド3-リン酸，グルコースなど
ケトン基		$>CO$ $\begin{bmatrix} O \\ \parallel \\ -C- \end{bmatrix}$	アセト酢酸*，アセトン，フルクトース，ジヒドロキシアセトンなど
カルボキシ基（カルボキシル基）		$-COOH$ $\begin{bmatrix} O \\ \parallel \\ -C-OH \end{bmatrix}$	酢酸，脂肪酸，ピルビン酸，乳酸，アミノ酸，3-ヒドロキシ酪酸*など
アミノ基		$-NH_2$	（プロリン以外の）アミノ酸，尿素など
チオール基		$-SH$	システイン（アミノ酸）など
フェニル基		—⟨⟩	フェニルアラニン（アミノ酸）など
アセチル基		$-COOH_3$ $\begin{bmatrix} O \\ \parallel \\ -C-CH_3 \end{bmatrix}$	アセチルCoA，アセト酢酸，アセトン*など
リン酸基		$\begin{matrix} O \\ \parallel \\ -O-P-O^- \\ \mid \\ O^- \end{matrix}$	アデノシン三リン酸（ATP），グルコース6-リン酸

＊「アセト酢酸，3-ヒドロキシ酪酸，アセトン」を併せて「ケトン体」という．

★人体や疾病とのかかわり★

　ヒトの3大栄養素「糖質」「脂質」「タンパク質」の化学の構造は，官能基およびその性質を学ぶよい材料となります．栄養素中の官能基を糖質・脂質・タンパク質の順で見ていきましょう．

①糖　質

　糖質は炭水化物とも呼ばれる私たちの大事な**エネルギー源**です．サイズによって，単糖，二糖，オリゴ糖，多糖などと分類されます．

　単糖は糖質の基本単位で，<u>炭素数3個以上かつ2個以上のヒドロキシ基（–OH），</u>および**アルデヒド基**（–CHO）または**ケトン基**（–CO–）を構造中に持っています．アルデヒド基を持つ糖を**アルドース**，ケトン基を持つ糖を**ケトース**といいます．例えば**グルコース（ブドウ糖）**は，構造中に炭素6個，ヒドロキシ基5個，アルデヒド基1個持つため，アルドースの仲間です（図2-49）．

　水溶液中では，鎖状のグルコースは炭素が自由に折れ曲がり，アルデヒド基と上から5番目の炭素原子のヒドロキシ基が結合し，図2-49右のように環状構造（六員環構造，ピラノース構造）をとります．いずれにしてもヒドロキシ基（極性を持つ）が数多くあるため，水によく溶ける化学構造です（血液中や細胞内に依存するため好都合となります）．

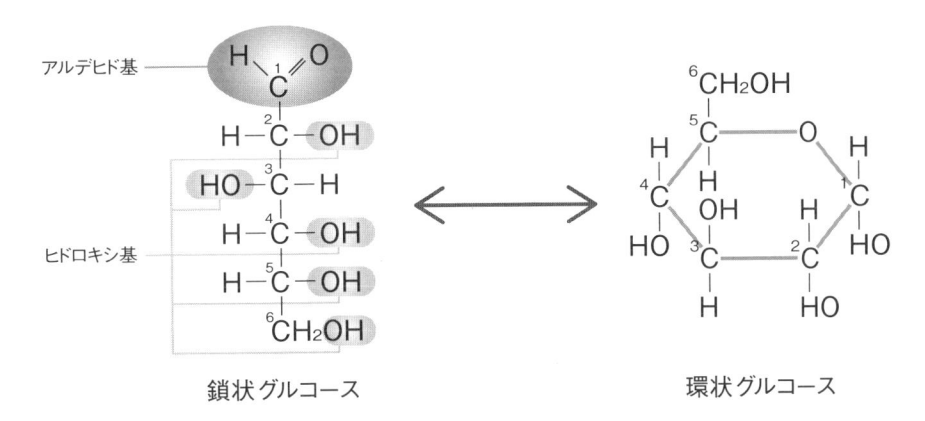

図2-49　グルコース

　図2-50は単糖の一種**フルクトース**です．構造中に**ケトン基**を1つ持つケトースの仲間です．フルクトースもグルコースと同様，環状構造を作ります．ケトン基と上から5番目の炭素原子のヒドロキシ基が結合し，図2-50右のように環状構造（五員環構造，フラノース構造）をとります．

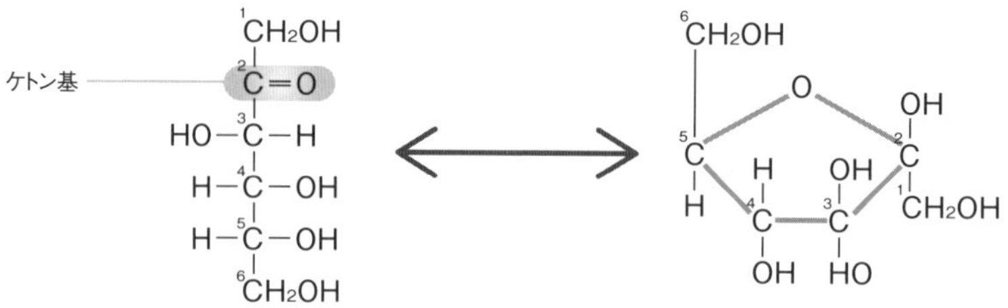

鎖状フルクトース　　環状フルクトース

図2-50　フルクトース

表2-9に代表的な単糖を示します．単糖には，官能基による分類方法と炭素数による分類方法があります．

表2-9　主な単糖の分類

		官能基による分類（代表例）	
		アルドース（アルデヒド基を持つ）	ケトース（ケトン基を持つ）
炭素数による分類	トリオース（三炭糖）	D-グリセルアルデヒド 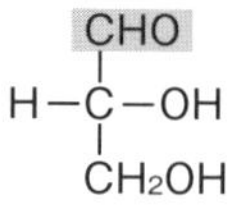	ジヒドロキシアセトン 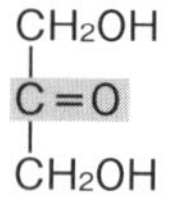
	テトロース（四炭糖）	D-エリトロース 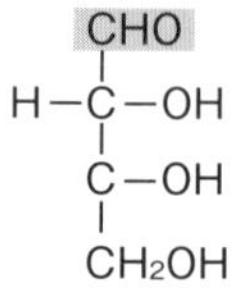	D-エリトルロース 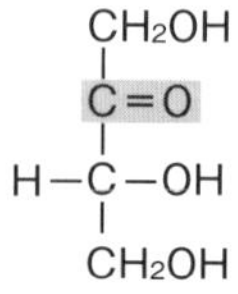
	ペントース（五炭糖）	D-リボース 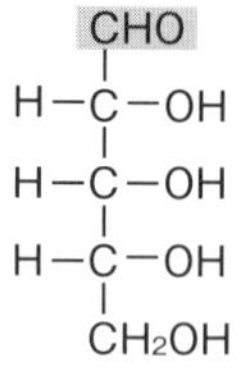	D-リブロース 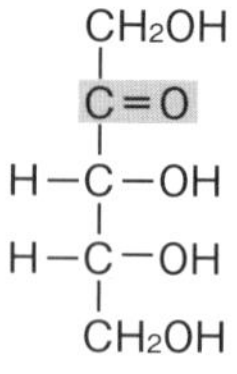
	ヘキソース（六炭糖）	D-グルコース 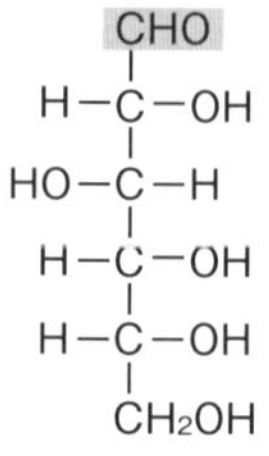	D-フルクトース 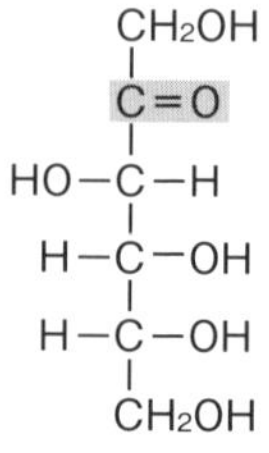

資料：三輪一智・中著，系統看護学講座
専門基礎分野・人体の構造と機能（2）生化学，医学書院，2015より引用

②脂 質

　脂質は，水となじまない有機化合物のことで，**エネルギー源，生体膜成分，他の生理活性物質の原材料**となる大切な栄養素です．脂肪酸，中性脂肪，コレステロール，コレステロールエステル，リン脂質，糖脂質などさまざまな種類が存在します．いずれも無極性の**炭化水素基（アルキル基）**を持つ化合物です．

　飽和脂肪酸は長いアルキル基（$CH_3-CH_2-CH_2-CH_2-\cdots$）と**カルボキシ基**（$-COOH$）を官能基に持つ化合物です（図2-51）．脂肪酸はまた，生体内では多くがグリセロール（グリセリン）とエステル結合をして，中性脂肪の形で存在しています（次章参照）．私たちが日々摂取する油もほとんどが中性脂肪の形をとります．脂肪酸のうち，炭化水素鎖に二重結合のないものとあるものが存在します．前者を飽和脂肪酸，後者を不飽和脂肪酸といいます．一般に植物油は不飽和脂肪酸が多く含まれ，常温では液体です．動物油は飽和脂肪酸が多く含まれ，常温で個体です．

　生体に含まれる飽和脂肪酸の代表例としては，炭素数16個のパルミチン酸，18個のステアリン酸が，不飽和脂肪酸の例としては，オレイン酸，リノール酸，α-リノレン酸，γ-リノレン酸，アラキドン酸などがあげられます．**リノール酸，α-リノレン酸，アラキドン酸**は人の体内で生合成できないもしくはできても十分量産生できないので，これらを**必須脂肪酸**と呼んでいます．

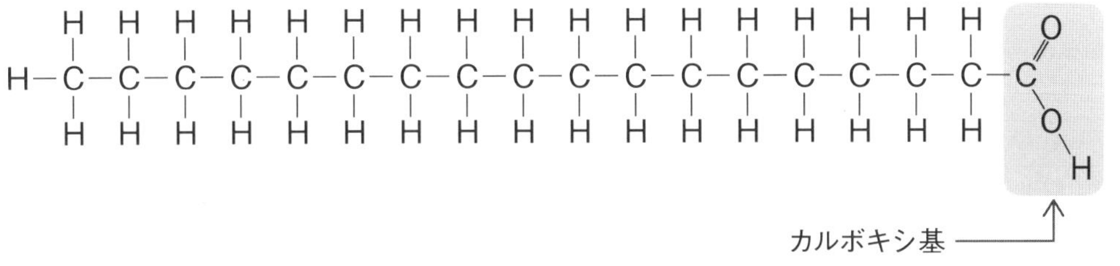

図2-51　飽和脂肪酸

　コレステロールは，生体膜成分や各種生理活性物質の原材料として重要な栄養素です．コレステロールは3つの六員環と1つの五員環を基本骨格として構造中に1つヒドロキシ基を官能基に持つ化合物です（図2-52）．1日に0.3～0.5g食事から摂取し，約0.8gが生体内で合成されます．

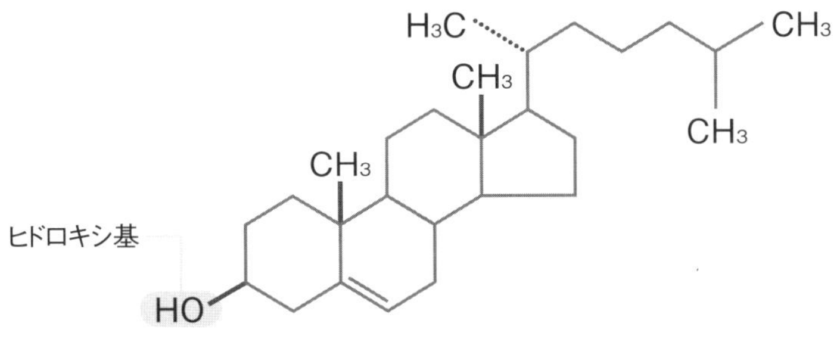

図2-52　コレステロール

　コレステロールは血中では**リポタンパク質**と呼ばれるタンパク質との複合体で運ばれています．リポタンパク質は，その密度（比重）の違いによって順に**キロミクロン**，**VLDL**（超低密度リポタンパク質），**IDL**（中間密度リポタンパク質），**LDL**（低密度リポタンパク質），**HDL**（高密度リポタンパク質）の5種が存在し，HDLが最も高密度（脂質が少なくタンパク質含有率が高い）のリポタンパク質です．一般にLDLコレステロールが悪玉コレステロール，HDLコレステロールが善玉コレステロールと呼ばれますが，この理由は，前者が末梢組織にコレステロールを運搬し（つまり細胞にばらまく），後者は末梢組織から余分なコレステロールを引き抜く（つまり掃除をする）作用があるからです．

　脂質代謝の異常などで過剰なコレステロールが血管壁に沈着すると動脈硬化の発生原因となり，さらに動脈硬化が進行すれば心筋梗塞や脳梗塞の原因となるため血液中のコレステロール値はとても重要です．

善玉の HDL コレステロールは
余分なコレステロールを回収する

悪玉の LDL コレステロールは
血管の壁の中にコレステロールをためこむ

③タンパク質

　タンパク質は体の主要な構成成分として細胞の乾燥重量の約半分を占めます．構造的には，20種類の**アミノ酸**が多数結合（通常，数百から数千）してできた高分子化合物です．アミノ酸は，α炭素に**アミノ基**（$-NH_2$）と**カルボキシ基**（$-COOH$）の官能基および水素原子（$-H$）が結合したものを基本骨格として，側鎖部分（R）の構造や性質の違いによってアミノ酸の種類が異なります（図2-53）．また，中性付近の溶液では両官能基は電荷を持つため，**両性電解質**と呼ばれています．20種類のアミノ酸の中で，特に体内で合成できないものを**必須アミノ酸**という．

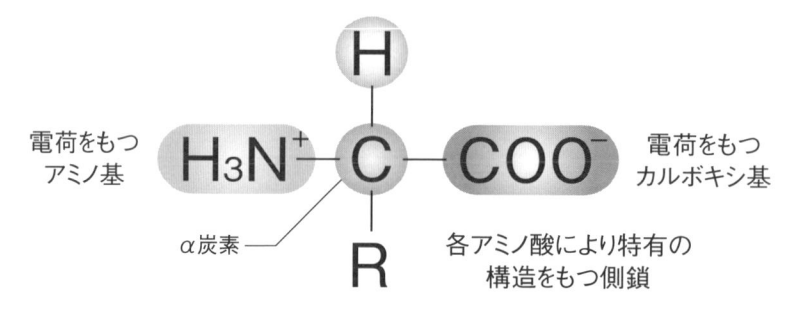

電荷をもつ
アミノ基

電荷をもつ
カルボキシ基

α炭素

各アミノ酸により特有の
構造をもつ側鎖

図2-53　両性電解質アミノ酸

　アミノ酸の側鎖（R）に存在する官能基よって，酸性アミノ酸，中性アミノ酸，塩基性アミノ酸，また，側鎖の化学構造や性質によって親水性アミノ酸，疎水性アミノ酸，脂肪族アミノ酸，芳香族アミノ酸，含硫アミノ酸，イミノ酸，分枝鎖アミノ酸など種々の分類法が存在します（表2-10）.

　タンパク質は，構成成分のアミノ酸どうしが水素結合，静電結合，疎水結合，ファンデルワールス力，ジスルフィド結合などの結合によって特有の立体構造（三次元構造）をとり，これが各々のタンパク質の機能を発揮するためにとても重要です. 酵素の章で概説した，pHや温度による酵素の失活は，酵素の主要成分であるタンパク質がpHや温度の異常によって立体構造が壊れるために生じます.

表2-10　20種類のアミノ酸の構造

親水性アミノ酸	塩基性	$HOOC-C(H)(NH_2)-CH_2-CH_2-CH_2-CH_2-NH_2$ 　リジン（Lys）*
		$HOOC-C(H)(NH_2)-CH_2-CH_2-CH_2-NH-C(NH)(NH_2)$ 　アルギニン（Arg）
		ヒスチジン（His）*
	酸性	$HOOC-C(H)(NH_2)-CH_2-COOH$ 　アスパラギン酸（Asp）
		$HOOC-C(H)(NH_2)-CH_2-CH_2-COOH$ 　グルタミン酸（Glu）
	中性	$HOOC-C(H)(NH_2)-CH_2-OH$ 　セリン（Ser）
		$HOOC-C(H)(NH_2)-CH(OH)-CH_3$ 　トレオニン（Thr）*
		アスパラギン（ASn）
		グルタミン（Gln）

疎水性アミノ酸	脂肪族	$HOOC-C(H)(NH_2)-CH_3$ 　アラニン（Ala）
		$HOOC-C(H)(NH_2)-H$ 　グリシン（Gly）
	分枝鎖	$HOOC-C(H)(NH_2)-CH(CH_3)(CH_3)$ 　バリン（Val）*
		$HOOC-C(H)(NH_2)-CH(CH_3)-CH_2-CH_3$ 　イソロイシン（Ile）*
		$HOOC-C(H)(NH_2)-CH_2-CH(CH_3)(CH_3)$ 　ロイシン（Glu）
	芳香族	フェニルアラニン（Phe）*
		チロシン（Tyr）
		トリプトファン（Trp）*
	含硫	$HOOC-C(H)(NH_2)-CH_2-CH_2-S-CH_3$ 　メチオニン（Met）*
		$HOOC-C(H)(NH_2)-CH_2-SH$ 　システイン（Cys）
特殊アミノ酸	イミノ酸	プロリン（Pro）

＊必須アミノ酸…不可欠アミノ酸ともいう.
　体内では合成できない，もしくは生命維持に必要な量を合成できないもの.

POINTs

・分子中に存在するその分子の特徴となる原子団（基）を官能基という.
・分子中に含まれる官能基は他の分子の官能基と結合できるものがある.
・ヒトの体内に含まれる化合物の多くが官能基を持ち，その物質の特徴や化学反応に重要となる.
・アルデヒド基を持つ単糖をアルドース，ケトン基を持つものをケトースという.
・脂肪酸は炭化水素基とカルボキシ基を持つ.
・アミノ酸はカルボキシ基とアミノ酸を持つ.

TOPIC

アルコールの強い弱い？

　お酒の中にはアルコール（エタノールまたはエチルアルコール）が入っています．未成年者はアルコールの分解能が未熟なため法律で飲酒が禁止されています.

　生体内におけるエタノールの分解は次のように行われます.

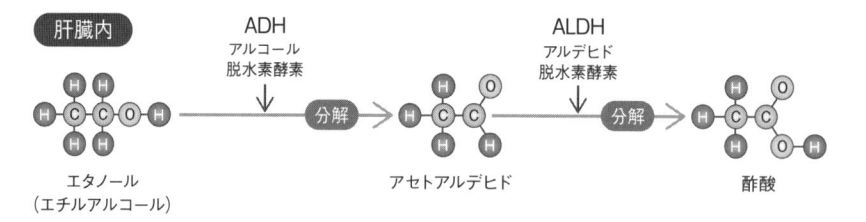

エタノール
（エチルアルコール）　　　　　　　　　アセトアルデヒド　　　　　　　　酢酸

　エタノールの分解に寄与するのは肝臓のミトコンドリアにあるアルコールデヒドロゲナーゼ（ADH）という酵素によって行われます．上図のようにエタノールはアセトアルデヒドに分解（酸化）され，アルデヒドデヒドロゲナーゼ（ALDH）によってさらに分解（酸化）されて酢酸になります．酢酸はこの後代謝されますが，脂肪酸の合成などに使用されるので，アルコールの飲み過ぎは脂肪肝の原因にもなります．アセトアルデヒドも顔面発赤，動悸，頭痛，悪心，嘔吐などの諸症状を引き起こします.

　アルデヒドデヒドロゲナーゼは，遺伝的に，活性が高い（酒が強い），低い（酒が弱い），極めて低い（酒が飲めない）の3つのタイプがあります．日本人はそれぞれ約50％，45％，5％の割合で存在します．エタノール（アルコール）の分解によってアセトアルデヒドができてもアルデヒドデヒドロゲナーゼ活性が低いとアセトアルデヒドから酢酸の反応がスムーズにいかず，結果アセトアルデヒドの血中濃度が増加します．そうすると，頭痛や吐き気などの症状が出てしまいます.

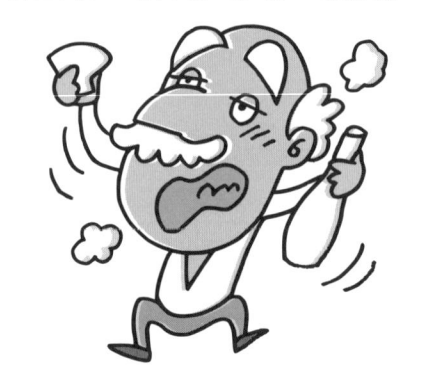

TOPIC

ケトン体とは？

　糖尿病は，血糖値を下げる働きをするインスリンが分泌されない，もしくは分泌されているけれどうまく反応しないため，血糖値が上がり，糖代謝に異常をきたす病気です．そこで，糖尿病患者の生体内では，脂肪がエネルギー源として活発に利用されます．脂肪の分解が促進し過ぎるとエネルギー源として利用する必要量を超えてしまい，脂肪の代謝産物から合成されるケトン体が増加します．ケトン体とは，3-ヒドロキシ酪酸，アセト酢酸，アセトン（表2-8参照）の3つをいいますが，このうち3-ヒドロキシ酪酸とアセト酢酸は「酸」であるため，血液を酸性側に傾けます（ケトアシドーシス）．アセトンは呼気から排出され，いわゆるアセトン臭を放ちます．この病態が悪化すると昏睡になることがあるので要注意です．

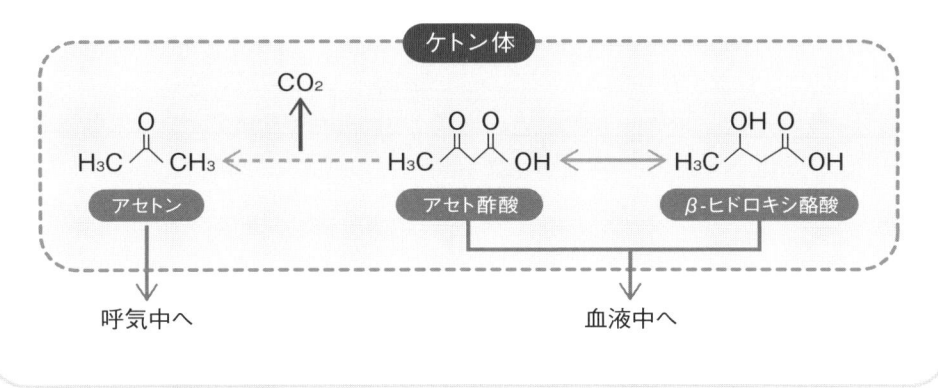

2) 官能基どうしの結合

①グリコシド結合

　二糖類は，単糖が2個結合する構造です．例えば代表的な二糖であるマルトース（麦芽糖）は下図のようにグルコース分子が2個結合（**脱水縮合**）したものです．この結合は，お互いの分子のヒドロキシ基（−OH）どうしが関与し，水分子が取れ，結合部位が（−O−）となります．この結合様式を**グリコシド結合**といいます（図2-54）．

図2-54　グリコシド結合

　オリゴ糖とは，このグリコシド結合が多数存在してできる化合物で，多糖類とは，さらに多くのグリコシド結合によってできる（重合）高分子化合物です．グルコース以外の単糖の成分に，フルクトースやガラクトースなども含まれます．

②ペプチド結合

　ペプチド結合は，アミノ酸どうしが結合する際に生じる構造です．

　アミノ酸の基本構造は，中心の炭素（α炭素）に水素原子（$-H$），アミノ基（$-NH_2$），カルボキシ基（$-COOH$）そして側鎖（$-R$）が結合したものです（図2-55）．

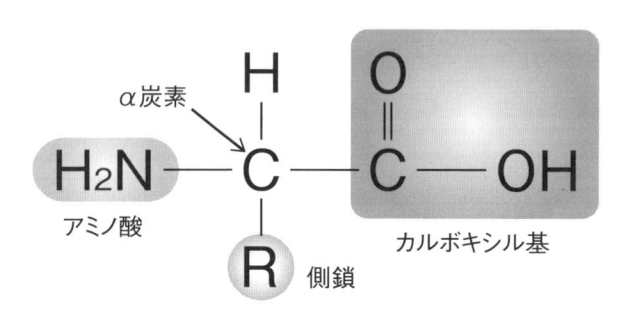

図2-55　アミノ酸の一般構造

　2つのアミノ酸を並べ，左側のアミノ酸のカルボキシ基と右側のアミノ酸のアミノ基が結合（脱水縮合）した様子が図2-56です．脱水縮合ですから，水分子が1つ取れて残りの原子どうしが共有結合をします．

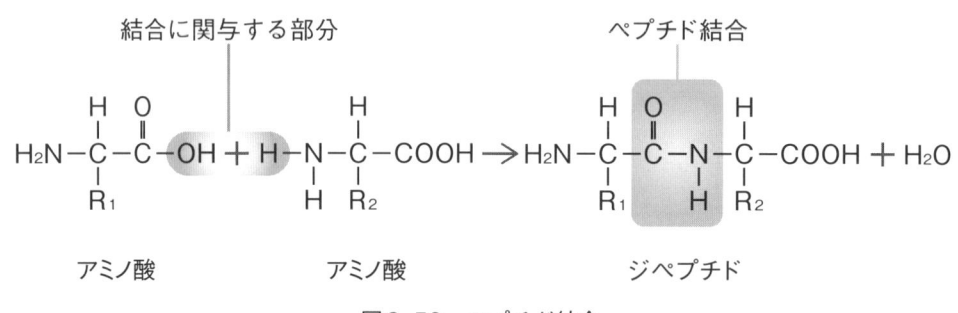

図2-56　ペプチド結合

　こうしてでき上がったアミノ酸どうしの結合部位をペプチド結合といいます．アミノ酸2つ連結したものを**ジペプチド**，3つ結合したものを**トリペプチド**，10個程度以下のものを**オリゴペプチド**，さらに多数結合したものを**ポリペプチド**といいます．タンパク質はアミノ酸が多数結合（通常，数百から数千）してできたものです．

③エステル結合

　　エステル結合は，カルボン酸（カルボキシ基を持つ）とアルコール（ヒドロキシ基を持つ）が結合（**脱水縮合**）することで生じる共有結合です．この反応も水分子1個の発生が伴います（図2-57）．

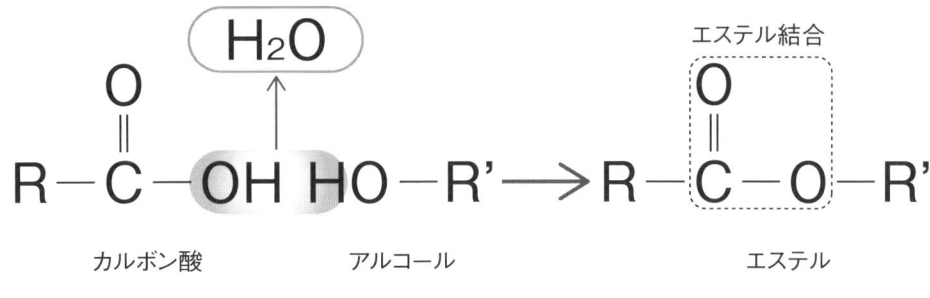

図2-57　エステル結合

　　トリグリセリド（中性脂肪）は，脂肪酸中のカルボキシ基（−COOH）とグリセリン（グリセロール）の水酸基（−OH）が結合（脱水縮合）することで生じる化合物です．実際にこの反応に関わるのは，3分子の脂肪酸と1分子のグリセリンで，結合後のトリグリセリド中にエステル結合（3か所）が存在します（図2-58）．

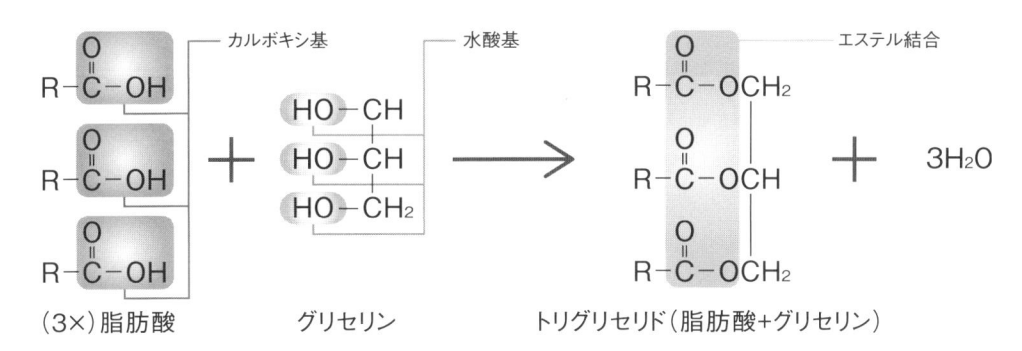

図2-58　トリグリセリドにおけるエステル結合の構造

POINTs

- 単糖と単糖は互いのヒドロキシ基が結合しグリコシド結合を形成する．多数のグリコシド結合によって多糖類ができる．
- アミノ酸とアミノ酸は互いのアミノ基とカルボキシ基が結合しペプチド結合を形成する．多数のペプチド結合によってタンパク質ができる．
- グリセリンのヒドロキシ基と脂肪酸のカルボキシ基が結合（エステル結合）することでトリグリセリド（中性脂肪）ができる．

2.14　芳香族化合物

ベンゼン分子（C_6H_6）は，正六角形の平面構造をとる**芳香族炭化水素**で**ベンゼン環**ともいいます．

6員環の炭素は単結合と二重結合が交互に存在します（図2-59a）．右側の略式法では，炭素も水素も省略されていますが（図2-59b），各頂点には炭素と水素が1つ付いているというルールになっています．ベンゼンは，特異な臭いを呈する無色の液体で，有機溶媒として用いられています．

図2-59　ベンゼン分子

★**人体や疾病とのかかわり**★

ベンゼン環を持つ生体分子は数多く存在します．例えば20種あるアミノ酸の中に**芳香族アミノ酸**というグループがあります．フェニルアラニン・チロシン・トリプトファンは構造中にベンゼン環を持ちます（図2-60）．

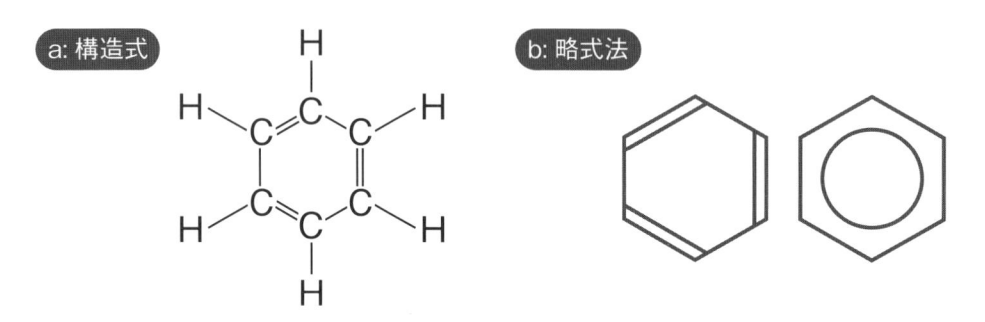

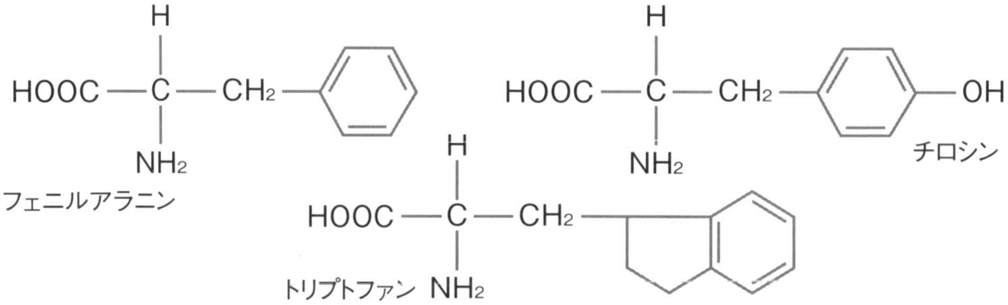

図2-60　アミノ酸の中のベンゼン環

チロシンは必須アミノ酸である**フェニルアラニン**から生合成できます．チロシンの役割としては，**メラニン**（色素），**甲状腺ホルモン**（チロキシン・トリヨードチロニン），**カテ**

コールアミン（ドーパミン・アドレナリン・ノルアドレナリン）の生合成の原料となります．**トリプトファン**は，セロトニンと呼ばれる神経伝達物質の合成材料になります．セロトニンはまた，脳内の松果体で合成される**メラトニン**の材料として使われます．これらの芳香族アミノ酸は生体を構成するタンパク質の構成要素としての役割のみならず，神経伝達物質やホルモンなどの生理活性物質の原料となります．

POINTs

・ベンゼン分子は芳香族炭化水素であり，特有の構造（ベンゼン環）を持つ．
・ヒトの体内にはベンゼン環を持つ分子が多数存在する．

TOPIC

2016年，東京都中央卸売市場の1つ，築地市場の移転先となる豊洲市場（江東区）で土壌汚染対策の1つである盛り土が実施されていなかった問題が大きく報道されました．

国の環境基準値を超える有害物質が検出され，その中にはベンゼンやヒ素，水銀などが含まれていたそうです．専門家の会議では「ただちに健康に影響が出る値ではない」との見方をしていますが，ただ有害物質であることには変わりありません．

現在ベンゼンは，スチレン（プラスチック原料）や，フェノール（樹脂・接着剤の原料）など化学物質を製造するための材料として利用されています．

では，ベンゼンとは人体にとってどのような影響があるのでしょうか？ベンゼンは分子量78.11の化合物で，揮発性があり，経口，経皮的および吸入によって速やかに吸収されます．健康への影響は，急性毒性としては軽症から重症のものまであり，軽症だと粘膜の刺激などの症状，重症だと意識障害，昏睡，痙攣，さらには死亡に至る例もあるそうです．慢性毒性としては発がん性（白血病等）が報告されています．WHOの下部機関である国際がん研究機関（IARC）より「発癌性がある（Type 1）」と勧告されており，日本でも大気汚染に関わる環境基準が定められています．

2.15　有機化合物と医薬品

　私たちは，生命や健康維持のために細菌などから身を守るために医薬品を用います．医薬品とは，ヒトや動物の病気の治療に使用する物質のことをいいます．医薬品の歴史は古くて，古代エジプトや中国で薬草が使用され，不老不死の試みがなされ，日本でも6世紀末に薬草を栽培していました．19世紀初頭から，麻薬・鎮痛作用のある「モルヒネ」の抽出やマラリアの特効薬「キニーネ」が抽出されました．

　19世紀後半の化学の進歩により，これまでの天然物からの抽出物のみならず，有効成分の合成が試みられ，解熱鎮痛作用を持つアセトアニリドやアセチルサリチル酸（アスピリン）が販売されるようになりました（図2-61）．その後，梅毒の治療薬「サルバルサン」の合成により近代化学療法の夜明けが始まり，1929年のイギリスの細菌学者アレクサンダー・フレミングがアオカビの成分から見出した世界初の抗生物質「ペニシリン」の発見は，細菌感染や伝染病の治療に対して劇的な効果を発揮し，多くの患者の命を救う画期的なものとなりました．

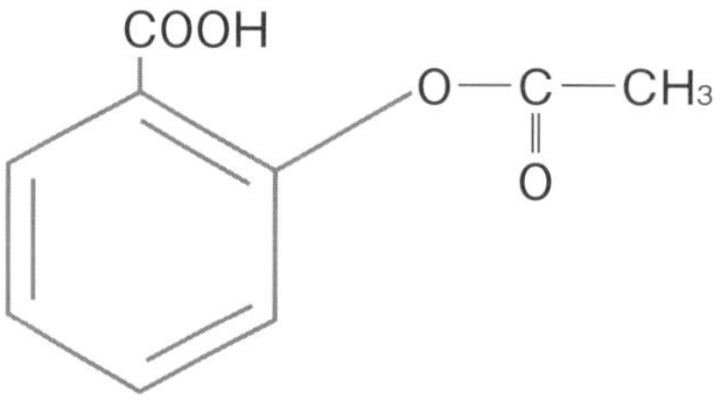

図2-61　アセチルサリチル酸
（アスピリン）

　一方，医薬品には適正な使用量があり，それに満たなければ期待する効果が発揮できないばかりか，逆に使用量が大過剰であれば重篤な副作用を伴い，場合によっては死に至ることもあります．また，食べ物との組み合わせによる副作用も留意しなければなりません．例えば，ある種の降圧薬（血圧を下げる薬）はグレープフルーツジュースとの組み合わせにより，薬の効能が効きすぎてしまうということがあります．医薬品は医師や薬剤師の指示のもと，適切に使用しなければなりません．つまり，薬には薬効と副作用に十分注意する必要があります．「クスリ(薬)はリスク(危険)！」なのです．

★人体や疾病とのかかわり★

　医薬品にはさまざまなものが存在しますが，私たちの体のホメオスタシスは膨大な数の化学反応によって維持されていますから，この化学反応をターゲットにして薬効を発揮する医薬品が数多くあります．医薬品には，**誘導体**（生体分子と類似の化合物），**受容体の**

刺激（アゴニスト）または**遮断**（アンタゴニスト），**酵素の阻害または活性化**などに寄与し，それらが細胞機能の変化，さらに組織・器官レベルへの機能変化をもたらし，疾患の治療に利用されています．主な医薬品を以下に示します（**表2-11**）．

表2-11 化学反応の阻害と医薬品

医薬品	作用	適応
5-FU	DNAの合成を抑制，RNA機能阻害など	乳がん，消化器がん，肝がんなど
合成糖質コルチコイド	抗炎症，免疫抑制など	自己免疫疾患，腎疾患，アレルギー性疾患，皮膚疾患，神経疾患，消化器疾患，血液疾患，眼疾患など
ペニシリン系抗菌薬	細菌の細胞壁成分（ペプチドグリカン）の合成酵素阻害	細菌感染症
HMG-CoA 還元酵素阻害薬	コレステロール合成阻害	高コレステロール血症
ACE阻害薬	アンギオテンシン変換酵素（ACE）阻害	高血圧症
逆転写酵素阻害薬	HIVの逆転写酵素を阻害しDNAの合成を抑制	HIV感染症
COX阻害薬	シクロオキシゲナーゼ（COX）を阻害し，炎症物質エイコサノイドの合成を抑制，抗血小板作用	炎症，発熱，痛み，心筋梗塞，脳梗塞
アセチルコリンエステラーゼ阻害薬	アセチルコリンエステラーゼ（神経伝達物質アセチルコリンの加水分解酵素）を阻害	アルツハイマー病
MAO-B阻害薬	MAO-B（モノアミン酸化酵素B）を阻害し，ドーパミンの分解を抑制	パーキンソン病
キサンチン酸化酵素阻害薬	キサンチン酸化酵素を阻害し，尿酸の生成を抑制	痛風，高尿酸血症
α-グルコシダーゼ阻害薬	α-グルコシダーゼ（マルターゼ，イソマルターゼ，スクラーゼ）を阻害し，糖質の消化を遅延	糖尿病
DPP-4阻害薬	DPP-4（インスリン分泌の抑制作用）を阻害	糖尿病
抗ヒスタミン薬	ヒスタミン受容体を遮断	アレルギー症状

資料：三輪一智・中恵一著，「前掲書」柳澤輝行ほか著，「新薬理学入門」改訂3版，南山堂，2008より作成．

POINTs

・有機化合物の中では医薬品としての機能を持つものがある.

・医薬品は体内の化学反応をターゲットとするものが数多く存在する.

・"クスリ" は "リスク" と心得て，正しい用法を心がける.

TOPIC

光るタンパク質

　オワンクラゲは，紫外線があたると緑色に光る特殊なタンパク質を持っています．このタンパク質はGFP（Green Fluorescent Protein）の略で，緑色の蛍光色素を発します．このタンパク質の遺伝子をクローニングして，培養細胞や実験動物に組み込むことで，目的とする遺伝子の発現パターンやタンパク質の局在を追跡することができます．このタンパク質の応用により科学分野が飛躍的に進歩しました．

　この物質の発見者下村脩さんは，GFPが生物学や医学の進歩に大変貢献をしたことを称えられ，2008年にノーベル化学賞を受賞されました．

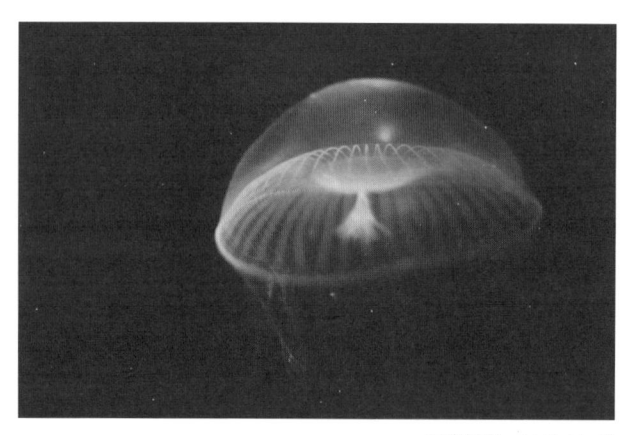

写真提供　ソザイング

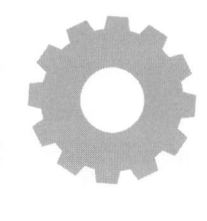

第3章 物理学から人体のしくみを考える

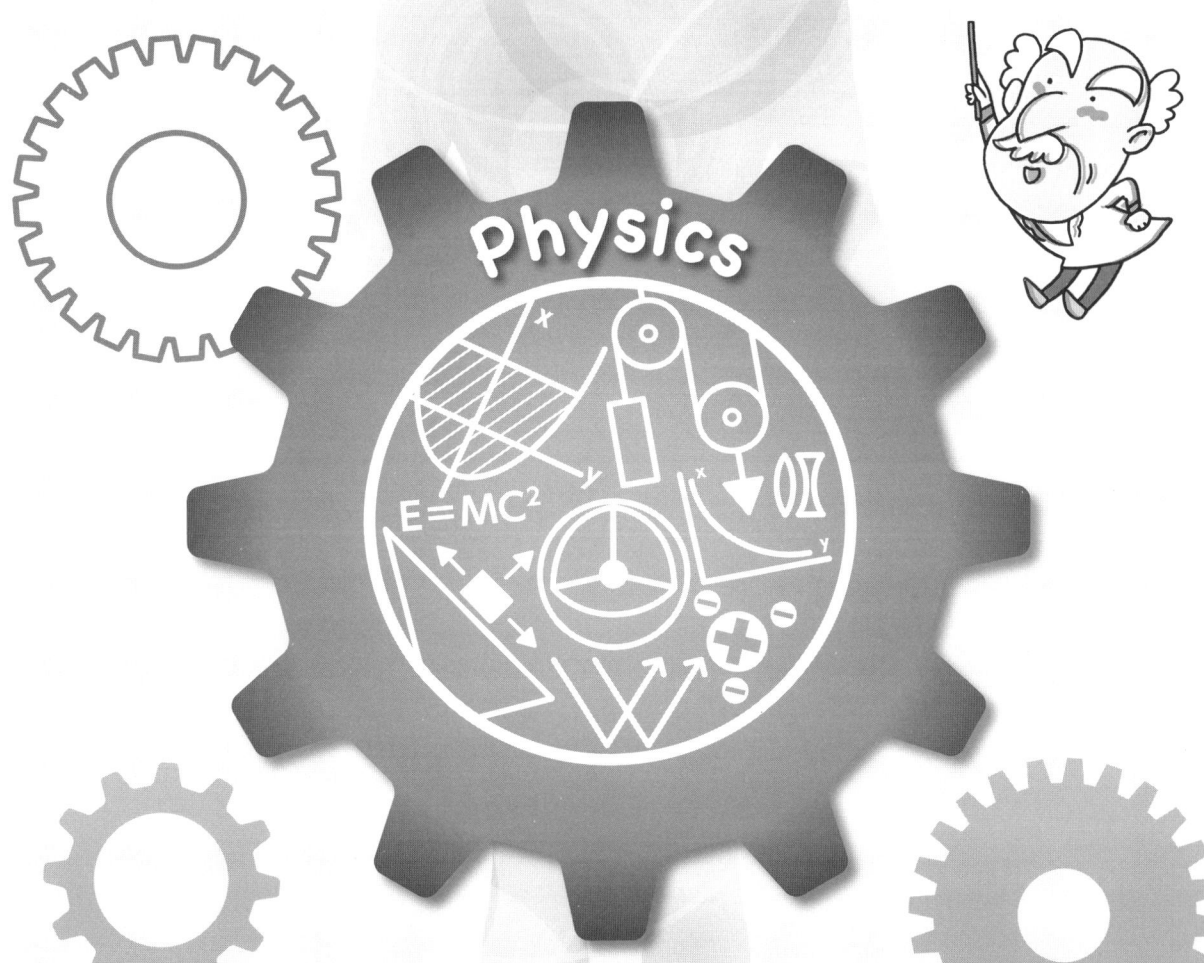

物理学は，自然界で生じるさまざまな現象を理論的・数学的に説明する学問ですが，いまや科学技術の進歩に物理学が応用され，私たちの生活に多くの恩恵を与えてきました．ヒトは自然界に存在する一員であるがゆえに，なるほど体の中に目を向けると多くの物理現象に満ちています．近年，これらの知見を医療に応用する研究も盛んです．

この章では，ヒトの体内で生じる物理に着目し，人体機能との関わりを考えていきたいと思います．

3.1　圧力と気体

1）圧力

　圧力（P）は，ある単位面積の面に対して垂直に押す力の大きさのことをいい，次式で表されます．

$$P=\frac{F}{S}\quad(P：圧力（N/m^2），\ F：力の大きさ（N），\ S：面積（m^2））$$

　現在，国際単位系（SI：International System of Units）による圧力に関する単位（表記方法）はPa（パスカル）を用います．1Paは単位面積（1m²）当たり1N（ニュートン）の力がかかっているときの圧力を表します（図3-1）．1Nは，質量1kgの物体に1m/s²の加速度を生じさせる力のことをいいます（単位：kg·m/s²）．

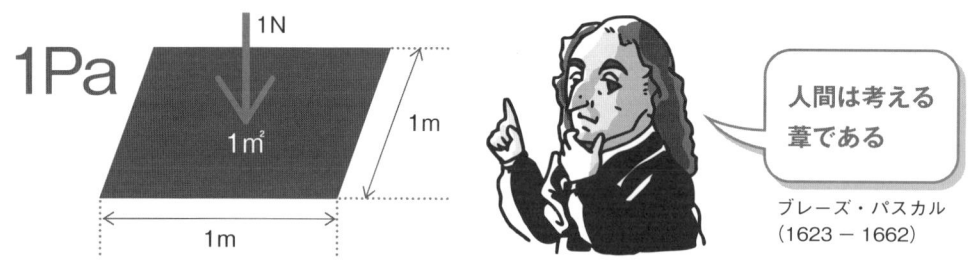

人間は考える葦である

ブレーズ・パスカル
（1623 − 1662）

図3-1　圧力とは

2）気体の圧力

　気体とは固体や液体とは異なり，気体の中の構成粒子が熱運動によって空間中を自由に飛び回っている状態のことです．そのため，固体や液体と比べて気体中の各粒子間の距離が大きく（密度は低い），決まった形をとらないので，絶えず他の物体と衝突しています．この物体に衝突する際にかかる力が気体の圧力となります．衝突回数が多ければ多いほどそれだけ衝突力が強くなるため，圧力は大きくなります（図3-2）．

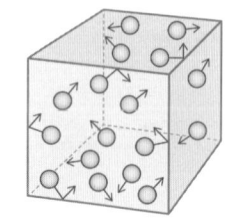 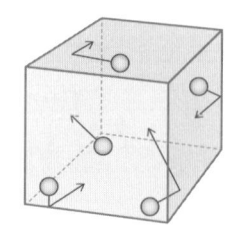

分子密度が高い（圧力が大きい）　　　　分子密度が低い（圧力が小さい）

図3-2　分子の密度と圧力

Pa以外の気体の圧力を表す単位として以前はmmHg（水銀柱ミリメートルまたはミリメートルHg）やmBar（ミリバール）などが使われていましたが，現在は日常ではあまり使われていません．しかし，人体の生理機能を表す際に出てくるmmHg（=Torrトール）は，例えば血圧の単位など今でもよく使われています．

3）圧力の変化

図3-3のように，ピストンによって容器に閉じ込められた気体の粒子について考えます．ピストンを押せば，気体が圧縮され（体積が小さくなり），容器内に閉じ込められた粒子の密度は高くなります．すると，容器内の壁と粒子の衝突回数が増えるため，中の圧力が大きくなります．逆にピストンを引けば，体積が広がり，圧力が小さくなります．

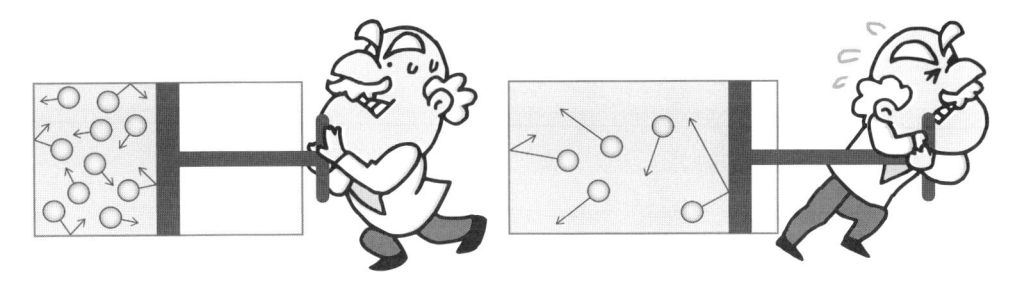

図3-3　圧縮・伸張したシリンジ内部の空気

つまり，密閉された容器の中の気体の体積と圧力には次式に表されるように，反比例の関係が成立します．これを，**ボイルの法則**[1]といいます．ただし，温度が一定条件の場合です．

*1　ロバート・ボイル（1627-1691）イギリスの物理学者．1662年ボイルの法則を発表

ボイルの法則

$$V = \frac{k}{p} \quad \text{または} \quad pV = k \,(k\text{は定数})$$
$$(V：体積, \quad p：圧力)$$

4）大気圧

この地球上に存在する膨大な空気の層を大気と呼びます．大気には，窒素，酸素，アルゴン，二酸化炭素などさまざまな分子が含まれます．これらの分子は大気中を自由に運動し，地上にあるさまざまな物質と衝突しています．また，地球に存在するすべての物質は

引力によって地球の中心方向に引かれるため，私たちが住む地球の表面には，大気という膨大な厚みを持つ層が地表に向かって下方向へ押す力となってのしかかっています．この力はヒトなどの生物はもちろん，地球表面に存在するあらゆる物体はその重みを背負っていることになります（図3-4）．このように，大気がもたらす圧力のことを**大気圧**といいます．

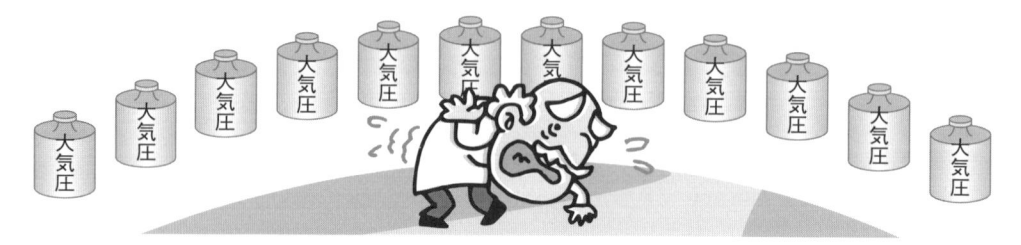

図3-4　大気圧のイメージ

　図3-5のように，少し背の高い（長細い）コップを用いた次の実験を考えます．コップを水槽に完全に浸るようにコップ内に水を充填させます．次に，コップの底を上にゆっくり持ち上げます（コップの口は水面より上に上げない）．すると，コップの中の水は入ったままの状態で，水面より高く持ち上がります．

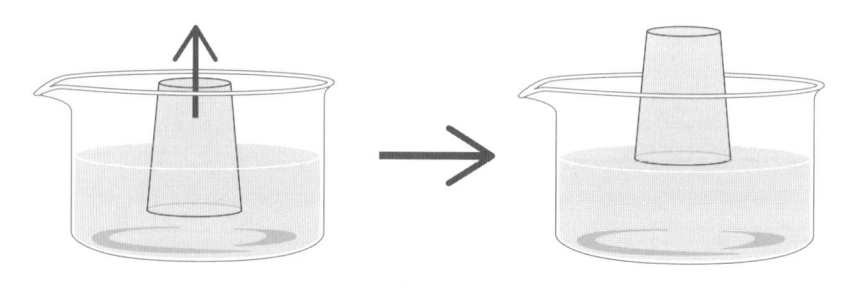

図3-5　持ち上がるコップの水

　コップ内の水が持ち上がる理由は，大気圧が地上表面の物質（ここでは水面）を下へ押す力となり，**パスカルの原理**[*2]によって，結果的にコップの水が持ち上がるのです（図3-6）．

＊2　閉じこめられた液体の一部に圧力の変化を起こすと，その変化が一様に液体全体に伝わること．

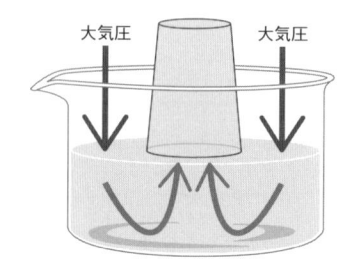

図3-6　大気圧がコップの中の水を持ち上げるイメージ

　では，もっと長いコップがあれば水はどこまで持ち上がるのでしょうか．この「どこまで持ち上がるか」が明らかになれば，大気圧の大きさが明らかになります．大気圧の大きさを実験によって定量的に測定した科学者がいます．イタリアの物理学者のトリチェリ（Torricelli; 1608～1647）です．実験では，水（H_2O）よりも比重（水の密度（1.0 g/cm³）を基準にした対象物の密度の比）が約13.6倍大きい水銀（Hg）を用いて次のような実験を行いました．

　細長い試験管を用意し，中に水銀を満たし，上の実験と同じようにどの高さまで水銀が上がるのか確かめました．すると，水銀層の表面から760 mm（76cm）の高さまで水銀が上がる結果となりました（図3-7）．ちなみに，760 mmよりも高い位置の試験管の中は空気（粒子）がない真空（トリチェリの真空という）状態で圧力はほぼ0となります．

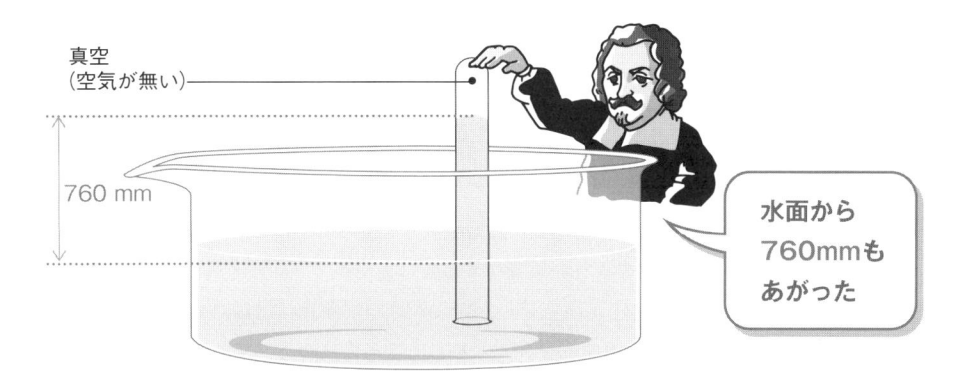

真空
（空気が無い）

760 mm

水面から
760mmも
あがった

図3-7　トリチェリの実験

　つまりトリチェリは，大気圧の大きさ（空気の重さ）は地上から水銀柱（試験官内の水銀）が760mmのときの水銀の重さと同等であることを証明しました．この結果から，**大気圧＝760mmHg**と大きさを定めたのです．

　ところで，水銀柱が760mmといっても，その力の大きさはあまり実感できません．そこで，水銀を水に代えて同じ実験をしてみたらどうなるかを考えてみます．水と水銀では，比重が約13.6倍異なります．つまり水銀は，同じ体積における水よりも13.6倍重いことになります．このことから，水銀を水に変えた場合，

$$760\,\text{mm} \times 13.6 = 10336\,\text{mm} = 1033.6\,\text{cm} \fallingdotseq 10\,\text{m}\,30\,\text{cm}$$

と計算できるので，大気圧は，水を地上から約10m持ち上げるほどの力が地上表面にかかっていることになります．

　現在，大気圧は**1気圧（1atm，1アトム）**や，Paを単位として**大気圧＝1013hPa**[*]（**ヘクトパスカル，ヘクトは100倍という意**）が常用されています．

*$Pa = N/\mathrm{m}^2$つまり1m²あたりにかかる力（N）で計算できる（p146参照）.

水銀が底面1m², 高さが76cm（760mm）のときの体積は,

$$1\,\mathrm{m}^2 \times 0.76\,\mathrm{m} = 0.76\,\mathrm{m}^3 \quad \cdots(A)$$

水銀の密度は13.6g/cm³により13.6g × 10⁶/m³となり, $13.6 \times 10^3\,\mathrm{kg/m}^3$　…(B)

つまり, 水銀の質量は$0.76\,\mathrm{m}^3 \times 13.6 \times 10^3\,\mathrm{kg/m}^3 = 10336\,\mathrm{kg}$（A × B）

ここで, すべての物体が地球の中心方向にかかる重力加速度は約9.8m/s²…(C)

のため, 求める水銀の1m²あたりの力（N）は

$$10336\,\mathrm{kg} \times 9.8\,\mathrm{m/s}^2 = 101292.8 \fallingdotseq 1013 \times 10^2 \quad (A \times B \times C)\quad \text{と計算できる.}$$

TOPIC

高気圧・低気圧

　気象庁のホームページ用語解説によりますと, 高気圧は,「高さ（気圧）の同じ面で, 周囲よりも気圧（高度）が高く, 閉じた等圧線（等高度線）で囲まれたところ.」とあり, 低気圧は,「高さ（気圧）の同じ面で, 周囲よりも気圧（高度）が低く, 閉じた等圧線（等高度線）で囲まれたところ.」と記載されています. つまり, 高気圧と低気圧は大気圧との比較ではなく, 周りの気圧と比べての高低がポイントのようです.

　では, この違いが天気にどのように影響するのでしょうか.

　高気圧の地表付近では, 気圧が高い分, 内から外に空気が流れ出るため, 風が吹き出します（図左）. すると, 吹き出す風を補うために上空の大気が下りてくるため, 下降気流が発生します. このため, 一般に, 高気圧の中では雲が発生しにくくなります.

　低気圧の地表付近では, 気圧が低い分, 外から内に向かって空気が集ってくるため, その空気が逃げ出す風, つまり, 上昇気流が発生します. 上昇気流があると, 雲ができやすく, 雨が降りやすくなるようです. さらに低気圧が発達するほど, 中心に（内に）向かう風は強くなるため, 上昇気流も強くなって大規模な雨雲ができるようです（図右）.

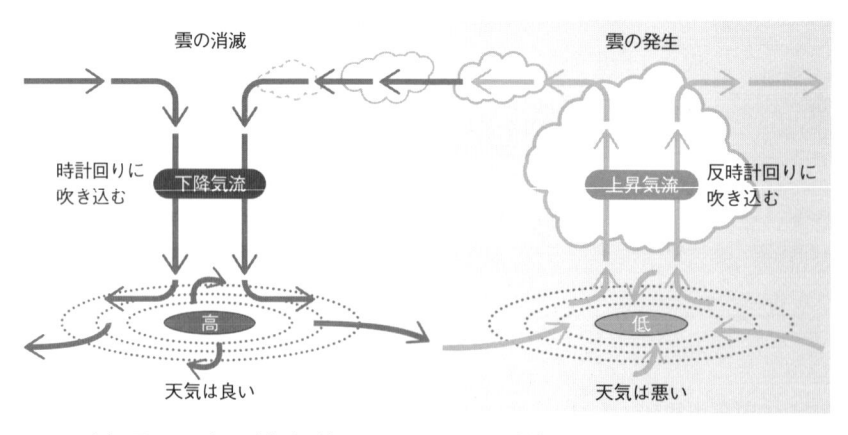

高気圧のモデル（北半球）　　　低気圧のモデル（北半球）

5) 陽圧・陰圧

図3-8は，シリンジ（注射器）とピストンおよびシリンジの先端を閉じる栓を用意したものです．図3-8aは，シリンジ内にピストンを適当なところでとめています．この状態だと，外気とシリンジ内の空気は自由に出入りできるため，シリンジ内の圧力は大気圧と同じ1気圧（1atm）です．

図3-8bは，図3-8aの状態からシリンジの先端に栓をしてシリンジ内の空気を密閉した状態です．

次に，図3-8cのように，矢印の方向にピストンを押すとします．すると，ピストンを持つ手に押す方向とは逆の抵抗感のような感触が伝わります．この手に伝わる抵抗感は，ピストンの壁に分子・粒子の衝突する回数が増加し，圧力が大きくなったために生じる現象です．こうして，シリンジ内の圧力と外の大気圧との圧力差ができます．このとき，図3-8cのシリンジ内のように，基準となる大気圧よりも大きい圧力を**陽圧**といいます．

次に，図3-8dのように，ピストンを引けば，手にはピストンが引き戻ろうとする感触が伝わります．この手に伝わる感触は，シリンジ内の体積が大きくなった（分子・粒子の衝突回数が減少）ことでシリンジの中の圧力が小さくなったために生じる現象です．このとき，図3-8dのシリンジ内のように，基準となる大気圧よりも小さい圧力を**陰圧**といいます．

一般に，圧力に差がある2つの隣り合う気体がある場合，気体中の分子は，圧力の大きい（分子密度が高い）方から小さい（分子密度が低い）方へ移動します．この性質から，図3-8cの陽圧の状態から栓を取れば，空気は外へ出ていきますし，図3-8dの陰圧の状態から栓を取れば，空気はシリンジ内に入り込んできます．

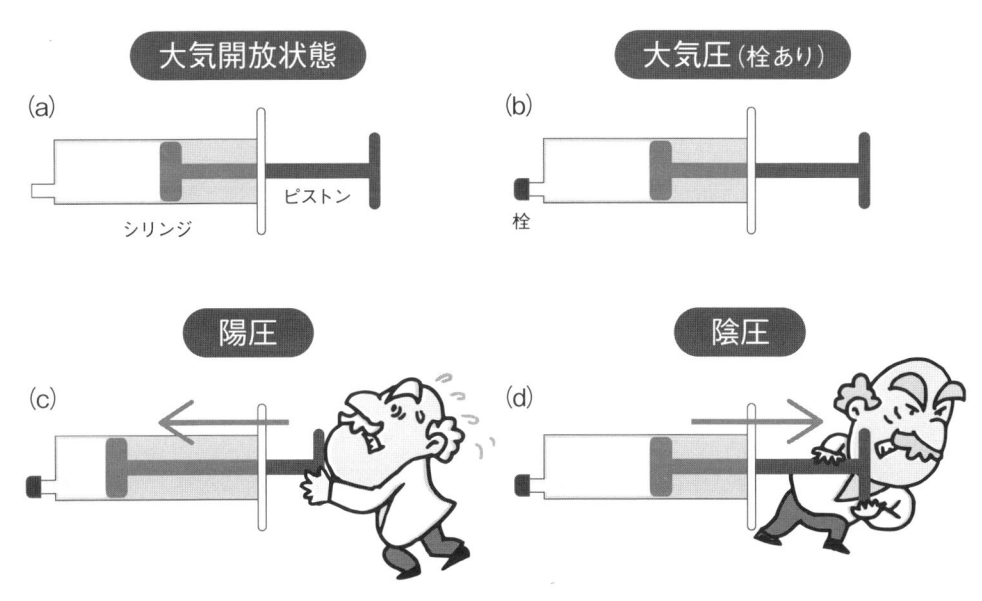

図3-8 シリンジの状態と内部の圧力

★人体や疾病とのかかわり★

①横隔膜の原理

　図3-9のような装置を用いてヒトの呼吸運動のしくみを考えてみたいと思います.

　この装置は，蓋付きの円柱の密閉容器にストローを突き刺し，ストローの先端（容器側）にゴム風船を付け，容器の底にはゴム膜が張り付けられています．容器の内と外はストローによって空気が行き来できるようになっています（図3-9a）．容器内の圧力は大気圧と同じで，以下のような実験を行います.

　矢印の方向にゴム膜を引っ張ったとしましょう（図3-9b）．すると，密閉容器内の空間（容積）が広くなり，ボイルの法則に従って容器内の圧力が小さくなります（陰圧）.

　このとき，容器内外で圧差ができます．気体の粒子は圧力の大きい方から小さい方へ移動するため，空気は，容器の外（大気圧）から容器の中（陰圧）に流入し，結果的に空気を容れるゴム風船が膨らみます（図3-9c）．逆に，ゴム膜を押し込めば，容器内の容積が小さくなることで，中の圧力が大きくなり（陽圧），風船の中の空気が出ていきます.

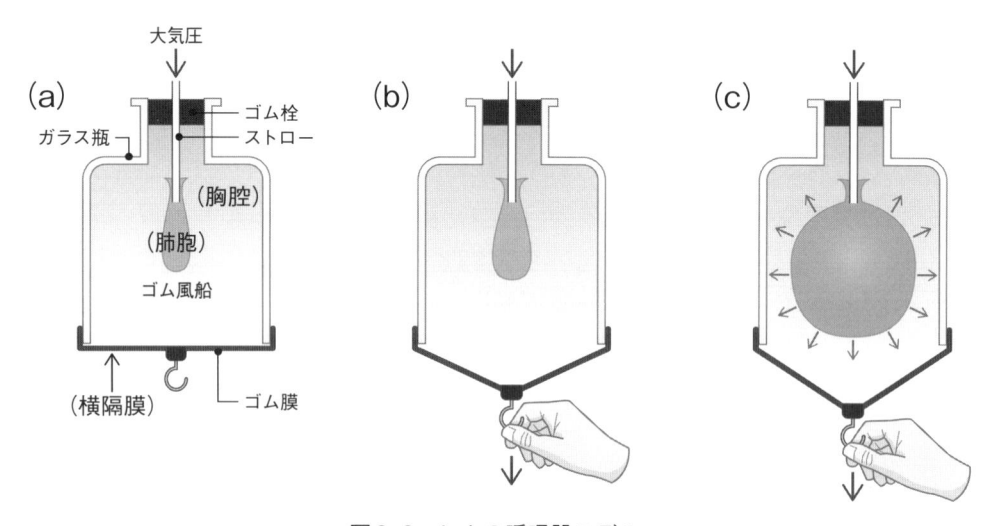

図3-9　ヒトの呼吸器モデル

（山田幸宏監修「看護のためのからだの正常・異常ガイドブック」サイオ出版，2016を参考に作図）

　呼吸器における肺（肺胞）の膨らみはこの原理に基づいています．私たちは普段，空気を吸い込み（吸息），吐き出す（呼息）呼吸運動を行ってます．図3-9のゴム膜に該当するのが，肺の下面にある**横隔膜**という筋肉です．息を吸うとき（吸息時），ドーム状の横隔膜が収縮して下方に下がります．すると，胸腔内の容積の増大により，中の圧が下がります．この圧差によって鼻から空気が入り，気道を経て肺の中に空気が入ることで肺が膨らみます.

　息を吐き出すとき（呼息時）は，横隔膜が弛緩することで上方に上がり，胸腔の容積が減少により，中の圧が上がります．この圧差によって空気が外に押し出されます.

このように，横隔膜の収縮と弛緩によって，吸息と呼息が起こります（図3-10）．

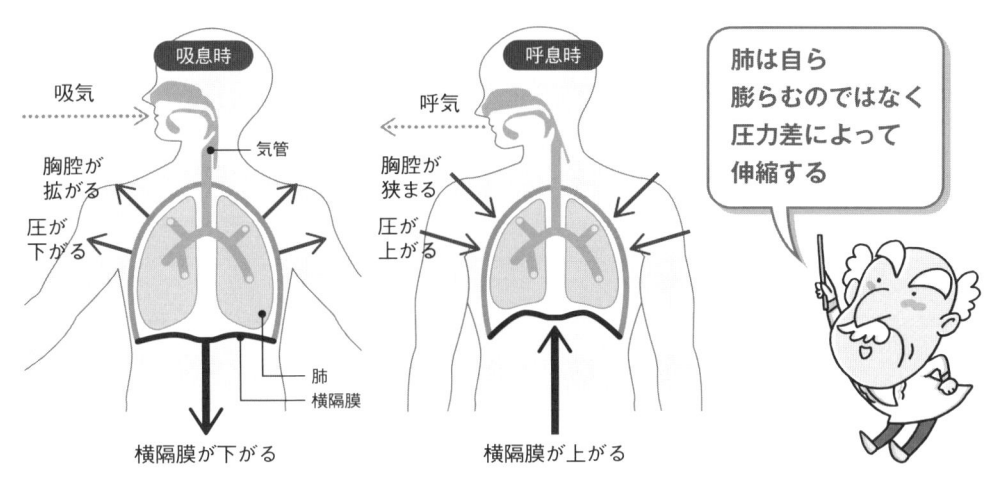

図3-10　吸息と呼息の起こるしくみ

②ろ過と血圧

　私たちの体を構成する基本単位である細胞は，ATP（エネルギー）を生み出しつつも，さまざまな老廃物を排出します．そして血流にのった老廃物は腎臓へと運ばれます．腎臓は尿を作る重要臓器ですが，尿の材料は体内を流れる血液です．

　腎臓の中には尿を生成するための装置が備わっています．**糸球体**と**ボーマン嚢**（併せて**腎小体**という）と呼ばれる領域で，尿を作る第1ステップである**ろ過**が起こります．ここでの「ろ過」とは，毛細血管でできた糸球体内を流れる血液成分の一部がボーマン嚢へと移動することをいいます（図3-11）．

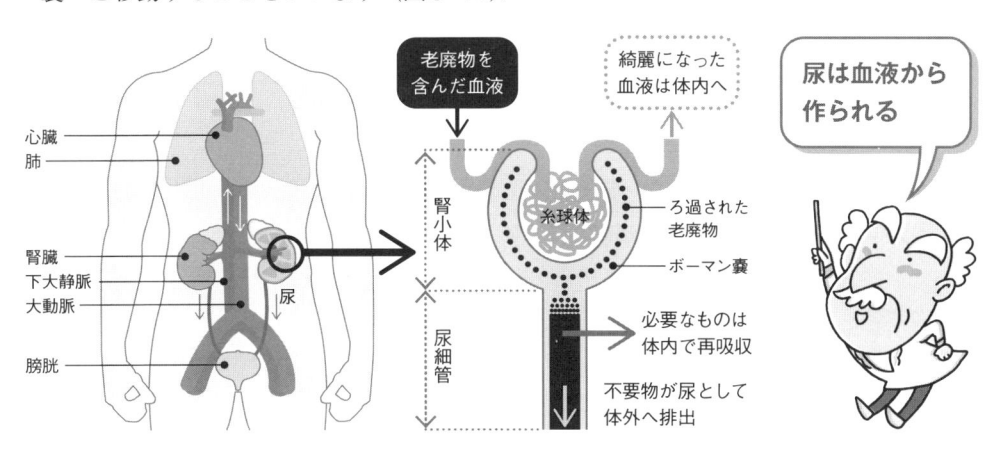

図3-11　腎臓におけるろ過

　ところで，ろ過には，ろ過される前の場所からろ過された後の場所へ移動するための「力」が必要になります．この「力」が血管内の圧力である**血圧**です．血圧は，血管の

内から外へ向く力のため，血液（血管内）成分が血管外へ出ていくための原動力となります．では，どのくらいの血圧が必要かといえば，図3-12のように，血圧に対抗する力（膠質浸透圧，ボーマン嚢の内圧）に勝る力，最低でも60mmHgが必要となります．

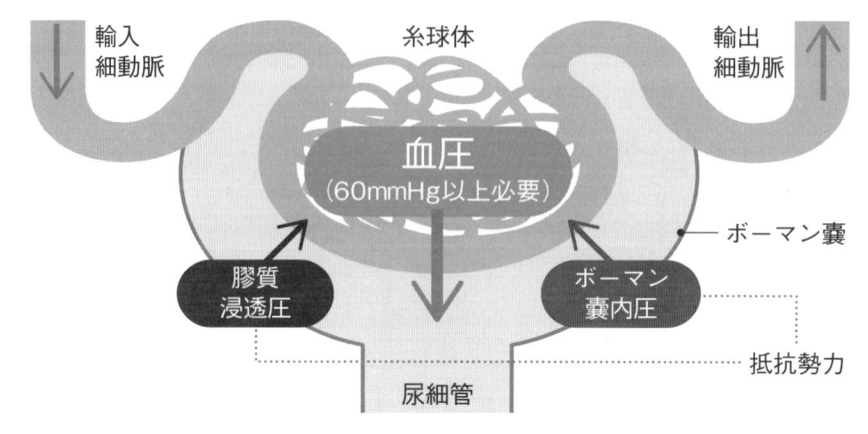

図3-12　ろ過と血圧の関係

　ところで，血圧が高すぎるのは体に良くないとよく耳にしますが，一方で，低すぎるのも危険です．低すぎるとなぜ危ないのでしょうか．1つの理由は，血圧は血液を流す動力となっているため，全身に血液をくまなく送るために必要です．

　それ以外の理由として，上で説明した腎臓で起こる尿の生成に血圧が重要だからです．血圧が低すぎると，腎小体でのろ過が起こらないため，尿ができません．尿が出来ないとなると，全身の細胞から発生する老廃物（薬物，クレアチニン，アンモニア，尿素，尿酸など）を除去できないことになり，尿毒症といって全身に老廃物が貯留する危険な状態に陥り，全身に重篤な障害を引き起こします．

　このように，圧力が関係する体のしくみは数多くあり，生理機能を維持するためにとても大切な働きをしています．

POINTs

- ある単位面積の面に対し，垂直に押す力を圧力という．
- 圧力の単位はPa（パスカル）が常用される．
- 大気圧は1.013×10^5Pa（1.013×10^3hPa）である．
- 一般に，大気圧よりも大きい圧力を陽圧，小さい圧力を陰圧という．
- 一般に，気体中の分子は，圧力が大きい方から小さい方へ移動する．
- ヒトは吸息時，横隔膜の収縮により胸腔内の圧力が小さくなることで，空気が肺の中にはいっていく．
- ヒトは呼息時，横隔膜の弛緩により胸腔内の圧力が大きくなることで，空気が肺から出ていく．

3.2 浸透圧

　図3-13aのようにU字型の管を用いて次のような実験を行います.

　左側に濃度の低い食塩水を，右側に濃度の高い食塩水を液面の高さが同じになるように入れます. それぞれの液の境は半透膜で仕切られています. **半透膜**とは，「溶液中のある成分のみを透過させることができる性質の膜」のことですが，ここでは，「水分子（溶媒）は通すが，食塩（溶質）は通さない」膜と考えてください. なぜなら，半透膜には非常に小さな孔が開いているため，この孔よりも小さな物質（水など）は通り抜けることができるが，その孔より大きな物質は通り抜けることができないからです.

　この状態でしばらく放置しておくと，図3-13bのように，濃度の高い方の水面が上昇（濃度の低い方は下降）します. 半透膜は水しか通れないため，水が左側から右側へ移動したと考えられます. このように，ある物質粒子が膜を通過して移動する現象を**浸透**といいます.

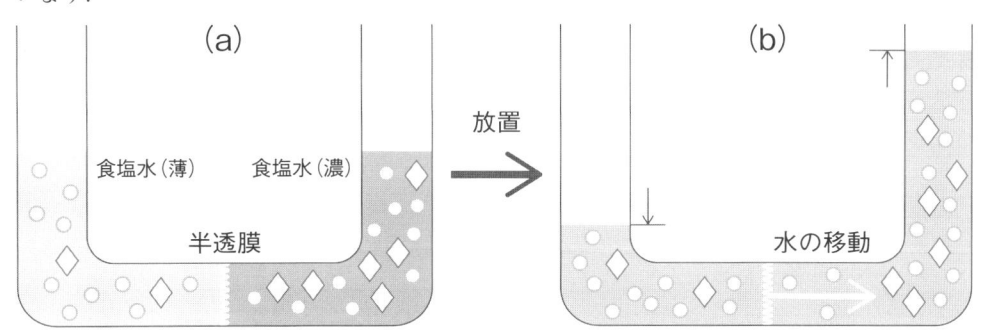

図3-13　半透膜を超えての溶媒（水）の移動

　次に，図3-14（a）のように，濃度の高い溶液側におもりを乗せます. しばらく放置しても液面の高さが変わらなければ，おもりが下方に押す力と溶媒が右側へ浸透しようとする力がちょうど釣り合った状態だといえます（図3-14b）.

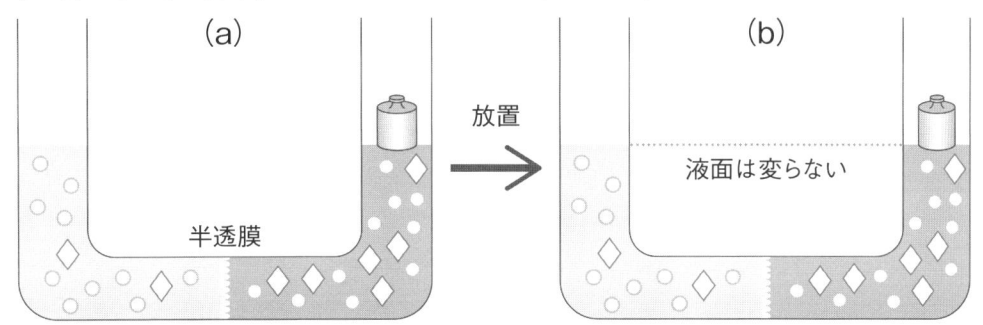

図3-14　半透膜を超えての溶媒（水）の移動

　このときのおもりが下方にかける圧力の大きさを**浸透圧**といいます. 浸透圧は，溶質の

種類のよらず，溶液のモル濃度および温度に比例し，次式が成立します．

$$\Pi V = nRT$$

（Π：浸透圧（Pa），V：体積，n：溶質の物質量，R：気体定数，T：温度）

モル濃度c（mol/L）は，物質量n（mol）に体積V（L）を割ることで算出できるため，上式は次のように変形できます．

$$\Pi = \frac{n}{V}RT = cRT$$

　この式は，浸透圧Πは温度が一定ならば，モル濃度cに比例することを示しています．**つまり，濃度が高いほど大きな浸透圧が発生**することになります．

　では，根本的な問題として，どうして溶媒は濃度の低い方から高い方へ移動するのでしょうか．また，その移動する原動力は何なのでしょうか．これは，物質の拡散現象で説明がつきます．隣り合う異なる濃度の溶液が半透膜で仕切られている状態をもう1度考えます．図3-15aは，半透膜付近の溶媒および溶質の存在を現したものです．左側は濃度が低く（溶媒が多い）右側は濃度が高い（溶媒が少ない）状態です．このときの濃度とは，食塩などの溶質に対する濃さを指しますが，見方を変え，溶媒の濃さという視点でみてください．つまり，水の濃度と捉えるのです．すると，左側の水の濃度は高く，右側の水の濃度は低いといえます．ここで物質の拡散現象が起こります．つまり，濃度の高い方から低い方へ移動する現象です．この法則に則り，溶媒（水）は左から右へ移動します．こうして，図3-15bのように溶液の水面は右側が上昇するわけです．

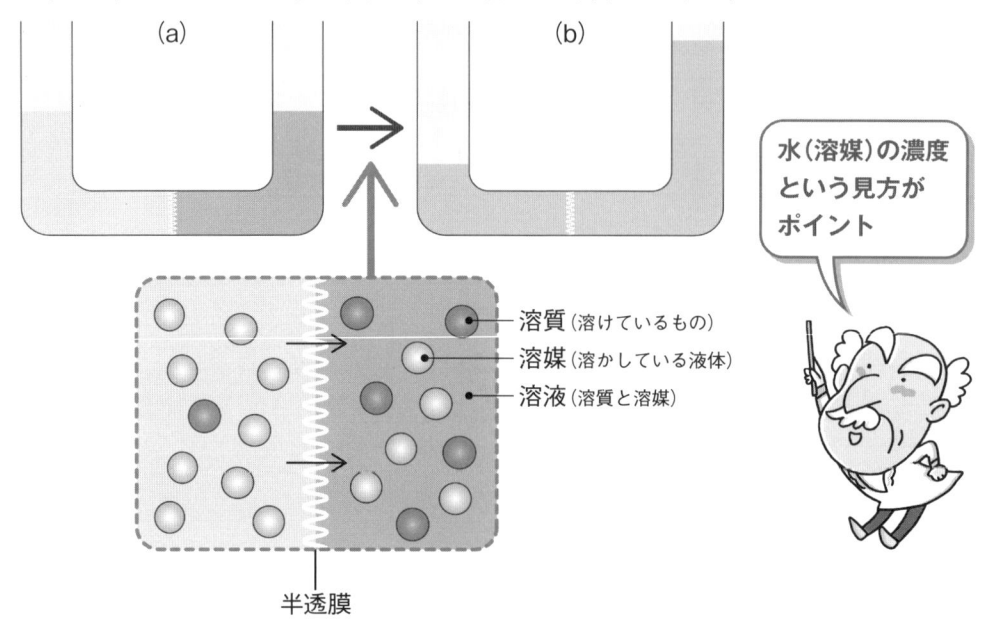

図3-15　水が移動する原理

★人体や疾病とのかかわり★

①膠質浸透圧と病態

　血液成分の中で，浸透圧の発生に寄与するタンパク質が存在します．それは，肝臓で合成される**アルブミン**と呼ばれるタンパク質で，血中では3.7〜4.9 g/dLの濃度の範囲内で存在します．アルブミンによる浸透圧を**膠質浸透圧**といい，血管の外にある水分を血管内に浸透（吸い込む力）させます．

　毛細血管では，血圧（外向きの力）と膠質浸透圧（内向きの力）によって，水の出入りが起こっています．

　毛細血管の<u>動脈寄り</u>では，血圧の方が膠質浸透圧よりも大きいため，水は外に押し出されます．

　逆に，毛細血管の<u>静脈寄り</u>では，膠質浸透圧の方が血圧よりも大きいため，水は血管内に吸い込まれます（図3-16）．

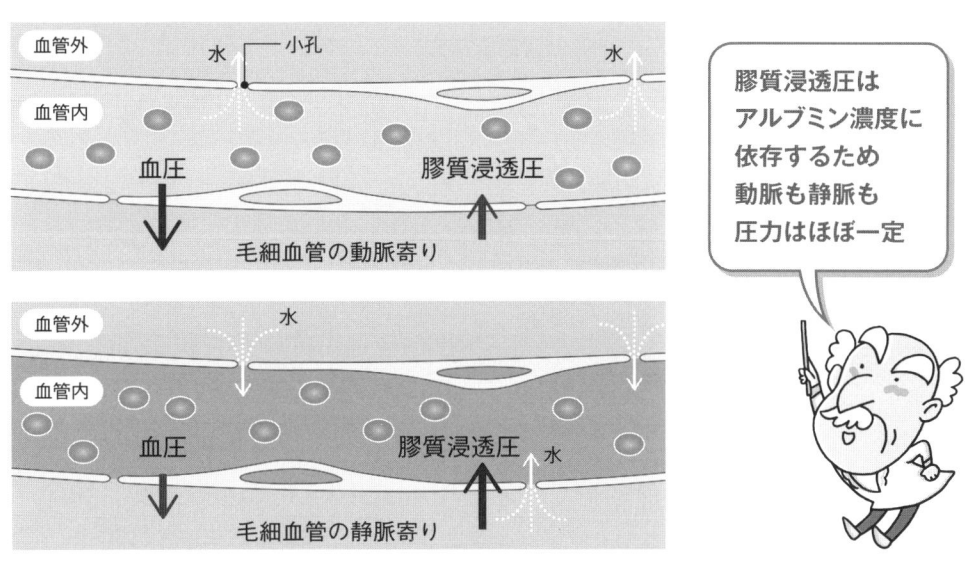

膠質浸透圧は
アルブミン濃度に
依存するため
動脈も静脈も
圧力はほぼ一定

図3-16　毛細血管における水の出入り

　ところが，血圧もしくは膠質浸透圧の大きさのどちらかでも異常が起こると，水の出入りのバランスが崩れることがあります．例えば，アルブミンの濃度が低下すると，p156の$\Pi = cRT$の原理により膠質浸透圧の低下をまねき，血管内に吸い込まれる水分量が減少することで血管外の水分が貯留してしまいます．この状態を浮腫み（または**浮腫**）といいます．長時間直立したままの状態を続けると，膝から下が浮腫むことがありますが，これは異常ではなく，血液にかかる重力が，血液が心臓へ戻ろうとする力よりも強いために生じる一過性の生理反応です．しかし，病的な浮腫みは注意が必要です．

　ある種の疾患によって，下腿（膝より下）やお腹，胸，まぶたに水が溜まり，次第に全身に浮腫みが生じることがあります．腎臓や肝臓の疾患，心不全，飢餓，リンパ管の閉塞などが原因となります．

　肝臓はアルブミンを産生する臓器ですし，腎臓は血液を材料に尿を作る臓器です．肝臓病はアルブミンの合成能の低下，腎臓病はアルブミンの尿中への異常排出をまねく恐れがあり，いずれにしても，血液中のアルブミン濃度が下がり，膠質浸透圧の低下から血管外水分が多くなり，浮腫を発生させる原因となります（図3-17）．

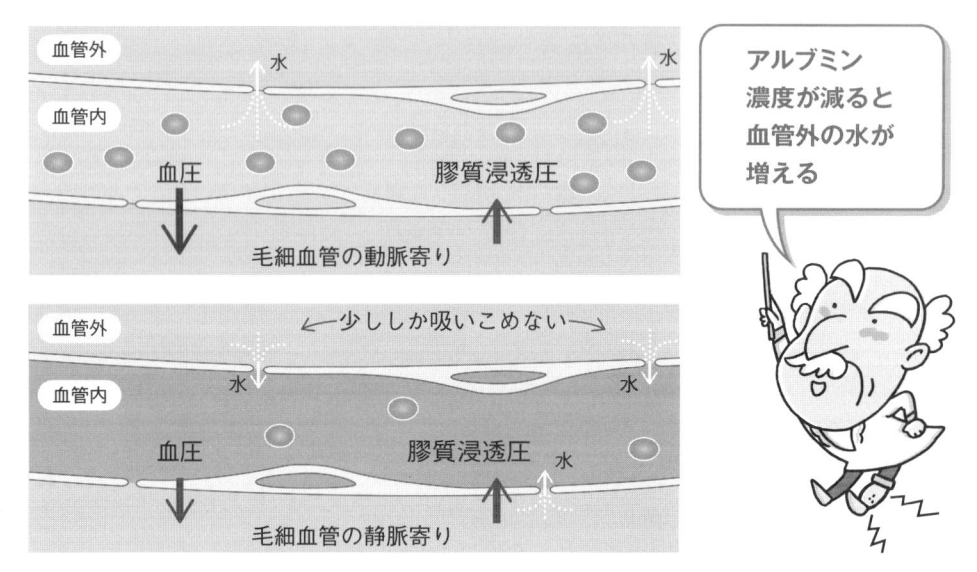

図3-17　血圧や膠質浸透圧の異常による浮腫の原因

②細胞と浸透圧の関係

　血中に含まれる細胞の中で最も数が多いのが赤血球です．赤血球はその名称が物語るように，顕微鏡で見ると赤色を呈し，中央が凹んだ円盤状をしています（図3-18a）．

　赤血球の中にはヘモグロビンと呼ばれる血色素があり，これが血液中の酸素と結びつくことで全身を循環します．そして，臓器や器官内に入り，細胞・組織近傍に至るとヘモグロビンと酸素の結合が解けて，遊離した酸素は細胞へ提供されます．

　では，赤血球を血液から採取し，水（純水）の中に入れるとどうなるでしょうか．赤血球の外側にある水が中に浸入（浸透）し膨張します（図3-18b）．赤血球の内側は血液と同じ浸透圧を持つため，ある一定の溶質の濃度を保っています．赤血球を水の中に入れるというのは，溶質濃度が0の環境に置くことのため，赤血球内外で濃度差が生じます．もちろん，赤血球の内側が高い溶質濃度になります．浸透は，「濃度の低い方から高い方へ溶媒が移動する」ことですから，結果的に，赤血球内に水が侵入することで大きく膨れ，ついには破裂してしまいます（溶血）．

逆に，赤血球を高い濃度の食塩水下（例えば3%の食塩水）にさらすと，濃度の低い赤血球内の水分が外に浸透します．結果的に，金平糖のようにしおれた形になってしまいます（図3-18c）．

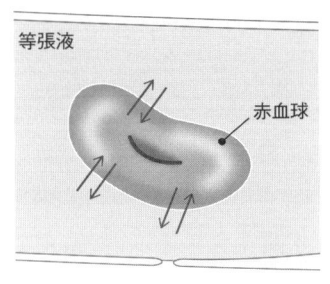
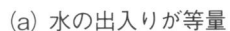
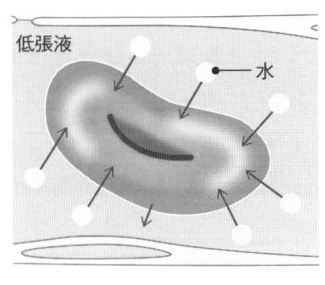
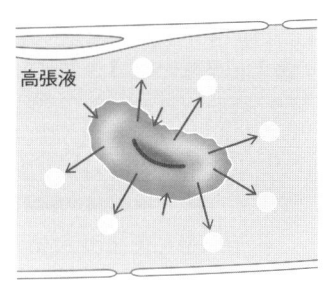

(a) 水の出入りが等量　　　(b) 水の浸透による膨張　　　(c) 水の流出による収縮

図3-18　赤血球の変化

このように，赤血球の中の溶質濃度よりも高い，もしくは低い環境にさらせば，赤血球の変形が起こります．赤血球内液よりも低い濃度の液を**低張液**，高い濃度の液を**高張液**といいます．また，赤血球の内部の浸透圧と同じ濃度の溶液を**等張液**といいます．食塩水だと0.9%（これを**生理的食塩水**（生理食塩水）という），ブドウ糖溶液だと5%の濃度が赤血球との等張液となります．

また，ヒトの血しょう中の浸透圧を表す単位としてOsm（オスモル）がよく使われます．これは溶液中にどのくらいの数の分子やイオンなどの粒子が溶解しているかによって決定されます．ヒトの血しょうの浸透圧は$275 \sim 295 \, \mathrm{mOsm/kg} \ \mathrm{H_2O}$が基準値となります．

③浸透圧と利尿

糖尿病という病気があります．ホルモンの一種「インスリン」の分泌が少ない，または，インスリン抵抗性というインスリンの効果が発揮できない場合に血液中のグルコース（血糖）が慢性的に高くなり，それによって種々の症状を起こす疾患です．高血糖が持続すると，口渇，多飲，多尿，体重減少，易疲労感などの諸症状が現れ，さらに重篤な場合は，ケトアシドーシス（酸性物質のケトン体の異常増加による血液pHの酸性化）や高度脱水などによる昏睡が生じることもあるので注意が必要です．また，慢性的な高血糖によって神経や血管に障害が起こり，網膜症，腎症，神経症などの合併症を引き起こすこともあります．

ここでは，多尿が起こる原因について考えてみたいと思います．腎臓の機能は生物分野の腎臓（p37），または物理分野の「濃縮・希釈」，「ろ過」などに詳しい説明がありますが，腎臓の主な機能は，尿を作ることです．尿は血液を材料として，ろ過→再吸収→分泌という3つのステップを経て最終的な尿となります．最初のステップである「ろ過」ですが，血液の水分をはじめ，さまざまな小さな分子が腎臓のボーマン嚢側へと移

動します．ろ過された液（原尿）は，この後，尿細管という細い管を通り，通常ならば不要なもの以外の大半の物質が再び血液に戻され（再吸収）ます（図3-19a）．最終的な1日の尿量は1L～1.5Lになります．

　糖尿病だと慢性的な高血糖が続くため，ろ過された原尿の中には大量のグルコースが含まれます．図3-19bのように，グルコースは浸透圧を発生させる分子ですから，尿細管側に多量のグルコースがあると，原尿の浸透圧が大きくなり，本来尿細管側から血液に戻るべき水分の移動が起こりにくくなります．その結果，原尿中の水分含量が多くなってしまい，尿量が増加することになります（多尿）．

　尿量の増加により水分の喪失が起こると，血液の浸透圧が高くなり（血液が濃くなり），これが脳内の飲水中枢を刺激し，**口渇感**が起こります．その結果，尿で喪失した水分を取り戻すべく**多飲**となるわけです．

　利尿とは，尿量を増加させる作用のことを指し，尿の浸透圧が高まることによる尿量増加を**浸透圧利尿**と呼んでいます．

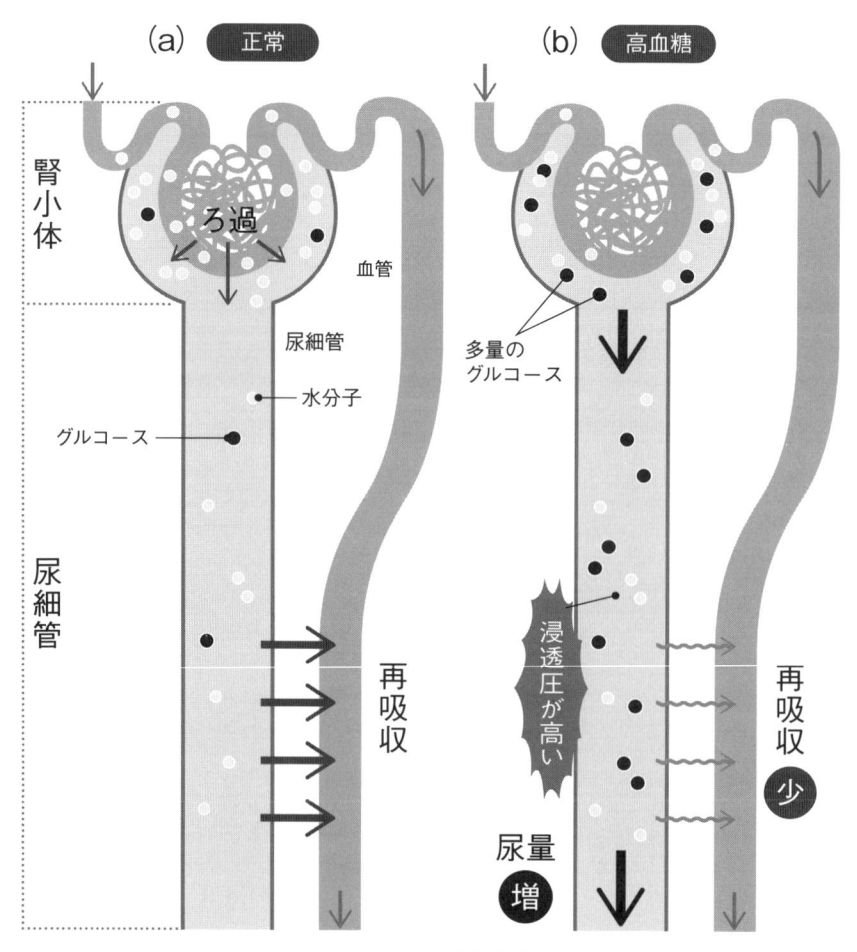

図3-19　高浸透圧利尿

POINTs

・半透膜を隔てたある2種類の異なる濃度の溶液において，その中の溶媒が（濃度の低い方から高い方へ）移動する現象を浸透という.

・浸透する力の大きさを浸透圧という.

・ヒトの血液中に存在するアルブミンや電解質は，浸透圧の発生に寄与する.

・血圧は血管の内側から外側へ押し出す力，膠質浸透圧は血管の外側から内側へ吸い込む力となり，毛細血管では水の出入りが起こる.

・血圧と膠質浸透圧のバランス異常は浮腫の原因となる.

TOPIC

ナメクジに塩をかけると…

皆さんは，ナメクジに塩をかけた経験がありますか？

経験がある方，ナメクジはどうなりましたか？　かわいそうですがナメクジは小さくなり，周りに粘液のような液体を出しながら死んでしまいます.

このナメクジの変化も浸透圧が関係しています.

ナメクジの外壁は細胞膜，つまり，半透膜性の成分でできています. ナメクジの上から塩をかけることによって，膜の外の塩分濃度が高くなります.

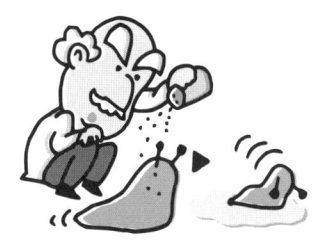

塩をかけるとナメクジは縮む

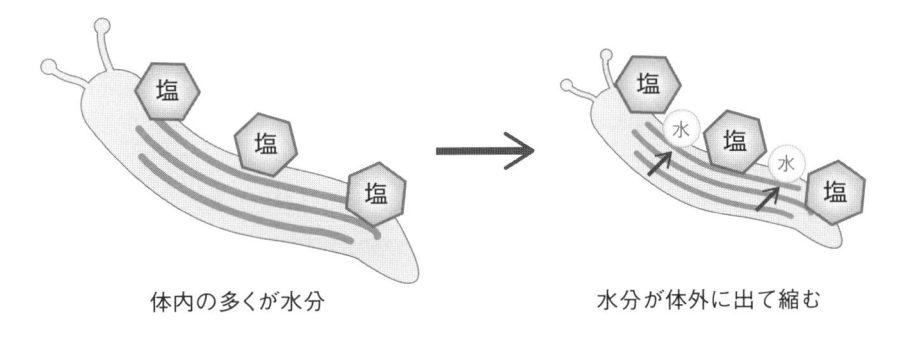

体内の多くが水分　　　　　　　　　水分が体外に出て縮む

すると，ナメクジの体内の水分が「濃度の低い方から高い方へ移動」し，結果的にナメクジ内の水分が減ってしまって体が小さくなってしまいます. これも1つの浸透圧による現象です.

3.3　表面張力

雨上がり，植物の葉っぱの上に水滴が残り，風が吹くと水滴は球形を保ったまま端の方からぽとりと落ちていきます（図3-20）．考えてみれば，「球形を維持しつつ」水滴が移動する現象はとても興味深いものです．

一般に，液体は表面積をできるだけ小さく（液体外部との接地面積をできるだけ小さく）する性質を持ち，この力のことを**表面張力**といいます．

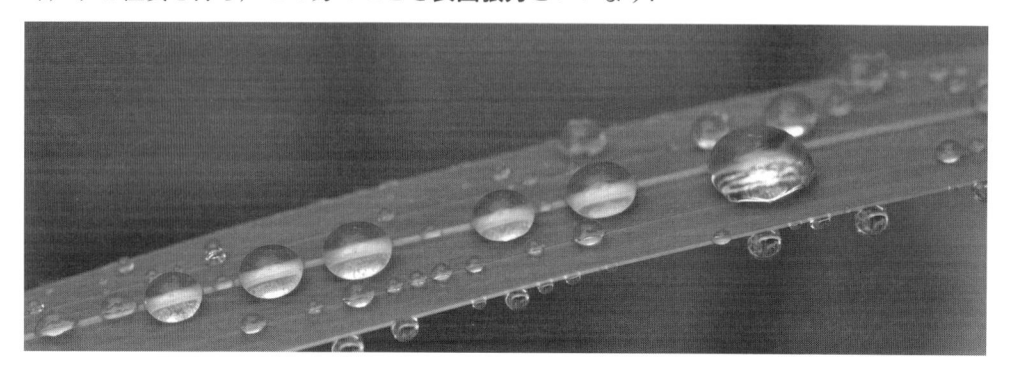

図3-20　表面張力

水分子を含め，同じ分子どうしというのは分子間力（**ファンデルワールス力**）というお互い引きつけ合う性質を持ちます．引きつけあうということは，その分子集団がまとまって，表面積が小さくコンパクトな形や大きさになります．要するに，自ずと球形になるのです（図3-21）．さらに水分子は極性分子であり，高密度の水素結合によってお互い引き合う力が強く，表面張力は強い物質といえます．

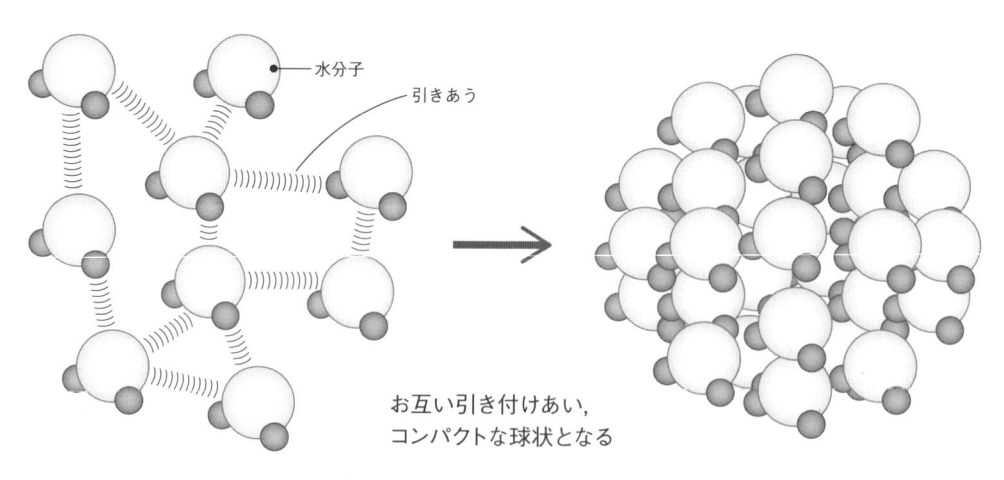

図3-21　表面張力による球体化

　表面張力の「表面」とは，先の例でいうと，水と空気の界面になります．つまり，一番外側の水分子の層を指します．この外側の分子群は，内側分子群と異なり，両側の水分子と内側の水分子に引っ張られています．すると，表層はピンと張った状態（張力）ができることになります（図3-22）．

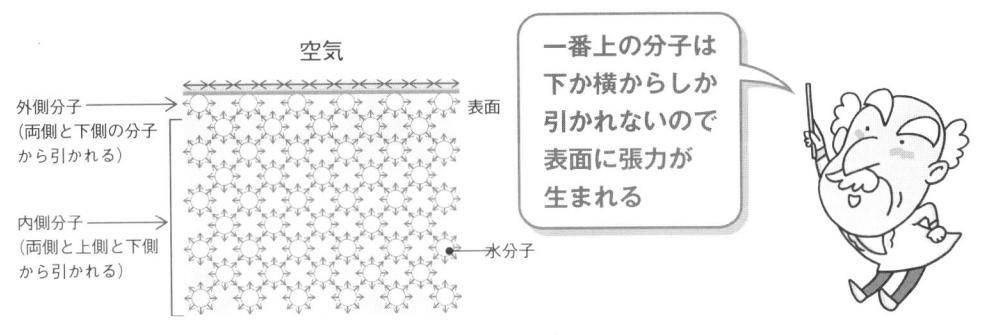

図3-22　表面張力の模式図

　コップに水をギリギリまで注いでもなかなか水がこぼれないことや，葉っぱの上の水滴が球形を保っているのも，表面張力によると考えることができます．　では，コップに水をぎりぎりまで入れた状態からセッケンなどの界面活性剤を入れればどうなるでしょうか．界面活性剤は，a) 親水基と疎水基の両方をもち，両親媒性であること，b) 表面張力を小さくする，という性質を持ちます．水分子どうしが互いに引き合うような水面部分に界面活性剤を入れれば，水分子どうしの引き合いを阻止し，表面の張った状態（表面張力）を崩すことになります．

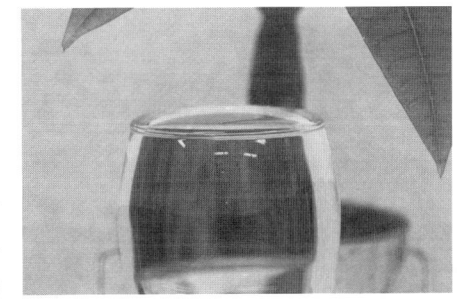

　アメンボはこの表面張力があるため，池の中へ沈まず水面を自由に動き回れます．しかし，界面活性剤を入れれば，アメンボは沈んでしまうことになります．

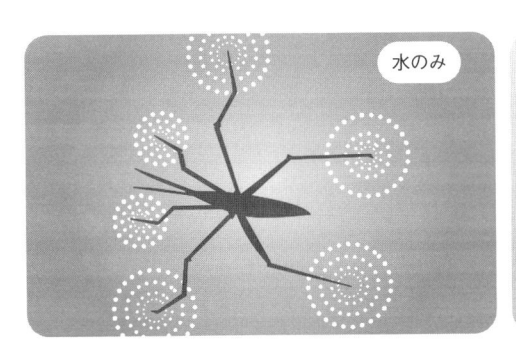

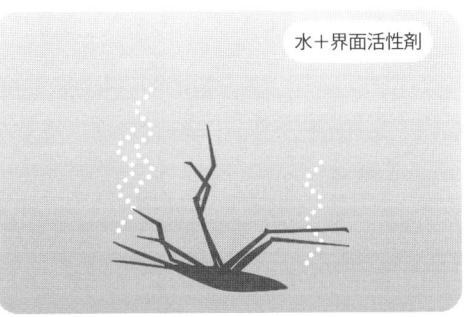

★人体や疾病とのかかわり★

　私たちが日々行う呼吸ですが，吸った息は鼻から（または口から）入り，気道（鼻腔，咽頭，喉頭，気管，気管支）を通り，最終的には肺胞に到達します．肺胞は，直径200μmほどの小胞状構造で，肺胞壁の内面は肺胞上皮細胞が覆い，外側は薄い結合組織でできています．肺胞の外周りは網目状に走る毛細血管があり，肺胞内と肺胞外の血中に溶け込むガスの入れ替え（ガス交換）が行われます．肺胞はいくつか集まり，肺胞嚢というブドウの房状構造を形成します．成人の肺胞数は2〜7億個ほどあり，その表面積はテニスコート1面分に相当（約100 m²）するという広大な広さを確保しています（図3-23）．

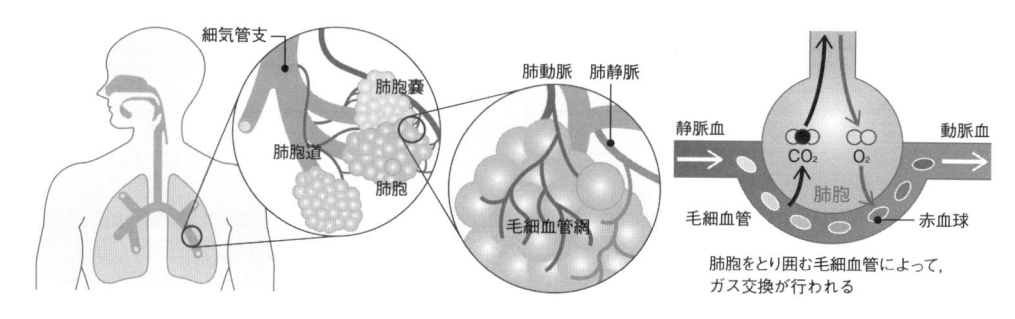

図3-23　肺の構造

　吸った息は，気道を通る際に気道表面の粘液の影響を受けて，肺胞に到達する際には水蒸気圧が飽和状態の47 mmHgとなるため，肺胞内は湿潤（しつじゅん）状態にあります．表面張力は，同じ分子どうしが集まり表面積を小さくする現象ですから，肺胞内の水分子どうしがコンパクトに凝集すれば，肺胞が萎（しぼ）んでしまいます．肺胞が萎むと，周りの毛細血管との間で行うガス交換効率に大きく影響するため，肺胞が萎まないようなしくみが必要となります．ある種の肺胞上皮細胞は界面活性作用を持つ**サーファクタント（表面活性物質）**と呼ばれる物質を分泌します．界面活性剤は，肺胞内にかかる表面張力を下げるため，肺胞が萎むことを防ぎます．肺胞が縮むことなく袋状構造を維持することは，ガス交換に必要な空気のスペースを確保する意味で大変重要です（図3-24）．

POINTs

- 同じ分子どうしは，分子間力（ファンデルワールス力）によってお互い引き付けあう．
- コップに入れた水の表面には，分子間力によって張力ができる．
- 肺胞の内側表面は，サーファクタントという表面張力を下げる界面活性活性剤が分泌され，肺胞が萎（しぼ）むのを防いでいる．

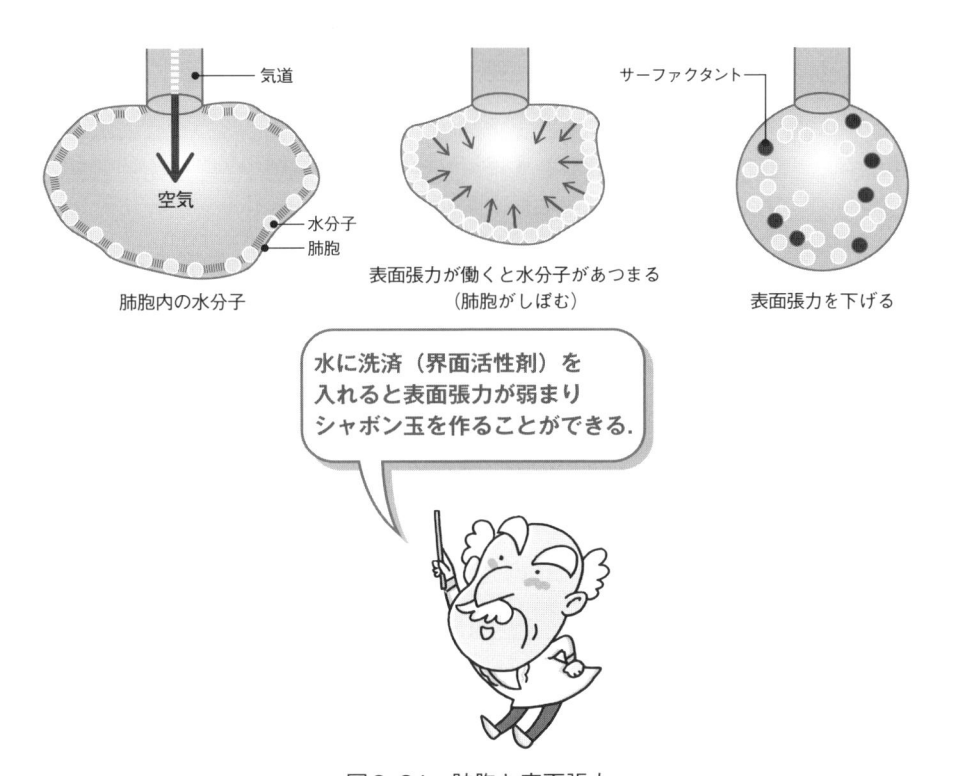

肺胞内の水分子

表面張力が働くと水分子があつまる
（肺胞がしぼむ）

表面張力を下げる

> 水に洗済（界面活性剤）を
> 入れると表面張力が弱まり
> シャボン玉を作ることができる.

図3-24　肺胞と表面張力

TOPIC

あかちゃんの産声

　赤ちゃんの誕生時に最初に産声をあげるためには，肺胞がしっかり膨らみ，その形が維持され，気道が確保され，空気の出入りができることが必要です．ところが，未熟児だとサーファクタントの分泌が不十分な場合があり，肺胞がつぶれて呼吸に障害をきたすことがあります（新生児呼吸促迫症候群）．

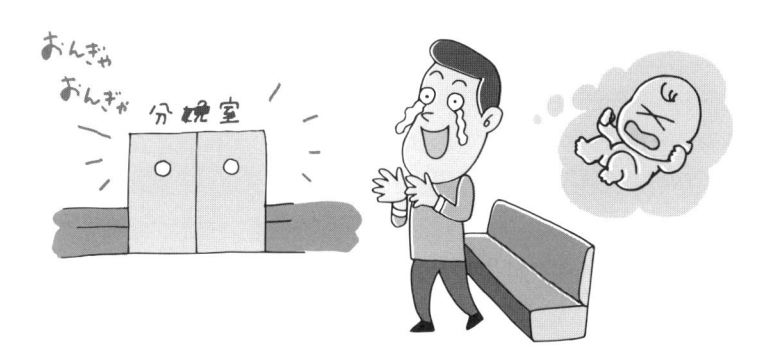

3.4　拡散

　図3-25aは，異なる濃度の溶液を全透膜で隔てて入れた状態です．**全透膜**は半透膜とは性質が異なり，溶媒も溶質も通すことができる膜です．この状態をしばらく放置すると，図3-25bのように，濃度差がなくなり，左右均一の濃度の溶液になります．

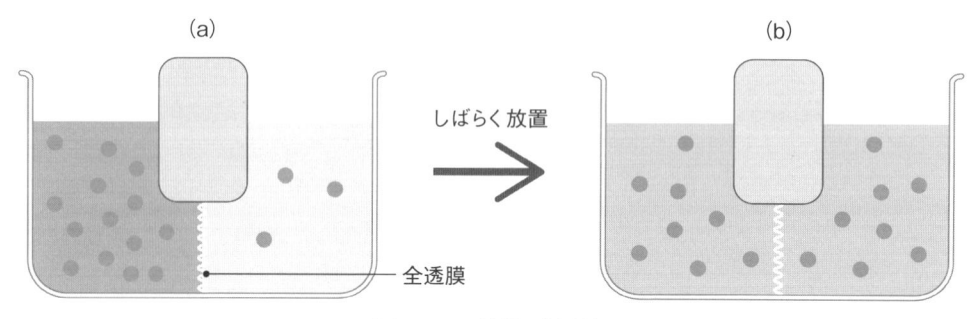

図3-25　拡散（液体）

　図3-26aは，異なる種類の気体を入れた瓶の間に仕切りをかませて重ね合わせたものです．仕切りを取り（図3-26b），しばらく放置すると，それぞれの気体分子が混ざり，2つの瓶に入る混合気体の濃度が均一になります（図3-26c）．

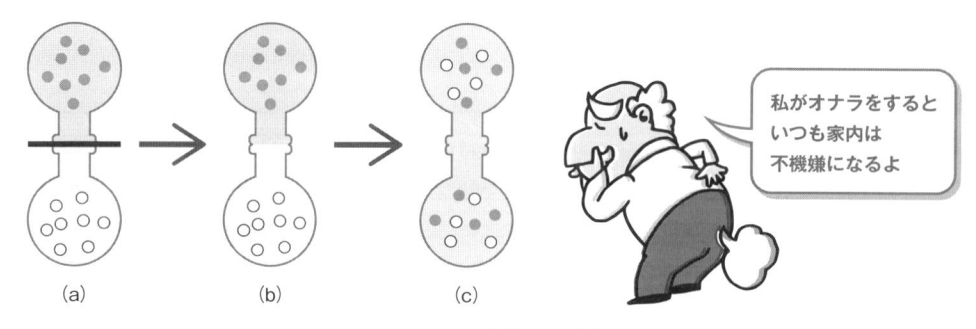

図3-26　拡散（気体）

　このように，物質が移動する現象を**拡散**といいます．液体や気体中に含まれる粒子が自身の持つエネルギーによって絶えず熱運動しているため，自由に移動することができます．ですが，自由に粒子が移動するといえども，仕切りを除いた直後は，必ず濃度の高い方から低い方へ粒子が移動するという一定の規則性を持ち，やがて平衡（均一）状態に達すれば，それ以降は何らかの変化（偏り）を生じることはありません．

　ここで，物質粒子は，秩序ある状態（濃度の勾配など）から無秩序な状態（濃度の均一化）へと乱雑さを増す方向へ自ずと変化します．しかし，その逆，つまり無秩序な状態から秩序ある状態に自ずと変化することはありません（**エントロピー増大の方則**）.

　図3-27は，中心部に集中的に物質が集まり，中心から離れるほど物質が漸減（ぜんげん）する状態を現したものです．このような物質の濃度に偏りを持つ状態を**濃度勾配**があるといいます.

　勾配は日常では坂道（傾斜）を表す言葉として常用されますが，自然科学でも，特に物質の局在や移動を考える際にこの坂道を用いた考え方が大変参考になります.

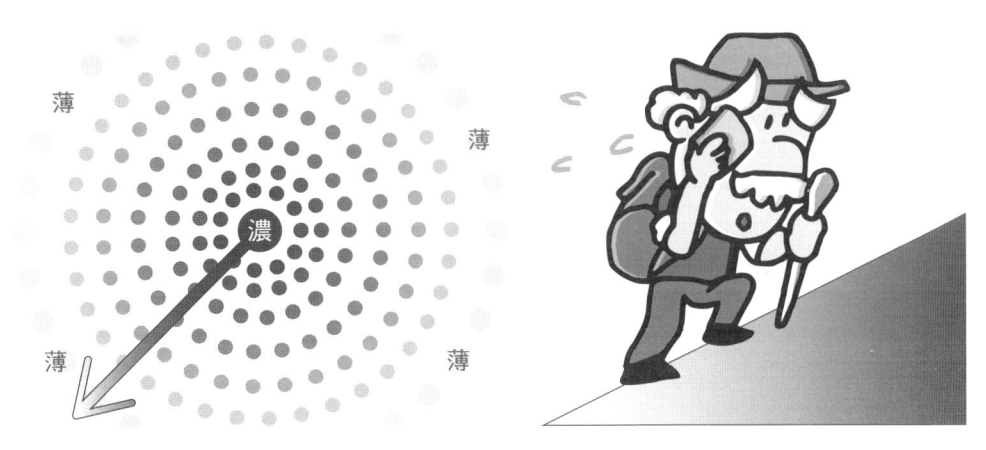

図3-27　勾配

　坂道の上にあるボールは，高い所（勾配が有る方）から低い所（勾配が無い方）に勝手に転がります．低い所から高い所へボールが勝手に昇ることはありません（図3-28）.もし低い所から高い所へとボールを移動させたい場合は，エネルギーが必要となります.

　これもボールの位置に高低差がある秩序ある状態から，高低差のない無秩序な状態に自ずと変化する現象と考えることができます.

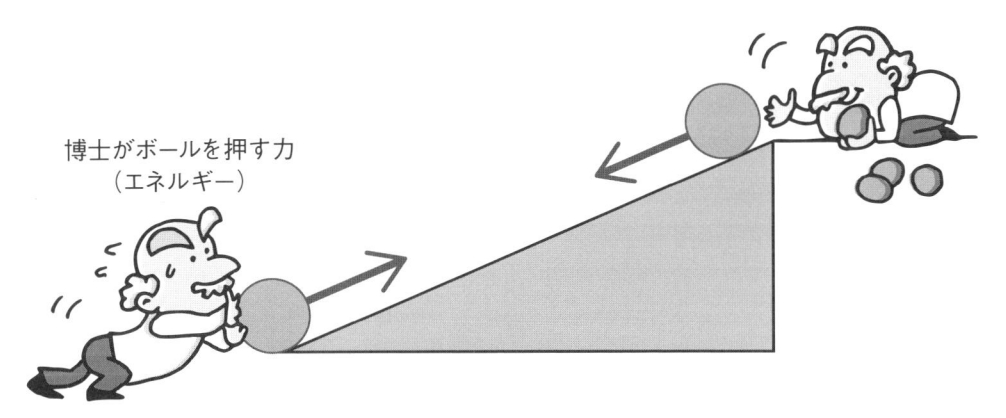

博士がボールを押す力
（エネルギー）

図3-28　傾斜上での移動

★人体や疾病とのかかわり★

　ヒトは，呼吸器における**外呼吸**，全身の組織における**内呼吸**の2か所で呼吸を行ないます．いずれも濃度勾配による物質の拡散がポイントとなります（図3-29）．

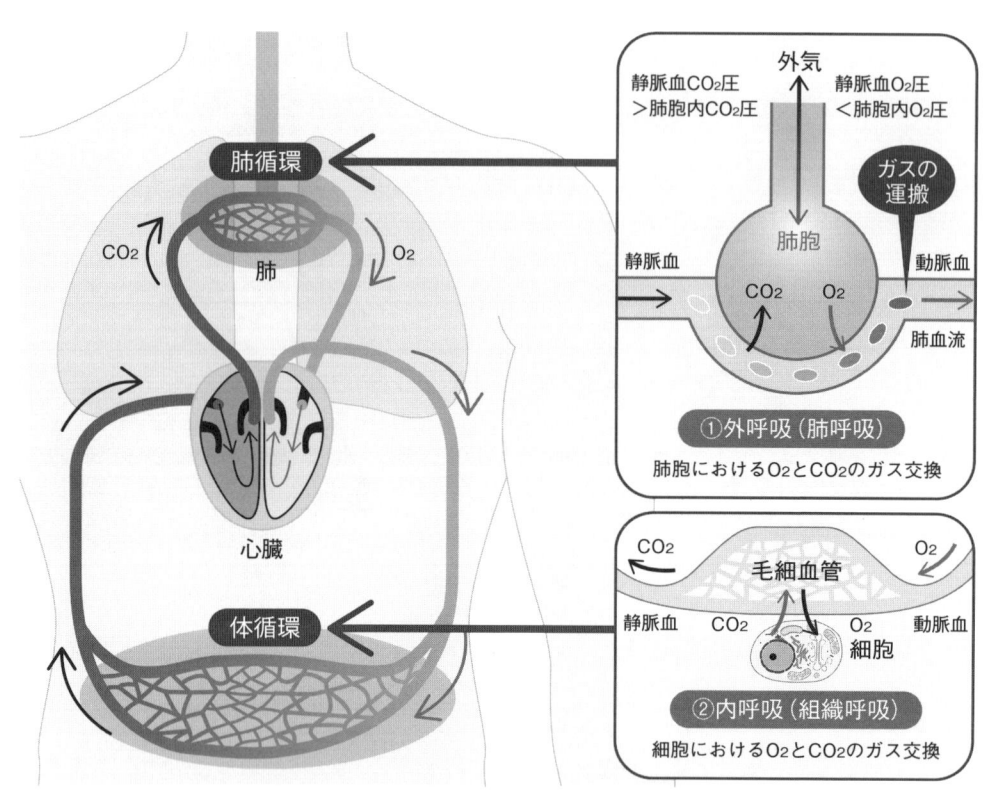

図3-29　ヒトの体内における外呼吸と内呼吸

　外呼吸とは，肺胞と肺胞周囲の毛細血管の間で行われる**ガス交換**のことです．肺胞に向かう酸素が少ない血液（静脈血）は肺胞から酸素を得て再び全身の細胞に得た酸素を提供せねばなりません．

　肺胞と静脈血内に含まれる酸素および二酸化炭素は**濃度差**が存在します．図3-30のように，酸素は肺胞側の方が，二酸化炭素は血液側の方が他方よりも高濃度のため，濃度差による**拡散**が起こります．酸素は血液へ，二酸化炭素は肺胞側へ移動します．図中の矢印のように，酸素と二酸化炭素の移動方向が逆になるため，ここでの拡散を**ガス交換**と呼んでいます．ガス交換後の血液は静脈血から動脈血へ変わり，肺を出た後心臓に再び戻り，心臓から全身に動脈血が送られます．

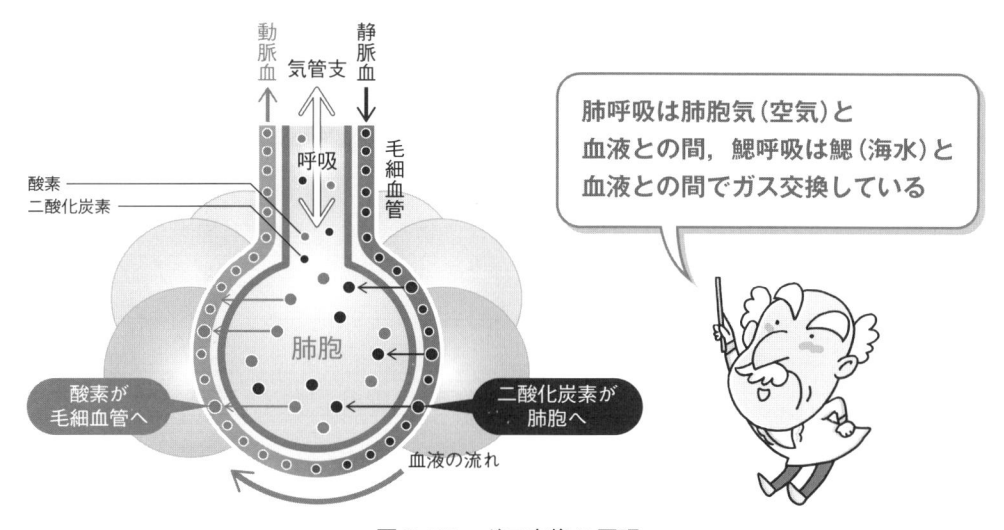

図3-30 ガス交換の原理

（小林製薬株式会社HPより参考作図．http://www.seihaito.jp）

　内呼吸とは，細胞と毛細血管の間で行われるガス交換のことです（図3-29）．

　肺で酸素を得た動脈血は心臓から大動脈を出て全身に送り込まれます．大動脈は遠方に行くにしたがって細くなり，細胞の近傍を通るときには毛細血管になります．このとき細胞側は酸素が少なく二酸化炭素が多くなります．一方，動脈血はその逆で酸素が多く，二酸化炭素が少ないために拡散によるガス交換が起こります．その結果，血液は動脈血から静脈血へと変わり，再び心臓に戻ってきます．

　内呼吸もその基本原理は外呼吸と同様，細胞側とその近傍を流れる毛細血管の間でのガスの濃度差を利用した拡散が起こります．

POINTs

・気体や液体粒子は，たえず熱運動をしている．

・濃度勾配が存在するとき，物質は，濃度の高い方から低い方へ拡散する．

・ヒトの体内では2種類の呼吸，外呼吸と内呼吸が存在する．

・外呼吸とは，肺胞と毛細血管の間で行われるガス交換のことである．

・内呼吸とは，細胞と毛細血管の間で行われるガス交換のことである．

・ヒトの体内における呼吸の原理は濃度勾配による拡散現象である．

3.5　物質の分離

　物質の状態（個体，液体，気体）に関係なく，2種類以上の物質が混合したものを**混合物**といいます．例えば，海水は，水および種々の塩（えん）が溶解した混合物です．一方，1種類の物質のみのものを**純物質**といいます．物質には，それぞれ沸点や融点，大きさ，密度，溶解度など独自の性質を持つため，これらの性質の違いを利用すれば混合物から純物質を分離することが可能です．

　分離方法は，ろ過，蒸留，遠心分離，再結晶などがあり，分離したい物質の性質や用途に応じて使い分けます．

　ろ過は，中学や高校の理科実験で経験した人も多いと思います．

　小さな網目（穴）が空いた紙（フィルター）に砂を乗せると，砂の中の成分のうち網目よりも小さな成分は下に落ち，石ころなどの大きな成分はフィルターを通過できずに残ってしまいます．このように，ろ過は大きさの違いを利用して分離する便利な方法です（図3-31）．

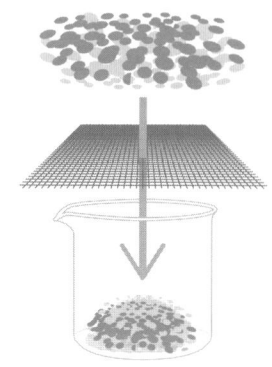

図3-31　ろ過による分離

　蒸留は，液体の混合物を沸騰させ，出る蒸気を冷やして集める方法で，液体内の各成分の沸点の違いを利用した分離方法です．調味料であるみりんは，酒，水，糖の混合液であり，蒸留によって分離できます．

　遠心分離は，混合物を高速で回転させ，物質の密度（g/cm³）の違いによって分離させる方法です．密度が高い物質は下層に，密度が低い物質は上層に分かれます．血液成分の分離などに利用されます．

　再結晶は，液体中に溶解する物質の溶解度の違いを利用した分離する方法です．混合溶液の温度を下げると，溶解度の小さい物質が先に析出してきます（図3-32）．

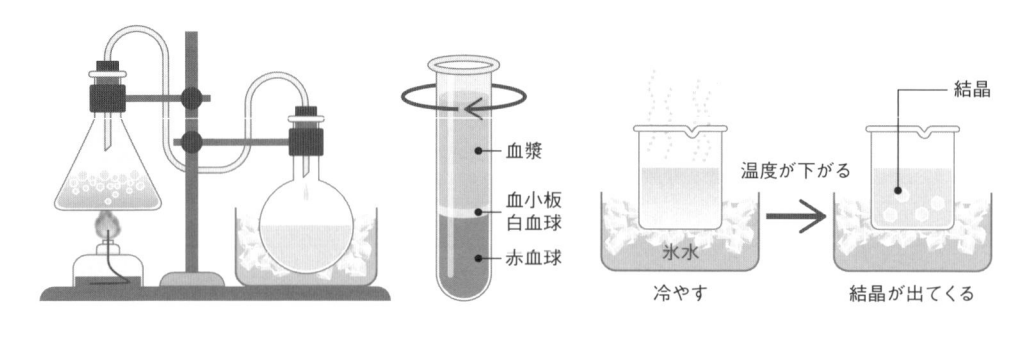

蒸留　　　　　　　　遠心分離　　　　　　　再結晶

図3-32　主な分離方法

★人体や疾病とのかかわり★

物質の大きさの違いをもとに分離する方法のろ過は，腎臓における尿の生成過程の第1ステップで見られ，血液中の成分の大きさの違いから，通過できるものとそうではないものを分けています（図3-33）．

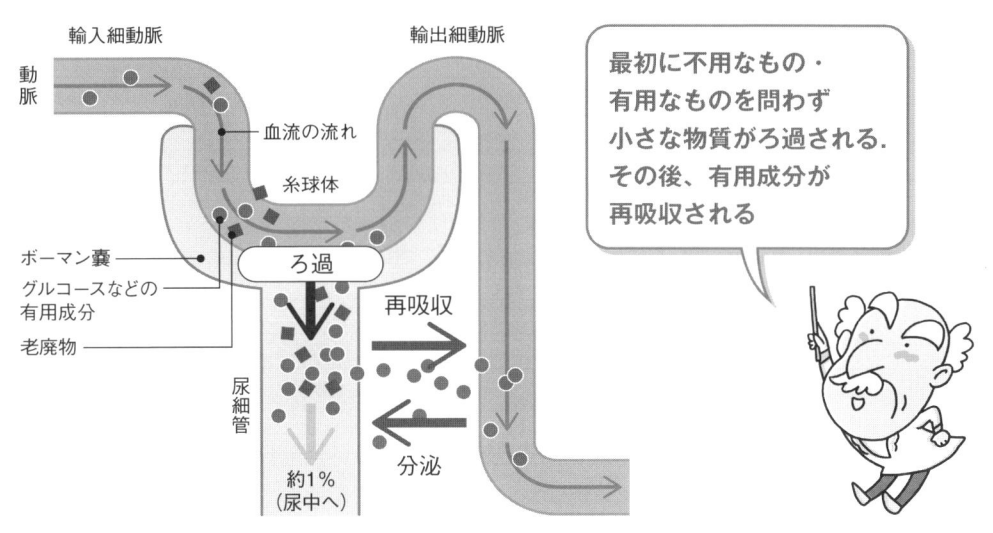

図3-33　ろ過と再吸収のしくみ

血液には血液細胞（血球）をはじめ，大小さまざまな物質が溶解しています．その中には，有用物質もあれば不要物質や老廃物も含まれています．腎臓は体の中で生じた老廃物や余分な物質を尿として排泄し，体内の恒常性維持に特に重要な臓器です．

腎動脈は腎臓内へ血液を送りこみ，腎臓内で分岐を繰り返した後，毛細血管が球状に集まったような形（糸球体）を形成します．血液成分の**ろ過**によって，糸球体からボーマン嚢と呼ばれるスペースに移動します．このとき，サイズの小さい水分子やグルコース，アミノ酸，ビタミン，ミネラル，老廃物などは通ることができますが，サイズの大きい血球や血しょうタンパク質などは通ることができません．ろ過によって濾しだされた液（これを**原尿**といいます）はこの後，尿細管と呼ばれる細い管を通り，加工され，最終的に膀胱を結ぶ尿管へと進んでいきます．

ところで，1つの腎臓の中には糸球体が約100万個あるといわれています．ここで1日合計約160Lろ過されますが，私たちが普段尿として排泄しているのはそのうちの約1.5Lです．つまり，一度ろ過された原尿のほとんどをもう一度血液に戻すステップ（再吸収）が起こり，最終的な尿となるわけです．

POINTs

・物質の性質の違いを利用すれば，混合物から純物質を取り出すことができる．

・ろ過は，物質の大きさの違いを利用して分離する方法である．

・蒸留は，物質の沸点の違いを利用して分離する方法である．

・遠心分離は，物質の密度の違いを利用して分離する方法である．

・再結晶は，溶解度の違いを利用して分離する方法である．

・腎臓の糸球体はろ過装置であり，血液成分のとくにサイズの小さいものを通過させ，原尿を作る．

TOPIC

限外ろ過

　慢性腎不全などで著しく腎機能が低下すると，体内に老廃物や電解質，水分などが貯留し，全身状態に悪影響を及ぼすことがあります．そこで，透析という腎機能を代替する治療方法が行われます．

　透析は，半透膜を介して，血液と透析液との間で物質交換を行い，血液を浄化する方法ですが，物質が移動する力は，拡散，圧力，浸透圧などの物理的な力です．中でも，機械的な圧力（陰圧）または浸透圧差を利用することで体内の余分な水分やナトリウムなどを濾し出す方法を「限外ろ過」と呼んでいます．

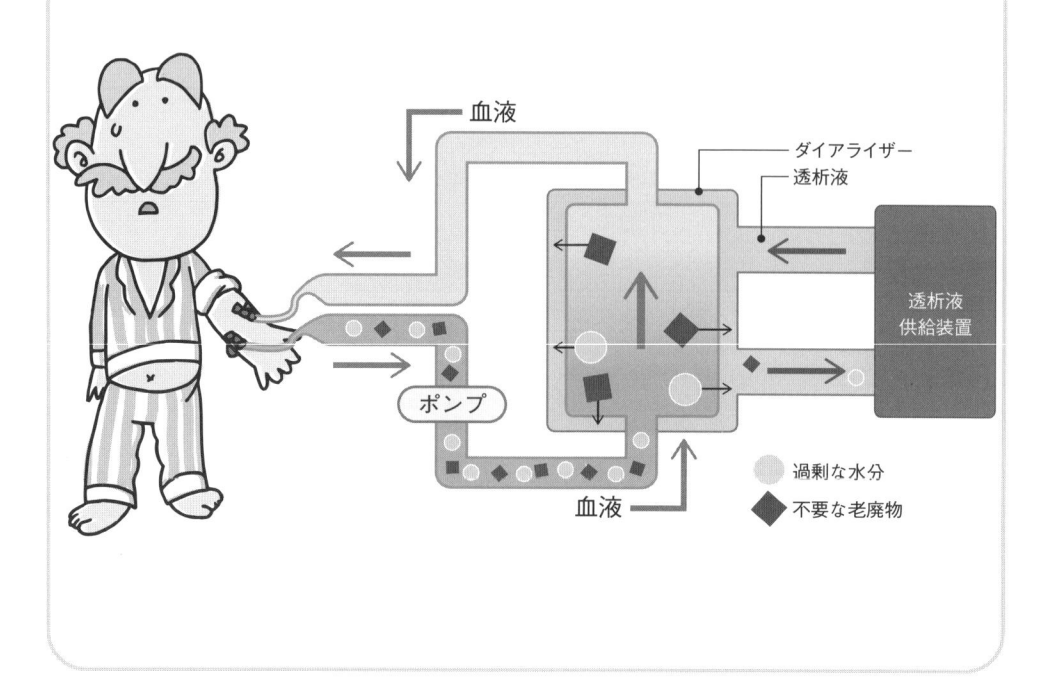

3.6 希釈・濃縮

溶液中の溶質の濃淡を表す客観的な指標として，濃度がよく使われます．

質量パーセント濃度は，溶液の質量に対する溶質の質量の割合を百分率で表した濃度で，記号は「%」を用います．

$$\text{質量パーセント濃度（\%）} = \frac{\text{溶質の質量（g）}}{\text{溶液の質量（g）}} \times 100$$

例えば，水90gに砂糖（ショ糖）10gを溶かした水溶液の濃度は，

$$10 \text{ g} \; / \; (90 \text{ g} + 10 \text{ g}) \; \times 100 = 10$$

であり，10%と計算できます．分母は溶液であるため，（溶媒＋溶質）となることに気を付けましょう．

モル濃度は，溶液1L中に溶けている溶質の量を物質量（mol）で表した濃度で，記号は「mol/L」を用います．

$$\text{モル濃度（mol/L）} = \frac{\text{溶質の物質量（mol）}}{\text{溶液の体積（L）}}$$

例えば，1Lの溶液中に砂糖（ショ糖）0.1molが含まれている場合，0.1 mol / 1L= 0.1 mol/Lと計算できます．また，「mol/L」を「M」（モーラー）と表記することもあります．

ここで，ある溶液において，溶媒のみを減らした場合，濃度を求める式の分母が小さくなり，結果的に濃度の値は大きくなります．例えば，3%の食塩水に水を蒸発させて5%の食塩水にした場合などです．このことを，溶液を**濃縮する**といい，濃度を高くする方法です．

一方，ある溶液において，溶媒だけを足した場合，濃度を求める式の分母が大きくなり，結果的に濃度の値は小さくなります．例えば，5%の食塩水に水を入れて，3%の食塩水にした場合などです．このことを，溶液を**希釈する**といい，濃度を低くする方法です．

上の例では，溶媒の加減による濃度の変化の例を取り上げましたが，溶質の量が増減することでも当然濃度は変化します．

TOPIC

濃縮還元とは？

　市販の果実飲料のパッケージでよく見かける「濃縮還元」という文字．これはどういう意味なのでしょうか．また，「ストレート果汁」との違いは何でしょうか．

　濃縮とは，搾汁したジュースの中の水分（溶媒）のみを何らかの方法で除去して，ジュース濃度を高くするという意味です．還元とは，濃縮した液または粉状のものに水を加えて希釈することをいいます．つまり，「100％果汁の濃縮還元ジュース」とは，一度水分を飛ばして，後から水分を加え，もとの濃度にしたという意味になります．これは流通にかかるコストの軽減や保管が便利なことが理由のようです．

　ちなみに，「ストレート果汁」とは，そのような工程はなく，殺菌処理済の搾汁エキスそのものを指しますので，より「フレッシュ」（自然な状態）な状態といえます．

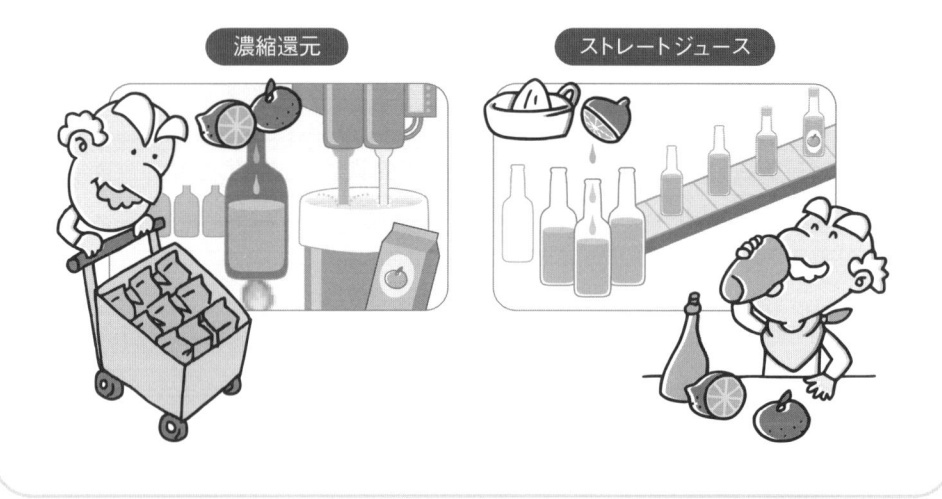

★人体や疾病とのかかわり★

　腎臓は，尿を生成する場所ですが，その生成過程において，**濃縮**と**希釈**を経て最終的な尿が作られます.

　腎臓の尿生成装置は，a）ろ過をする場所，b）ろ液（原尿）を加工する場所と大きく2か所に分けることができます．a）は腎小体（糸球体とそれを包むボーマン嚢），b）はボーマン嚢から続く近位尿細管，ヘンレループ（ヘンレ係蹄），遠位尿細管および集合管で構成されます．集合管を除くこれらの組織をまとめて**ネフロン（腎単位）**と呼んでいます（図3-34）.

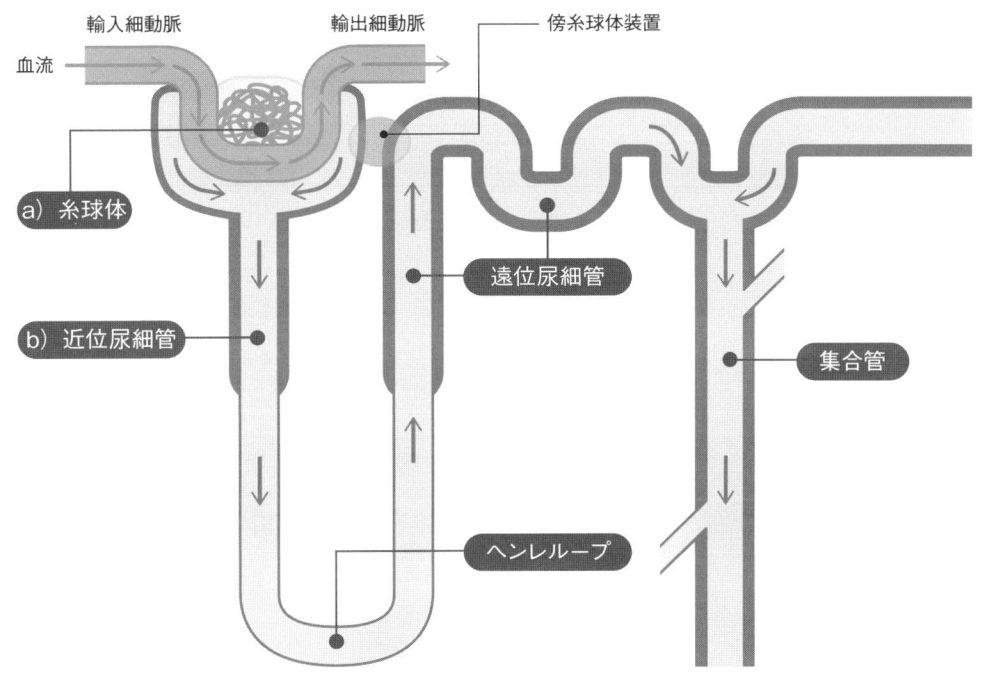

図3-34　ネフロンの構造

　腎糸球体は1個の腎臓で**約100万個**存在し，1日に約160Lろ過されます．ろ液（原尿）のうち99％が再び血液に戻され再利用されます（再吸収）．最終尿として排泄される量は原尿の1％つまり約1.5Lとなり，体内に生じた老廃物等が排泄されます.

　ここでは特にろ液（原尿）を加工する場所で起こる対向流増幅系と呼ばれる浸透圧差を利用した濃縮と希釈が起こるしくみを紹介します（図3-35）.

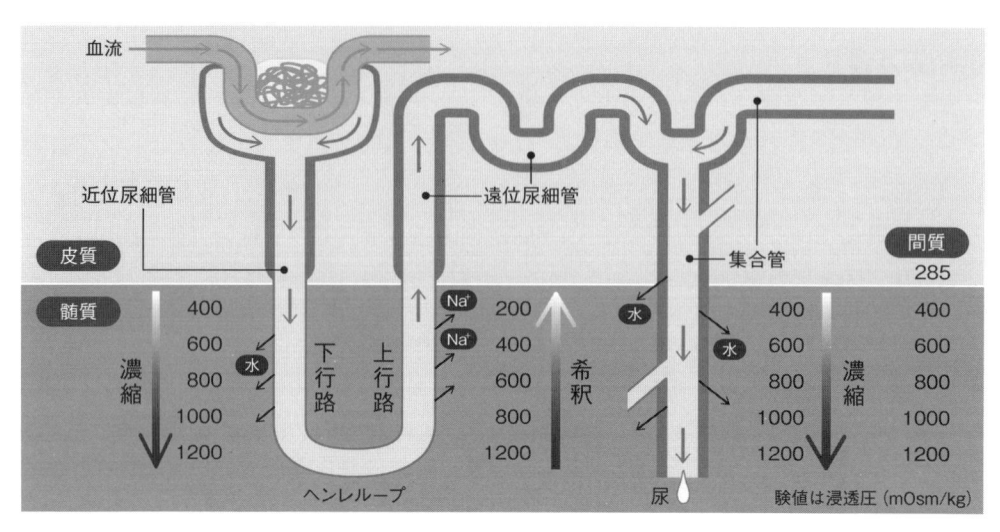

図3-36　尿生成における対向流増幅系

　ろ過されたばかりの原尿の浸透圧は約300mOsm/Lですが，腎臓の皮質（表面側）から髄質（内部）にかけて徐々に間質側（尿細管外組織）の浸透圧が高くなるため，近位尿細管からヘンレループに下行する際に浸透圧差により水が尿細管側→間質側へ移動します.すると，原尿の浸透圧が上昇し（約1200mOsm/L），濃縮されます.

　次に，ヘンレループから遠位尿細管に上行する際，原尿中のNa^+が受動的及び能動的な移動（尿細管側→間質側）が行われます.すると，原尿の浸透圧が徐々に下がり（約200mOsm/L），希釈されます.このように，ヘンレループという向かい合う下行路と上行路を通り，原尿が濃縮・希釈されていく過程を**対向流増幅系**といいます.

　さらに，原尿は集合管を下行するため，再び浸透圧の高い間質領域を通過するため，原尿中の水分が集合管側から間質側へ移動します.こうして尿の浸透圧は再び約1200mOsm/Lまで上がり，濃縮された最終尿となるわけです.間質へ移動（浸透）した水分は，腎臓内を流れる血液に入り再び血液循環に利用されます（再吸収）.

POINTs

・ある溶液において，溶媒の割合が減ることを濃縮という.

・ある溶液において，溶媒の割合が増えることを希釈という.

・腎臓では，ろ過された液体（原尿）は，浸透圧差による濃縮と希釈を経て最終尿となる.

3.7　波, 光, 音

1)　波

バケツに水を汲み, 指で水面に触れてみると, 触れた場所を中心に同心円状に波紋が広がっていきます (図3-36a). 水面を真横から見ると, 波の形が観察できます (図3-36b).

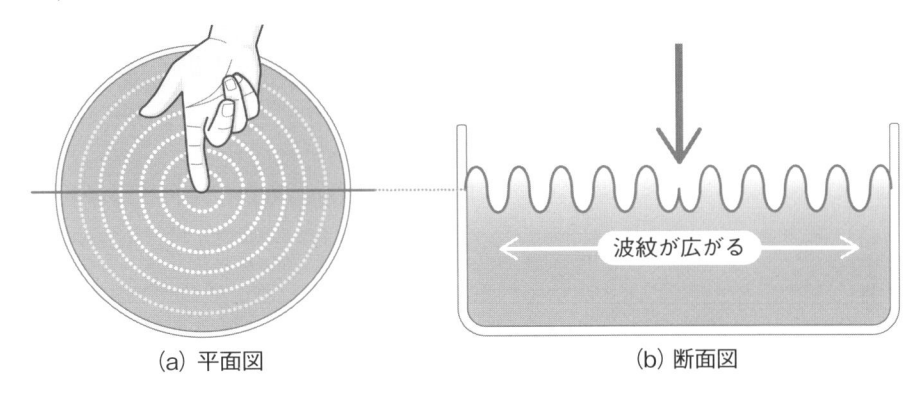

(a) 平面図　　　　　　　　(b) 断面図

波紋が広がる

図3-36　波の広がり

また, 2人がそれぞれ縄の端を手で持ち, かるく縄を張ります. 片方の人が手を上下に振り続けると, 縄に山と谷の波が形成され, もう片方の人に波が近づいていきます. このような現象は, バネを使っても同様に波が形成されます.

水, 縄, バネのように波を伝える物質を**媒質**, 波の発生場所を**波源**といいます. 波源で上下運動 (振動) が継続して起こると, 同じ振動が媒質に伝わり, それが遠方へと広がっていきます. このように, 振動が伝わる現象のことを**波**といいます.

図3-37は, 原点Oを波源として, 媒質に波が形成されている様子を示しています. ここで, ある地点において, 1秒間当たりに生じる波の数を**振動数** (f) (または**周波数**, 単位はHz (ヘルツ)) といいます.

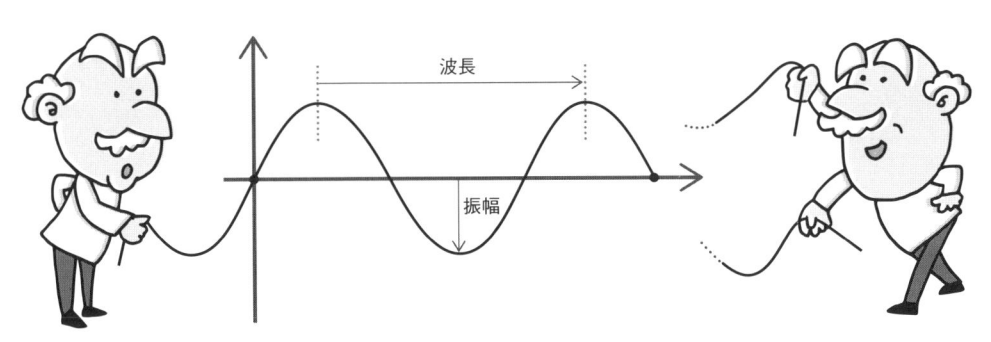

波長

振幅

図3-37　波の形成

　例えば，1秒間で60回波が発足すると，60Hzです．また，波と波の間隔（つまり，2つの山の頂点との間）に要する時間を**周期**（T）といいます．これは1（秒）をHz数で割ると計算できます．この例だと周期は1/60（秒）となるので，次のような式が成立します．

$$f = \frac{1}{T} \ (f : 振動数, \ T : 周期)$$

　さらに，波の性質をあらわすものとして，**波長**（λ）は波と波の間隔の長さをいい，**振幅**（A）は波の高さおよび低さ（波幅）を指します．

　これらのことから，1周期の時間に波は1λの距離を進むと考えることができます．すると，この波の速度vが距離÷時間で求めることができ，次のような式が成立します．

$$v = \lambda \div T = \lambda \times \frac{1}{T} = \lambda f$$

（v：波の速度, λ：波長, f：振動数, T：周期）

　図3-38は，バネを用いた波の形成です．上側は左右に手を振動させたものです．このとき，バネは疎の部分と密の部分が形成され，これも波としてバネの中を伝わっていきます．下側は手を上下に振動させ，山（谷）が形成される波です．

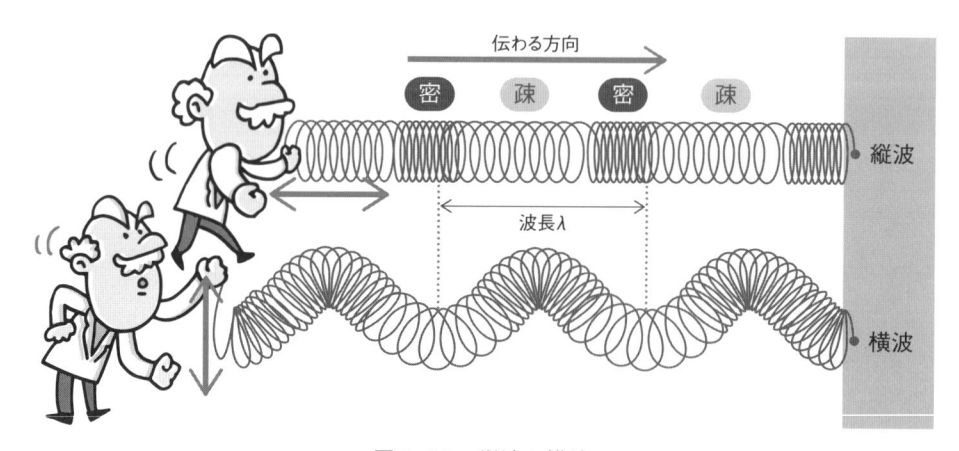

図3-38　縦波と横波

　これらのことから，媒質の振動方向が波の伝わる方向に対して<u>平行方向</u>と<u>垂直方向</u>があることが分かります．前者の波を縦波，後者の波を横波と呼んでいます．

　バネの縦波の場合，疎と密の部分が伝わるため，これを**疎密波**と呼んでいます．実は，音の正体は，空気や水中を伝わる疎密波です．

2) 音

音の正体は音波，つまり波の一種です．ギターの弦をはじくと弦が細かく震え（振動）たり，太鼓をたたくと，太鼓の膜表面が振動しているのが観察できます．このような振動が生じると，その近くにある空気も振動され，さらにその振動が周囲の空気を振動させ…という具合に遠くまで振動が伝わります．つまり，空気は圧縮と膨張を繰り返し，それが縦波となって空気中を伝わっていくのです．これが「音波」です．美しい音色も小鳥のさえずりも，電車が通過する音も，私たちが話す声もすべて，その正体は音波という空気の振動によって発生するのです．

音の性質は，音の高さ，大きさ，音色によって決まります．これらを**音の三要素**といいます．

音の高さを規定しているのが単位時間当たりの波の振動数（Hz）です．振動数が多くなるほど音は高くなります（図3-39）．早送りの映像の声が高く聞こえるのは単位時間当たりの周波数が多くなるためです．逆にスローモーションの映像は声が低く聞こえます．

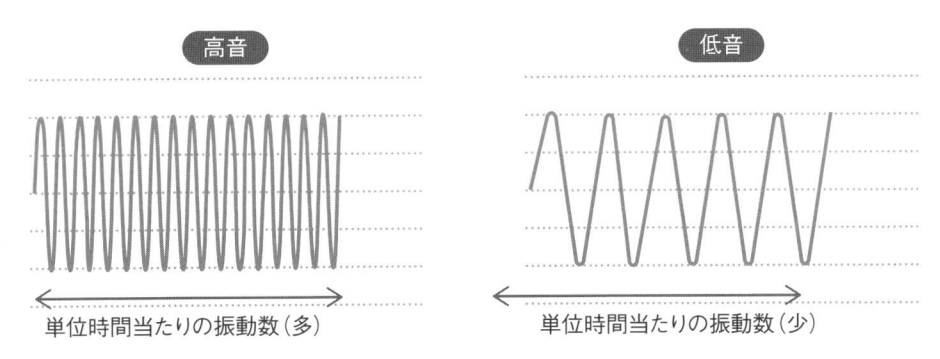

図3-39 音波の形と音の高さ

次に，音の大きさを規定しているのが，波の振幅です．振幅の大きいほうが大きな音で，振幅が小さいほど小さな音となります（図3-40）．

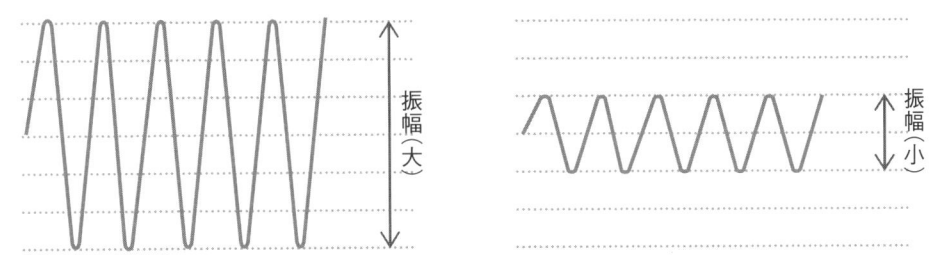

図3-40 音の大きさによる波の振幅

　人が聞くことのできる振動数（Hz）は20〜20,000（これを**可聴域**という）で，20,000 Hzを超えるような音は超音波と呼ばれています．コウモリが超音波を発し，聞き分けているのは有名な話です．また，音の伝わる速さについては，空気中では25℃で340 m/秒です．つまり，1秒間で340 m（メートル）の速さで伝わる，これがいわゆる音速です．真空中で音源が活動しても空気という媒質がないため，音は存在しないことになります．

　次に，音色とは何かを考えてみます．例えば，ピアノ，ギター，フルートなど楽器によって同じ音の高さや大きさでも感じ方が異なります．これは楽器によって音波の波形が異なるためです．この違いが音色として区別され，音の三要素の1つになっているわけです．

★人体や疾病とのかかわり★

①構音について

　ヒトの持つ大きな特徴の1つとして声を発することがあげられます．声は，人とコミュニケーションをとる手段としてとても大切です．声は，いわば音ですので，音波の発生によって声が生じることになります．

　音波の発生源（波源）は，ヒトの**喉頭**と呼ばれる部位にある**声帯**です（図3-41）．

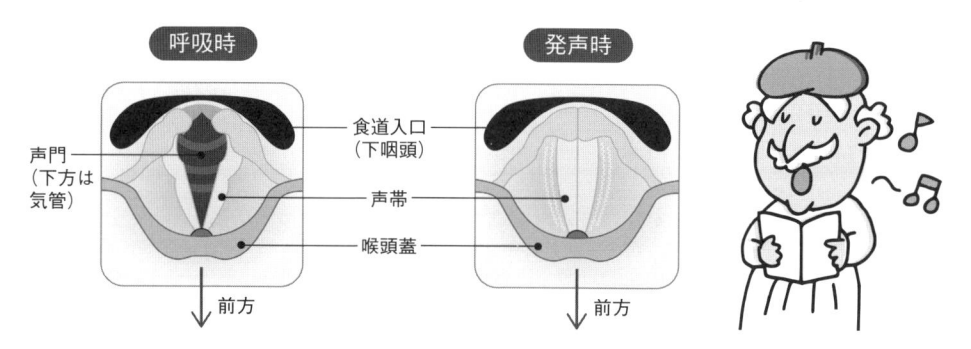

図3-41　声帯における構音のしくみ

　声帯は，左右から伸びた声帯ヒダと周囲の靭帯や筋などで構成されています．声帯の下方は気管（空気の通路）となり，呼気（息を吐く）によって閉じた声門の下から空気が押し出され，声帯を通るときに振動が起こります．すると，先ほどのギターの弦の振動と同様に，音波を発生します．音波は，声帯上方の咽，口の空間や形，鼻腔，副鼻腔（鼻腔につながる腔所）などの空間内で**共鳴**し，さらに唇や舌の形や動きなどが合わさって声や歌声となります．このことを**構音**といいます．声帯のヒダの幅や強さを変えることで，多様な声を出すことができます．

　風邪や大きな声の出し過ぎなどで，喉頭部分に腫れ（浮腫）が生じると，声帯の振動が抑えられ，声が出にくくなります．

②心音について

　胸に手を当てると，ドクンドクンと鼓動が伝わります．また，聴診器を用いて自分の心臓付近の音を聞くと，勇ましい心臓の音が聞こえてきます．よく聞くと，2種類の音，つまり，「ドッ」と「クン」が聞こえます．「ドッ」を心音の**第Ⅰ音**，「クン」を心音の**第Ⅱ音**と呼んでいます．では，この心臓の音はなぜ発生するのでしょうか．多くの方は心臓の中を流れる血液が心臓から押し出されるときに音が出るのではと思っていないでしょうか．

　心臓は左右の心房と心室という合計4つの部屋（左心房，右心房，左心室，右心室）を持つ臓器です（図3-42a）．この中を血液は流れますが，流れる方向は常に同方向で，逆流しないようにそれぞれの部屋の出口付近に逆流を防ぐ**弁**があります．弁は心臓の動き（実際は心臓内の圧力）によって開閉し，血流の一方向性（静脈→心房→心室→動脈）を保ちます（図3-42b）．

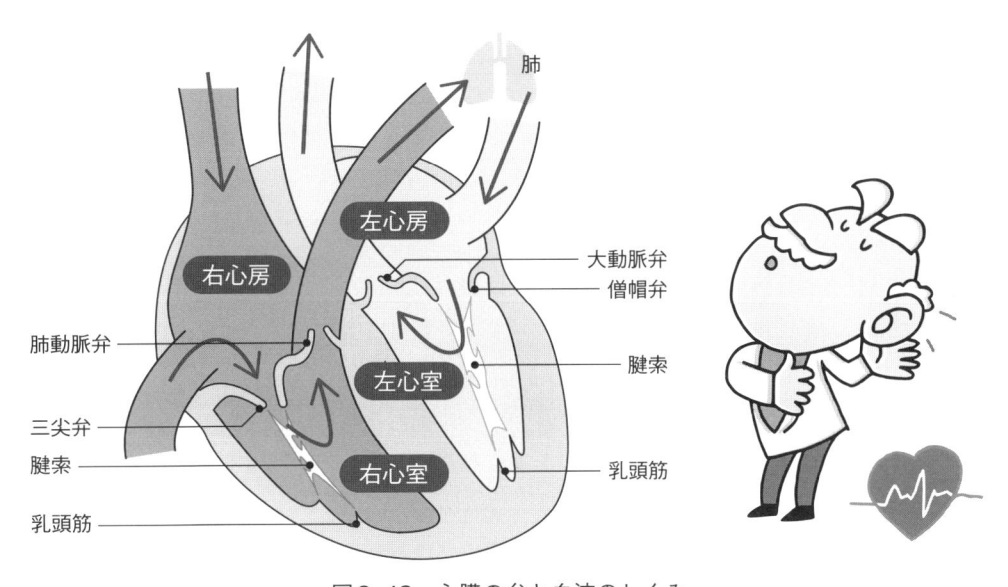

図3-42　心臓の弁と血液のしくみ

　じつは心音は，これらの弁が閉じるときに発生する音なのです．第Ⅰ音は，心房と心室の間にある三尖弁と僧房弁（房室弁）が閉じるときに発し，第Ⅱ音は，心室と動脈の間にある大動脈弁と肺動脈弁（動脈弁）が閉じるときに発する音です．「音」は空気中のみならず，液体中にも伝わります．実は，液体中の音速は空気中の音速よりも数倍大きく，しかも減衰しにくいため遠くまで伝わります（20℃での水中の音速は1482m/秒）．

③耳について

　ヒトの耳の構造は，外側から**外耳**，**中耳**，**内耳**という3つの領域で構成されます（図3-43）.

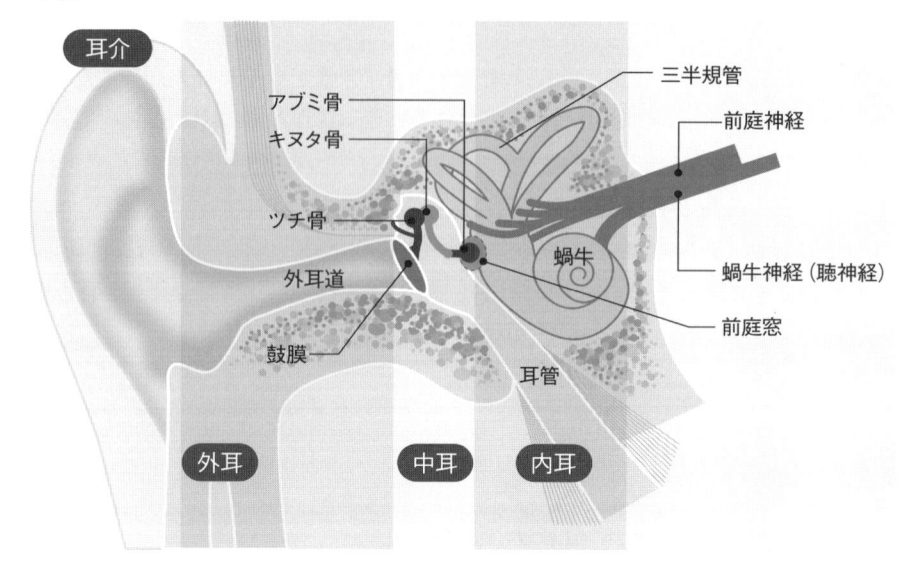

図3-43　耳の構造

（ヒヤリングストアHPより参考作図. http://www.hearing-store.com）

　外から見えるいわゆる耳は解剖学的には耳介（じかい）といいます．人それぞれさまざまな形，大きさをしていますが，生理学的な役割は「集音効果」です．手をお椀のような形にして耳に当てるとさらによく聞こえますが，集音効果を促進しているのです．お椀型の構造は，外部の音波を中央（耳の穴）に集める働きがあるのです．衛星放送のパラボナアンテナが平らなお椀を立てたような形をしているのも電波を集約させるための工夫です.

　耳の穴に入った音波は外耳道を通り，**鼓膜**に到達します．鼓膜は字の通り膜状構造をしているので，音波が膜を振動させます．この振動が**耳小骨**（ツチ骨，キヌタ骨，アブミ骨）という中耳にある小さな骨に伝わり，耳小骨は内耳の前庭窓とつながるため，内耳の中を流れるリンパ液を振動させます.

　内耳は蝸牛（カタツムリ）のような形をしていて，その中にはリンパ液の振動を感知する**有毛細胞**という感覚細胞（生物の章の感覚器のところで紹介）が存在します．有毛細胞には，**蝸牛神経**という感覚神経が付随しているので音波（リンパ液の振動）情報が神経内を流れる電気信号に変えられ脳まで伝わり私たちは**音**を認識するのです.

TOPIC

ドップラー効果

　救急車がサイレンを鳴らして走行しているとき，救急車が近づき目の前を横切る瞬間にサイレン音が半音ずれたように聞こえます．

　救急車のように音源が運動していると，そこから（音源側の）同心円状に音速で発せられる音波は，（止まっている）観測者の場所によっては音が近づいてくるか，または遠ざかることになります．音が近づいてくる場合，観測者にとっては単位時間当たりに到達する音の情報量が多くなります．すると，音波の波長が短縮された，いわば圧縮された音波が耳に届くと考えることができます．圧縮された音波は振動数が多くなるため，観測者にとっては高い音に聞こえることになります．

　逆に音が遠ざかる場所に観測者がいる場合，波長が長く振動数が少ない音波が届くこととなり，低い音に聞こえます．救急車が目の前を横切るまさにその瞬間のときは，音の振動数が「多→小」と切り替わるタイミングのため，極端に音の高さの変化が気付くというわけです．このような現象を「ドップラー効果」と呼んでいます．

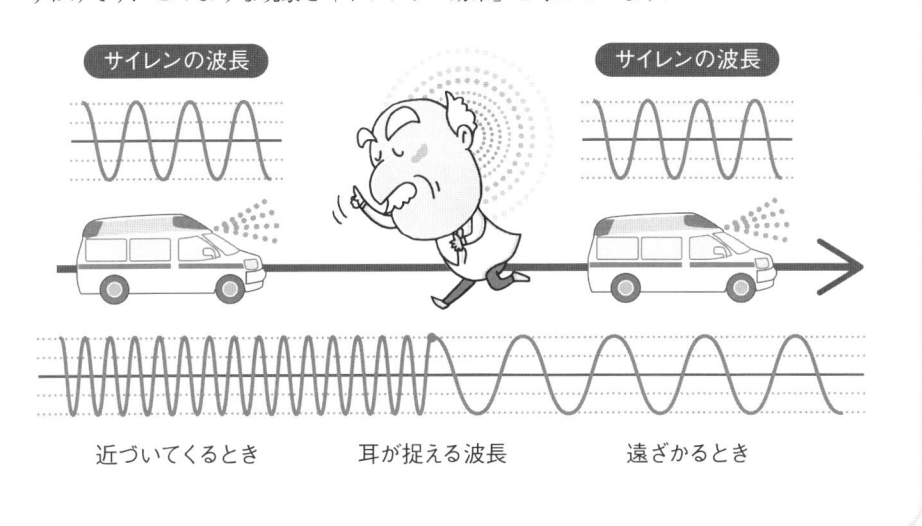

3）光

　光の正体は**電磁波**と呼ばれる波の一種です．電磁波は波と粒子の性質を併せ持ち，人間の目で感じることができるものとできないものがあります．人間の目で感じる事のできるものを**可視光線**といいます．可視光線以外は，電波，赤外線，紫外線，X線，γ線などさまざまな種類があります（図3-44）．「光」は広義では赤外線，可視光線，紫外線を指します．

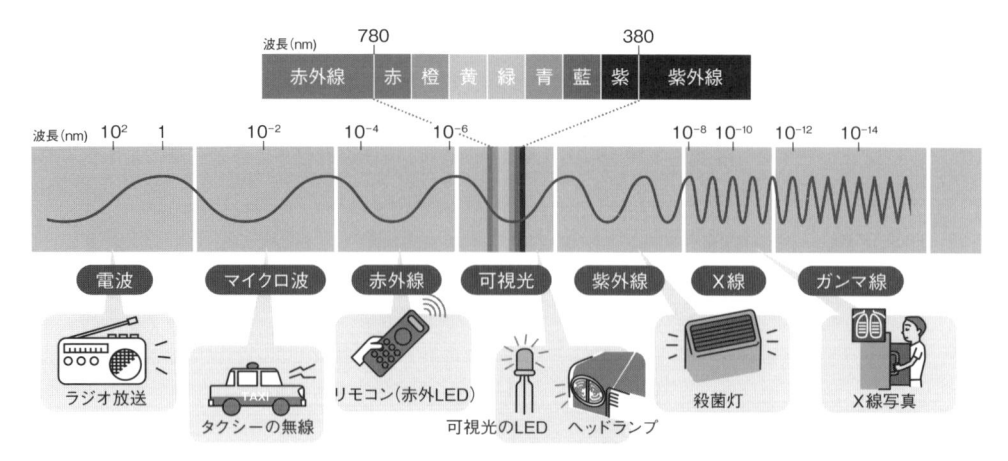

図3-44　電磁波と可視光線

　これらの違いは，波長または振動数によるものです．可視光線は，波長の違いによって，**赤，橙，黄，緑，青，藍，紫色**に区別します．赤は可視光線の中で最も波長が長く（約780nm，振動数は小さい），紫は最も波長が短く（約380nm，振動数は大きい）なります．赤よりも波長が長い領域を**赤外線**，紫よりも波長が短い領域を**紫外線**といいます．

　光は音とは異なり，真空中でも進むことができます．速さ（光速）は振動数・波長問わず一定で，3.0×10^8 m/秒つまり1秒間に30万kmむという驚異の速さです．これは，1秒間で地球を7周半する速さに匹敵します．また，光は鏡に**反射**し，空気中から水中に進む際に**屈折**が起こることからも波としての性質を持つことが分かります．

　図3-45のように，異なる媒質間（空気と水）の境界に光が入射すると，一部の光は反射し，一部は屈折します．入射光の角度 i と反射光 j の角度は同じです．

　これを**反射の法則**といいます．

反射の法則

$$i = j$$

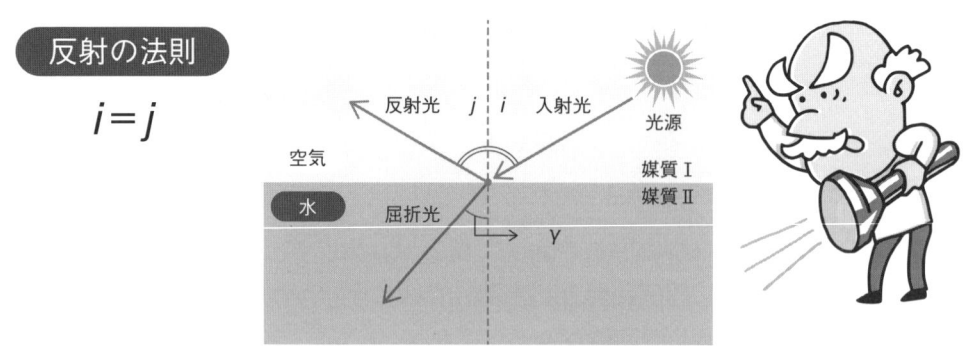

図3-45　光の反射と屈折

　一方, 屈折光の角度を γ, 媒質 I の屈折率を n_{I}, 媒質 II の屈折率を n_{II}, 入射光の速度を v_1, 屈折光の速度を v_2, とすると次の法則が成り立ちます.

屈折の方則

$$n_{\mathrm{I\,II}} = \frac{n_{\mathrm{II}}}{n_{\mathrm{I}}} = \frac{sin\,i}{sin\,r} = \frac{v_1}{v_2}$$

　これを**屈折の法則（スネルの法則）**といい, $n_{\mathrm{I\,II}}$ は媒質 I に対する媒質 II の屈折率を意味します. 媒質によって, 屈折率は異なります.

　光の反射・屈折する性質を応用したものが**レンズ**です. レンズは紀元前から利用されているとても古い道具で, 現在でもメガネ, 顕微鏡, 望遠鏡などに利用されています.

　レンズは, 中心部分が周辺部よりも厚い**凸レンズ**と, 中心部が薄い**凹レンズ**があります（図3-46）.

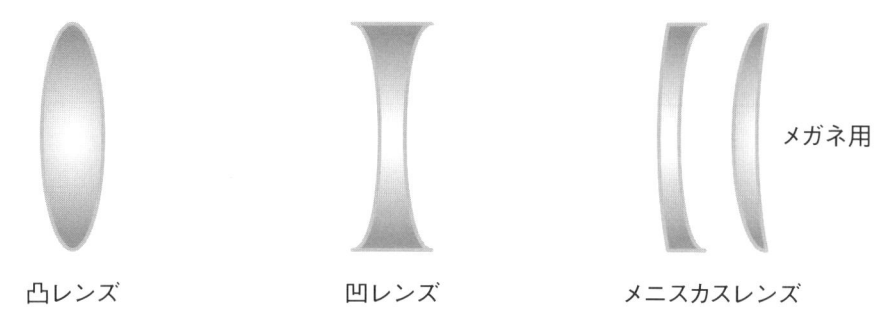

凸レンズ　　　　　　　凹レンズ　　　　　　メニスカスレンズ

図3-46　いろいろな凸レンズと凹レンズ

　凸レンズに光軸に平行な光線が入射すると, 光軸からの距離が遠い光ほど入射光と媒質（レンズ）との角度（入射角）が大きくなるため, 光は大きく屈折をし（中心Oを通る光線は屈折しない）, 光はレンズの後面にある**焦点**Fに集まります. レンズの中心Oから焦点Fまでの距離を f で表します. さらに, 焦点Fを通過した光が焦点距離と同じ位置にあるレンズに入射すると, レンズを通過した光は屈折して元の平行な光線となります（図3-47）. つまり, 凸レンズには焦点がレンズの前後両側に2か所存在します.

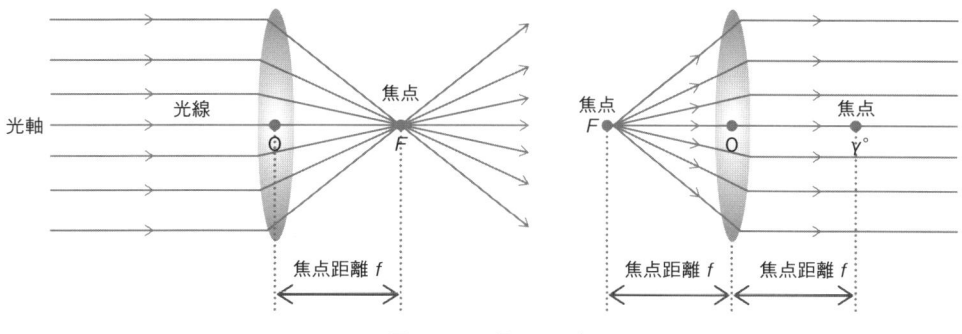

図3-47　凸レンズ

　次に，図3-48のように，レンズの前方に焦点よりも遠方に物体を置いた場合，レンズ後方に置いたスクリーンには上下左右逆向きの**実像**（倒立像）が観察できます．

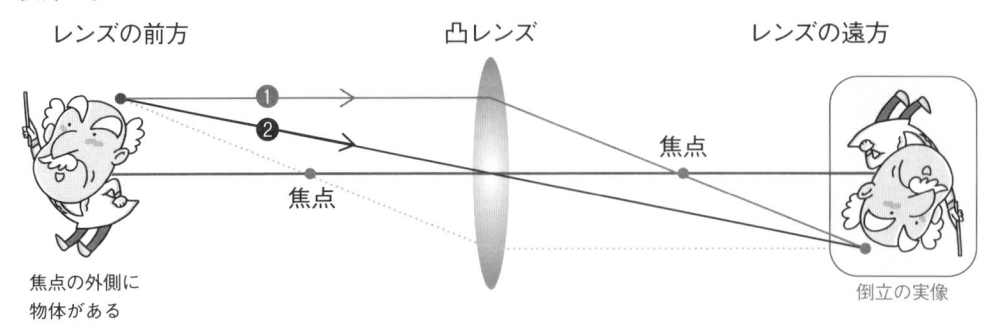

図3-48　凸レンズによる実像

　今度は，図3-49のように，レンズの前方に焦点よりも内側（近い側）に物体を置いた場合，レンズの後ろからレンズを眺めると，拡大された正立の物体像が見えます．この像は，実際には光が集まっているわけではないため，**虚像**（スクリーンに像が結ばれない）といいます．

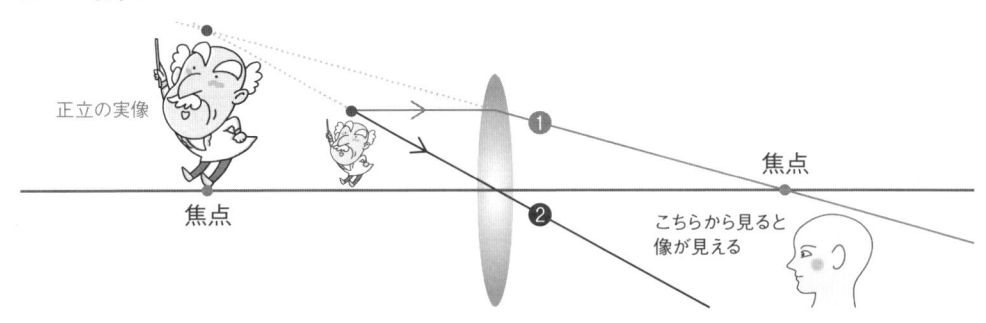

図3-49　凸レンズによる虚像

　次に，凹レンズに光軸に平行な光線が入射すると，レンズ通過後（屈折後）の光線は広がるように進みます．広がる光線は，レンズ前方の焦点Fから広がった場合の光と同じ軌跡となります（図3-50）．一方，レンズの後方の焦点Fに向かう方向に入射した光はレンズを通過後（屈折後）は平行に進みます（中心Oを通る光線は屈折しない）．

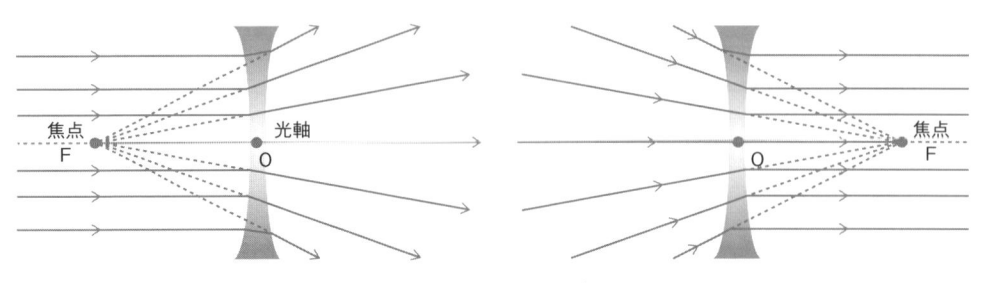

図3-50　凹レンズ

　凹レンズでの像は, 物体がレンズの焦点の内側外側どちらにあっても屈折した光は広が
る方向に進むため, 実像が得られず, **虚像**となります. 図3-51では, 焦点（F_1）よりも
外側に物体（AA_1）を置き, レンズの後方から覗いた状態を表しています. 得られる虚像
（BB_1）は, レンズの向こうに縮小された正立の像となります. 仮に物体を焦点の内側に
おいても同じ縮小された正立の像が得られます.

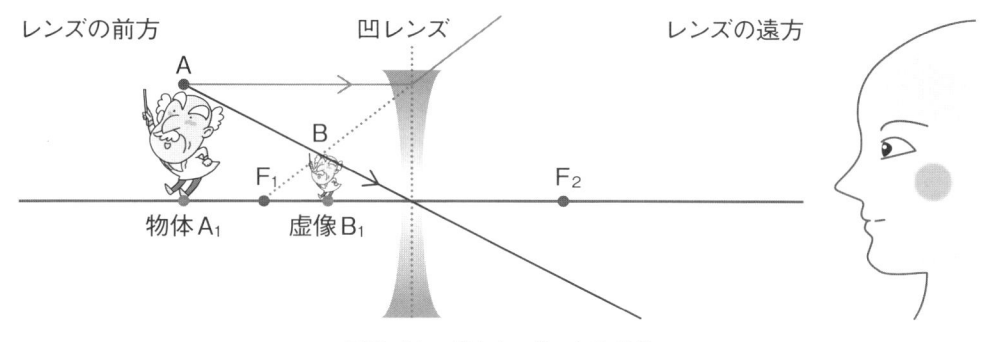

図3-51　凹レンズによる虚像

　このようなレンズの性質を用いれば, 像を拡大させたり, 縮小させたりできるため, 顕
微鏡や望遠鏡などさまざまな道具が開発されています（図3-52）.

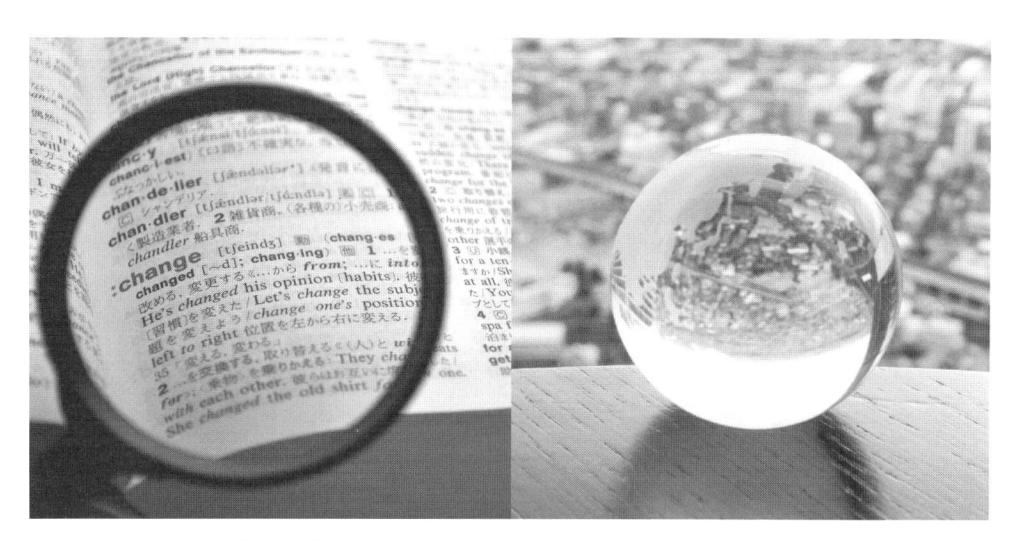

虫眼鏡を通した本（拡大の例）　　　　　　　ビー玉の中の景色（縮小の例）

図3-52　レンズ越しの風景

★人体や疾病とのかかわり★

　感覚器の1つ，目は視覚情報を司る大切な器官です．目の前の物体から放たれた光が眼球に届くと，眼球の奥（底）にある網膜に投射され，網膜から視神経を経て脳に視覚情報を伝えることで私たちは「視覚」を得ています．目の前の物体は，遠くのものもあれば，近くのものもありますので，眼球に届く光は物体の遠近によりさまざまな入射角度で入ることになります．そこで，眼球の中の**角膜**と**水晶体**は，いわばレンズの役割（屈折）を担います．水晶体は，周りにある毛様体筋の緊張具合を変化させることで厚さを変えることができます（図3-53）．厚さのコントロールは，目に届く光の屈折の調節を可能にし，見たい物体の焦点がちょうど網膜にくるように制御できます．遠くのものを見るときは水晶体を薄く，近くのものを見るときは水晶体を厚くすることで焦点距離を網膜にあわせます．よって，眼球は優れた自動ピント調節装置をかね揃えたカメラのようです．

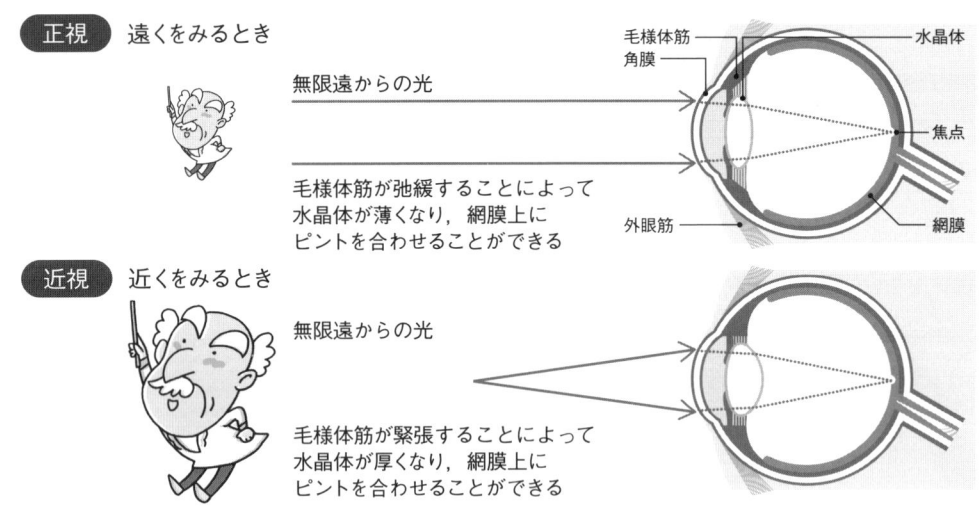

図3-53　遠近の違いによる水晶体の厚さの調節

　光の凸レンズによる屈折の原理から, 網膜に投射された像は, 目の前の実在する物体とは上下左右が逆になります. 角膜も水晶体も凸レンズの形状で, スクリーン（網膜）に映し出される像は倒立像になります.

　網膜で得た光情報は視神経によって, 脳の後頭葉という領域に伝わります. 脳はとても賢明ですので, 上下左右が逆の情報を現実の世界と同じ方向に変換・処理します. 私たちが普段矛盾なく視覚を得ているのは実は脳のこうした機能のおかげなのです（図3-54）.

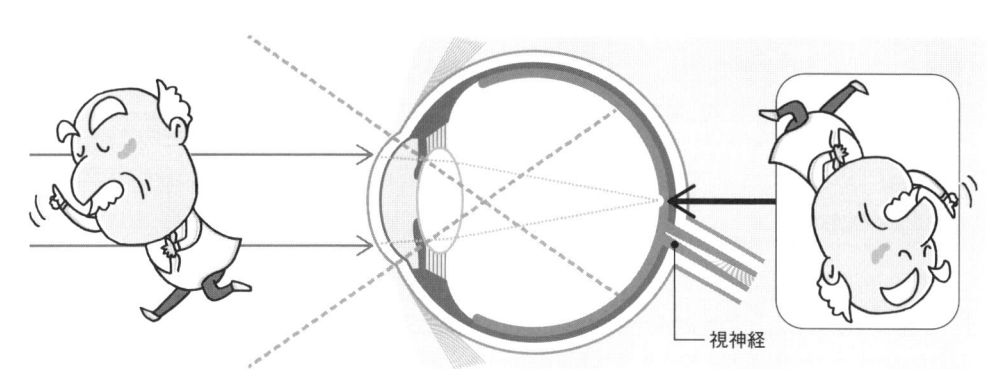

図3-54　焦点と見え方

　次に, いわゆる目の悪さを表すときに用いられる**遠視・近視**は屈折異常の一種で, 角膜や水晶体に入った光の焦点が網膜にあっていない状態をいいます. 近視は網膜よりも前に焦点が来て, 遠視は網膜の後ろに焦点が来てしまいます. そのため, 遠視の場合は凸レンズを用いて光を光軸に集めることで焦点位置を前にずらします. 近視の場合は, 凹レンズを用いて光を広げることで, 焦点位置を後ろにずらします. このようにして, 光を光学的に調節し, 視力の矯正を行います（図3-55）.

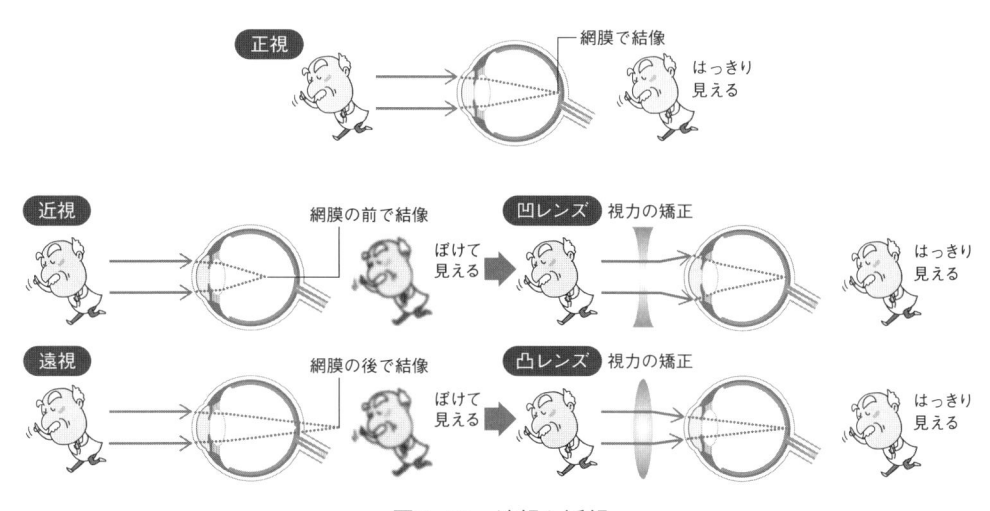

図3-55　遠視と近視

　次に，ヒトの網膜の中には，錐体細胞と呼ばれる赤，青，緑の3色を識別する細胞と，杆体細胞と呼ばれる光を識別する細胞があります．これらの細胞活動の組み合わせやバランスによって私たちが日ごろ見ている視覚が作られると考えられています．液晶のディスプレイは，この3原色の組み合わせでさまざまな色を作り出して，鮮やかな色を表現しているのです．液晶テレビの画面に近づいてよく見てみると，この3色の配色によってカラーが作られているのが分かります．

　日本人男性の約5%，女性の約0.2%の割合で存在するといわれる色覚異常は，赤または緑色を識別する錐体細胞の異常が原因となります．どちらも原因遺伝子がX染色体上に存在するため，伴性潜性遺伝の様式を示します（第1章参照）．

POINTs

- 音や光は波の性質を持つ．音は音波，光は電磁波の一種である．
- 音は空気中または水中を伝わり，25℃の空気中の音速は約340m/秒である．
- 光は反射・屈折する性質を持つ．真空中の光速は約3.0×10^8m/秒である．

TOPIC

私たちの目の前にあるものとは

　私たちは普段，特に意識することがなくとも，見たり，聞いたり，（温度や動きなど）感じたりしています．人がこれらを「感じる」ことができるということは，何らかの対象物が存在しているはずです．逆に，存在していないものを感じることは基本的にはできません．基本的というのは，例えば想像という心の働きを考えてみると，実際には目の前にないものでも頭の中でイメージし，それがあたかも実在するかのような感覚をもちます．しかし，それは厳密にいえば，脳や心の働きによる産物ですので，第三者が感じることができない以上，実在しているとはいえないでしょう．

　では，目の前に存在するものが実在し，目の前にないものは実在しないといい切ってよいのでしょうか．

　すべての外部からの（内部からも）感覚情報は中枢神経に送られます．特に大脳皮質へ送られた情報は，私たちは認識することができます．しかし，認識したすべての感覚は，統合処理により脳がでっち上げたものです．それをいい出すと，果たして私たちが普段感じる世界というのは，実際の世界と同じといえるのでしょうか．

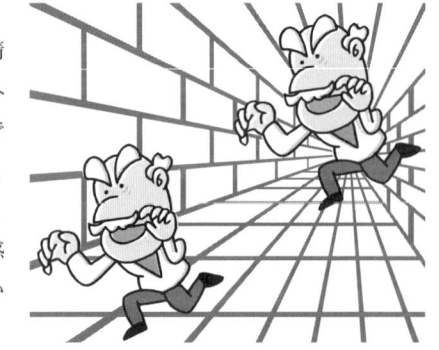

3.8　熱（温度）

　物質を構成する粒子（分子）はたえず不規則な運動をしています．このような運動は熱と関連し熱運動（**ブラウン運動**）といいます．その熱運動の激しさを表す客観的な尺度が「温度」です．日常使われる温度である**セルシウス温度**（セ氏温度：℃）は，水の融点を0℃，沸点を100℃と定め，この間隔を100等分したものに由来します．

　分子は，熱運動の激しさが増すほど温度が高くなります．逆に，物質の温度を下げていくと熱運動は次第ににぶくなり，−273.15℃では熱運動は停止します（図3-56）．

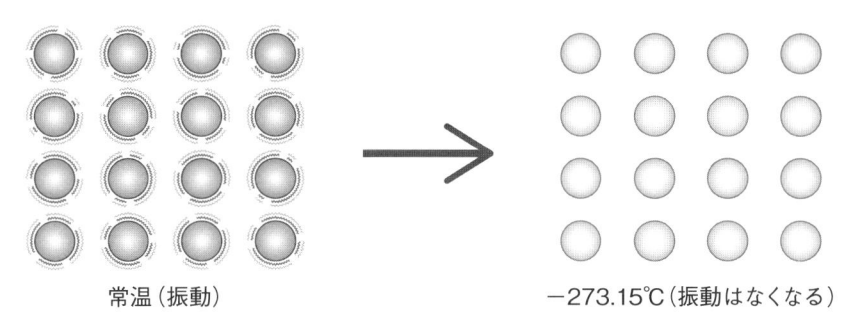

常温（振動）　　　　　　　　　　　−273.15℃（振動はなくなる）

図3-56　熱と粒子（分子）の運動

つまり，これより低い温度は存在しないことになります．この温度を**絶対零度**（0ケルビン（K））とし，セ氏温度と等しい目盛間隔で温度を定める単位が考案されました．この絶対零度を基点とした温度の単位を**絶対温度**といいます．つまり，

$$-273℃ = 絶対零度（0ケルビンK）　⇔　0℃ = 273K であり　⇔　27℃ = 300K$$

と変換可能であり，セ氏温度 t（℃）と絶対温度 T（K）には以下の関係式が成立します．

$$T = t + 273 \quad (T：絶対温度,\ t：セ氏温度)$$

　物体をバーナー（火）などで加熱していくと，熱運動が増加（つまり温度が上昇）します．このとき，物体は火から熱（エネルギー）を受け取って，そのエネルギーを使って熱運動に変えているのです．ちなみに，受け取った（移動した，伝導した）熱の量を熱量（ジュール（J））といいます．

　固体の熱運動は気体や液体ほど激しくはありませんが，加熱することで固体中の粒子の熱運動が活発になり，粒子間隔が広がります．これを**熱膨張**といいます．電車の線路のつなぎ目の隙間は，太陽熱による線路（鉄）の熱膨張を考慮したものです．

　鉄などの金属に触れると，冷たく感じます．鉄は**熱伝導率**（温度の伝わりやすさ）が高いため，金属に触れると手の温度（エネルギー）が金属側に移動し（奪われ），手が冷やされるため冷たく感じるのです．

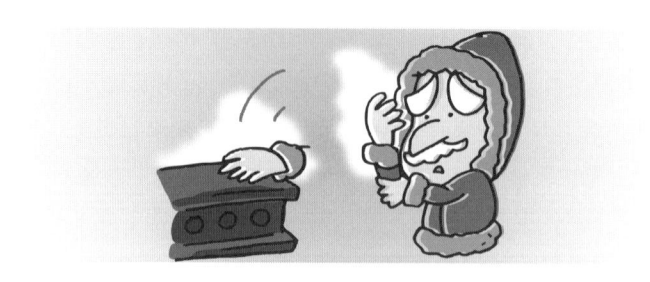

　物体は，温度（熱）に応じて電磁波を出します．数十℃〜数百℃程度では，主に赤外線が放射されます．また，その電磁波によって周りの物体へ熱が伝わることを**熱放射**といいます．物体から出る赤外線を測定することで物体表面の温度分布を調べる装置が「サーモグラフィー」です．ちなみに，非常に高温になると赤外線に近い可視光線も出るため，物体からは赤い光が，さらに上昇すれば青白い光が放たれます．

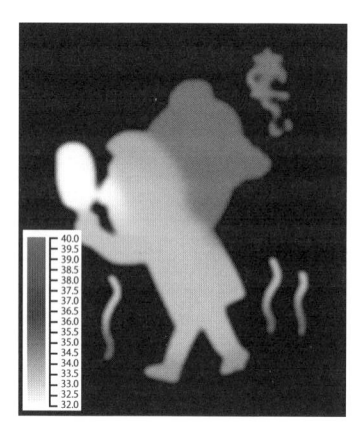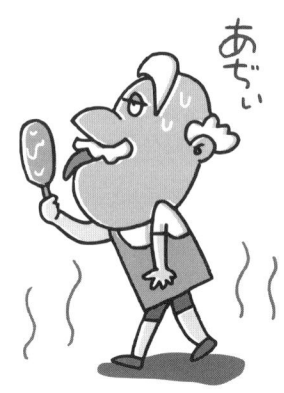

★人体や疾病とのかかわり★

　ヒトの皮膚には温度を感知する**温度感覚器**が存在します．温度感覚器は，25〜30℃付近で最も反応する**冷感覚器**（冷受容器）と，40℃付近で最も反応する**温感覚器**（温受容器）の2タイプがあります．これらの温度感覚器は，皮膚の特に真皮にある自由神経終末に支配され，熱さ，冷たさの感覚を得ています．

　20〜40℃までの範囲で，ある一定温度に晒され続けると熱さ，冷たさを感じなくなります．これを**順応**といいます．しかし，この範囲よりも高いまたは低い温度に晒された場合は順応が起こりにくく，熱さ・冷たさを感じます．

　もっとも，さらにひどい高温または低温の温度に晒された場合は痛覚受容器が刺激さ

れ，熱さや冷たさというよりむしろ「痛み」として認識されます．これは，痛みからの逃避行動を惹起し，凍傷，熱傷を防ぐ手立てとなります．図3-57は，皮膚（表皮，真皮，皮下組織）に分布するさまざまな感覚受容器です．温度以外にも，痛み，振動，触，圧力などさまざまな感覚が存在します．

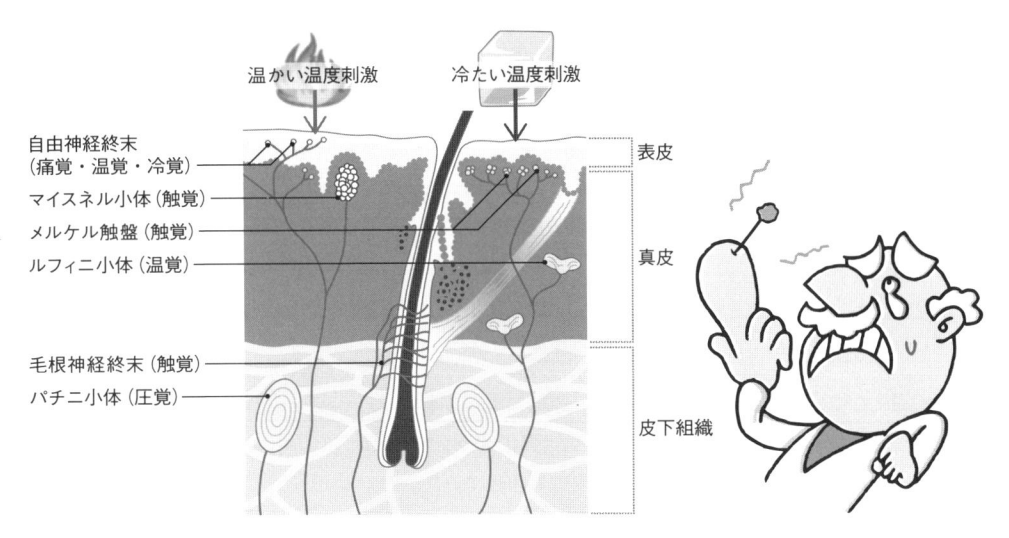

図3-57　皮膚に存在するさまざまな受容器

　私たちの体は，常に体温を一定に保つしくみが備わっています．体の状況にあわせて熱を産生，または放出（放散）しているのです．熱の産生と放散が適切に行われていることが体温を一定に保つために重要となります．ここでは，体温の放散するしくみをいくつか紹介します．

①呼吸による体温の拡散

　犬は汗をかきません．このため，体内で温められた空気を呼気として吐き出すことで，体内の温度を下げています．ヒトも同様に，呼気からの体温放散を行っています．

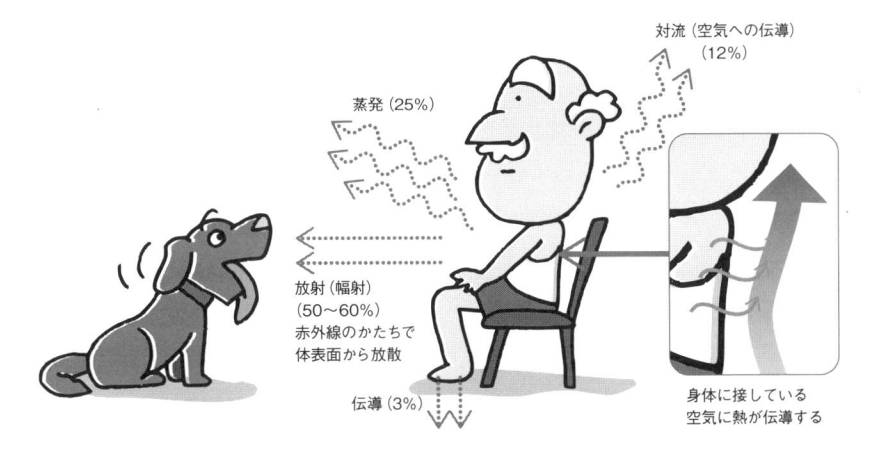

②伝導・放射による体温の拡散

　体の熱は，周りの空気や床・椅子・壁などに伝導・放射されます．これは，体表の温度よりも外界の温度が低く，熱が移動するために起こります．風呂上りでは，皮膚表面が赤くほてりますが，これは皮膚表面の毛細血管の内腔が広がり，より多くの血液を皮膚表目に流すことで体温の放散を行うためです．

③蒸発熱による体温の拡散

　暑いときに汗をかくと，皮膚表面がぬれます．汗の中の水分が蒸発する際，液体から気体に変わりますが，体表のエネルギーを奪われ気化熱として熱が奪われます．（化学の分野参照）

POINTs

・温度とは，物質を構成する粒子の熱運動の激しさをいう．
・−273.15℃では分子，粒子の熱運動は停止する．
・物体は温度（熱）によって特有の電磁波を出す．
・ヒトの皮膚には温度を感知する感覚器が存在する．

TOPIC

ヘレン・ケラー

　皆さんは視覚，聴覚，言葉がないという状況を想像できるでしょうか？　見ること，聞くこと，声を発すること，これらができないのです．想像もできないと思います．この天涯孤独とも思える感覚世界で生き抜き，人々に勇気と希望を与えたのが著述家，社会事業家の「ヘレン・ケラー」です．アメリカのアラバマ州で生まれた彼女は，高熱で2歳のときに聴覚と視覚を失い，言葉を発することもできなくなりました．しかし，壮絶な指文字や点示の訓練を経て本が読めるようになり，手紙なども書けるようにもなりました．その後，歴史・文学・外国語・数学など猛烈に知識を吸収して，名門ラドクリフ女子大学に入学できたのです．卒業後は，盲人のために尽すべく，普及活動を行いました．

　そんな彼女の名言，「私は自分の障害に感謝しています．自分を見出し，生涯の仕事に出会えたのもこの障害のおかげだからです」は非常に感慨深いと思いませんか．

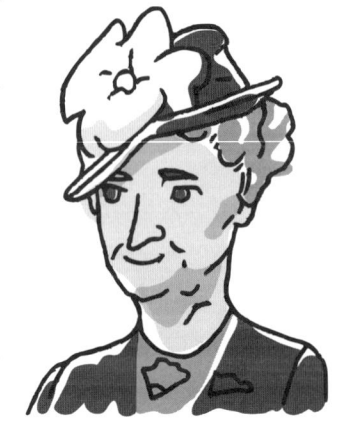

3.9 電気

電気には，プラス（＋）の電気（正の電気）とマイナス（－）の電気（負の電気）があり，これら2種類の電気は，陽子と電子が持っています．それぞれの電気量の大きさは，陽子1個で＋1.602×10^{-19}クーロン（C），電子1個で－1.602×10^{-19}クーロンとなり，大きさの絶対値は同じです．1クローン（C）は，1アンペア（A）の電流が流れるある断面を1秒間に通過する電気量の大きさをいいます．1.602×10^{-19} Cは電気量のいちばん小さな量であり，これを**電気素量**と呼んでいます．

1）静電気

下敷きや物差しを乾いた紙や洋服などでこする（摩擦する）と，他の物体を引き付けたり，髪の毛に近づけると髪が逆立ったりします．これは，異なる物質どうしを摩擦することによって電気が生じるからです．この電気を**摩擦電気**といいます．一般に，物体が電気を持つことを**帯電**といい，またその電気のことを**電荷**といいます．摩擦電気が生じるのは，異なる物質どうしの摩擦によって，一方から他方に電子が移動します．電子は負電荷を持つため，電子を失った側が正に帯電，受け取った側が負に帯電することになります（図3-58）．

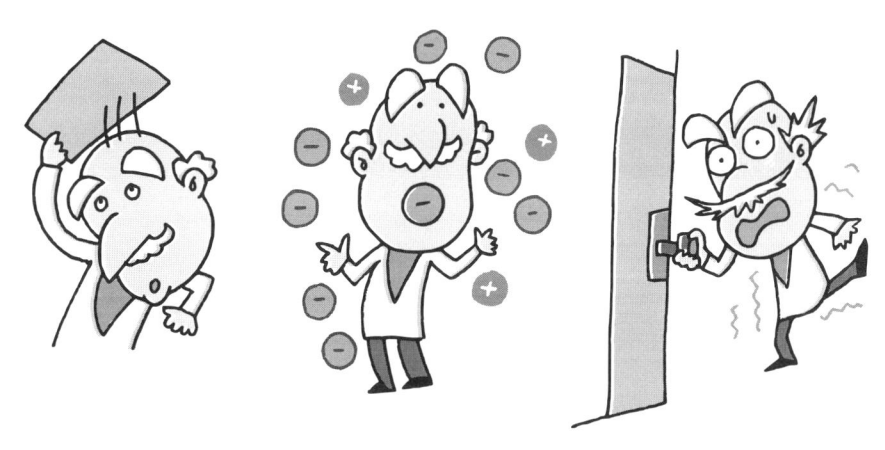

図3-58 帯電

摩擦によって生じた電気を**静電気**といい，静電気どうしの間に働く力を**電気力**（静電気力）と呼んでいます．

静電気の符号（＋または－）は，こすり合わせる物質の組み合わせによって決まります．生じた静電気間で，同じ種類の電気どうしは反発しあい（**斥力**），異種の電気は互いに引き合う（**引力**）性質を持ちます（図3-59）．

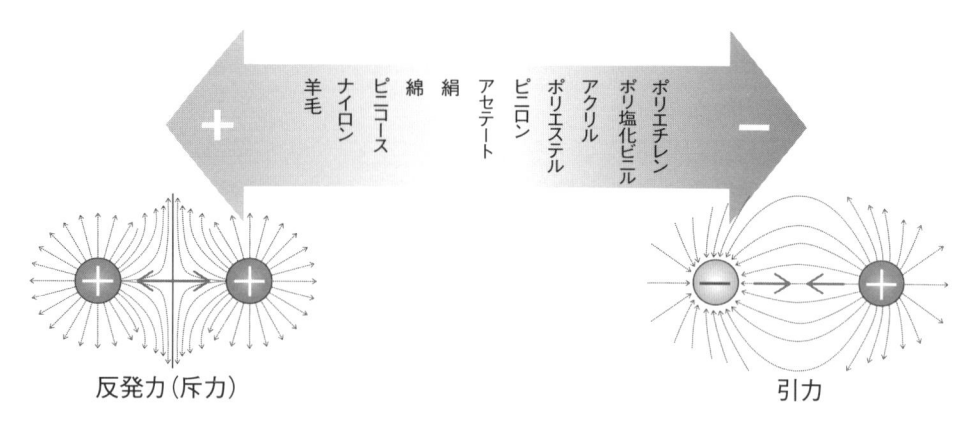

図3-59　電気力（静電気力）

　このような電気現象は電荷の移動によって生じます．ある場所で電荷が増えると，他の場所は同じ量の電荷が減ることになります．つまり，電気現象が生じようとも，電気量の合計は常に一定となります．これを**電気量保存の法則**といいます．

2) 電流

　物質には，よく電気を通すもの（**導体**）とほとんど通さないもの（**絶縁体**）があります．また，導体と絶縁体の中間のような物質も存在し，これを**半導体**と呼んでいます．

　ある物体の中に電荷粒子（自由電子，陽イオン，陰イオン）が移動する現象を「電流が流れる」といいます．電流の強さを表す単位はアンペア〔A〕を用いて，ある導体の断面を単位時間に通過する電気量の大きさと定義します．

　ここで，t 時間〔s〕に q クーロン〔C〕の電気量が通過したとき，電流の強さ I〔A〕は，以下の式に表すことができます．

$$I = \frac{q}{t} \quad (I：電流の強さ，\quad q：電気量，\quad t：時間)$$

　ところで，「電流の向き」と「電子の流れの向き」はイコールではないことに留意せねばなりません．電流は，正の電荷が流れる向きのことをいい（＋極から－極へ），一方，電子の流れは，負の電気である自由電子が流れる向きのことをいい（－極から＋極へ），電流の向きと逆向きになります．これは電子の発見が電流の向きを決めた後に発見されたために生じました．

　次に，**電圧または電位差**（単位はボルト〔V〕）とは，電気の圧力，つまり，電流を流そうとする力をいい，ある2点間の電位の差となります．例えば，ある長細い導体の両端に電圧を加えると，導体中の自由電子は移動（電流）します．これは水路の中を流れる水をイメージすると分かりやすいです．ある高い所から低い所へ水が流れるとき，高低差が電圧に，水の流れが電流に相当します．

　自由電子が，例えば導体である金属の中を移動する際，金属の結晶中にある金属イオン（陽イオン）の熱運動によって衝突を繰り返すなどし，流れの邪魔をされます．邪魔されること，つまり，流れにくくすることを**電気抵抗R**（単位はオーム〔Ω〕）といいます．よって，**電圧V〔V〕**と**電流I〔A〕**には次の関係が成立します．これを**オームの法則**といいます．上の水路の例でいえば，水路の中に流れにくい場所があるとき，そこが抵抗に相当します．

$$R = \frac{V}{I} \quad \text{または，} \quad V = IR$$

（V：電圧，R：電気抵抗，I：電流の強さ）

　また，導体の電気抵抗Rには，長さL（m）に比例し，断面積S（m^2）に反比例するため，次の関係が成立します．

$$R = \rho \frac{L}{S}$$

（R：電気抵抗，ρ：抵抗率，L：導線（導体）の長さ，S：導線の断面積）

＊ρ（単位Ω・m）は抵抗率であり，物質によって異なる値を示す．

　次に，金属の両端に電圧をかけると，金属中の自由電子は負電荷を持つため，プラス極側へ移動しようとします．しかし，自由電子は導体の中で物質どうしが衝突するため，摩擦による発熱が起こります．このときの熱を**ジュール熱Q〔J〕**といいます．これは電気の力によるエネルギーとして，電気器具などによって熱や光などに変換されます．例えば，ニクロム線は抵抗がとても大きいため，電気を通すと発生（消耗）するエネルギーが高く高温になるため，電熱器として利用されたり，電球のフィラメントに電気を通すと光を出して明るく輝くため，照明器具として利用されています．

　ジュール熱の発生には電力が必要です．電力P（単位はワット〔W〕）とは，単位時間当たりに電源（電位差を一定に保つ装置）から送り出される電気エネルギーをいい，次式で表されます．

$$P = VI$$

（P：電力，V：電圧，I：電流）

　これに電源が稼働した時間t〔s〕を掛けると以下のように電力量が算出できます．

$$電力量 = Pt = VIt$$

　このエネルギーが抵抗で熱を発生させ、その熱をジュール熱といいます．

　日常では、1 kWh（キロワット時）が電力量の単位として多用されています．

★人体や疾病とのかかわり★

　ヒトの体内においても電荷粒子の移動，つまり電流の流れが起こる場所が存在します．特に神経や筋組織における電気的活動は重要で，神経が情報を伝える，筋肉が収縮をする際には必ず電流が必要となります．電流が生じる主体は電子ではなくイオンです．

　では，神経の情報伝達のしくみを学ぶ前に神経細胞における電気的興奮の発生とそれが醒めるしくみを学びます．

　細胞の内側はK^+が多く，細胞の外側はNa^+が多く含まれています．神経細胞が非興奮状態（静止状態）のときは，細胞内外で電位差（細胞内が負，細胞外が正に帯電．これを**静止電位**という）が生じています（化学の章参照）．

　次に，外からある刺激が加わると，Naチャネルが開口し（Kチャネルは閉口のまま），Na^+が濃度勾配に従って細胞内に流入します．陽イオンであるNa^+が細胞外から細胞内へ流入するため細胞の内側の電位が上昇（**脱分極**）し，ついにはプラスに転じます（Naチャネルはこの後閉口する）．このように細胞内の電位がプラスに変化することを興奮状態といい，このときの電位を**活動電位***といいます．

　*細胞内の電位の一連の変化，つまり脱分極と再分極（後述）をあわせて「活動電位」とする文献もある．

　次に，細胞の興奮を醒ますために，Kチャネルが開口します（Naチャネルは閉口のまま）．すると細胞内に多く含まれるK^+は濃度勾配に従って細胞内から細胞外へ流出します．陽イオンであるK^+が細胞内から細胞外へ流出するため細胞の内側の電位は下降（**再分極**）し，ついにはマイナスに転じ，（Kチャネルはこの後閉口する）元の分極状態（静止状態）に戻ります（図3-60）．

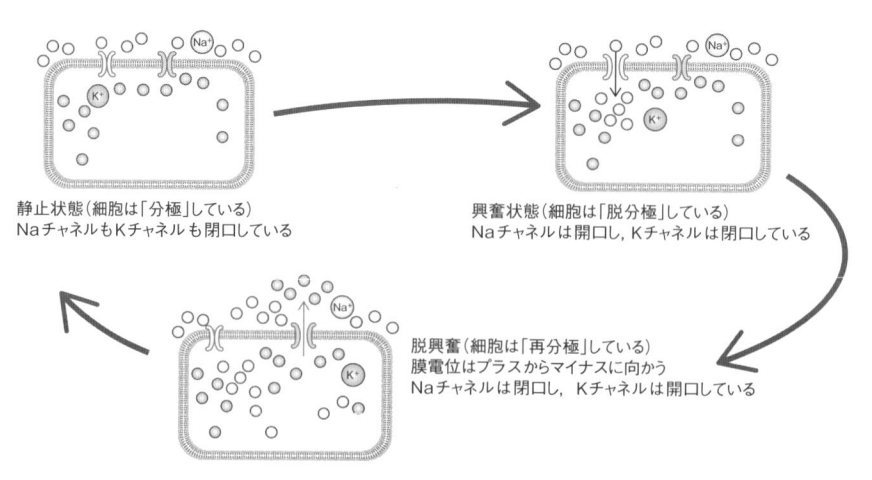

静止状態（細胞は「分極」している）
NaチャネルもKチャネルも閉口している

興奮状態（細胞は「脱分極」している）
Naチャネルは開口し，Kチャネルは閉口している

脱興奮（細胞は「再分極」している）
膜電位はプラスからマイナスに向かう
Naチャネルは閉口し，Kチャネルは開口している

図3-60　脱分極と再分極

②神経細胞における活動電位の伝わり方

細胞内が負の電位（静止電位）を持つ神経細胞がある種の刺激（感覚刺激や隣の神経細胞からの神経伝達物質による刺激）を受けると，受けた部位は脱分極し，細胞内の電位が負から正に変わります．変化の起因は，細胞外の正電荷 Na^+ の細胞内流入です（図3-61）．

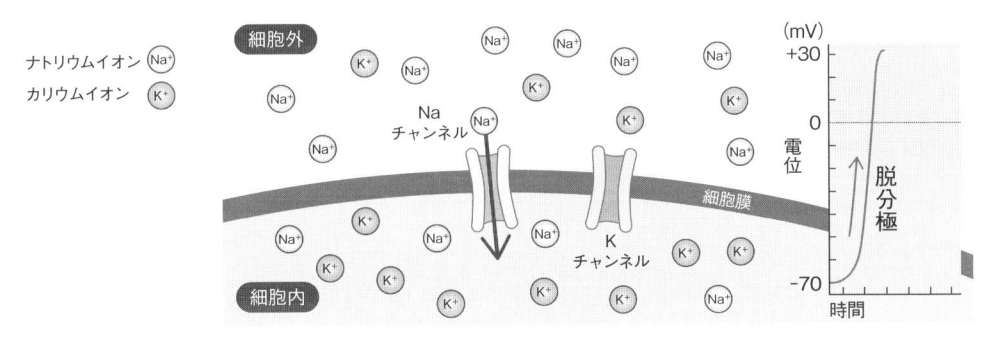

図3-61　脱分極

次に，脱分極（興奮）という状態そのものがすぐ近傍の細胞膜への刺激となり，同様に Na^+ の流入による脱分極を生じさせます．そしてまた新たな脱分極領域が隣の細胞膜を刺激する…といった具合に脱分極（興奮）領域がドミノ倒し式に次々に伝わります．このようにしてイオンの流れ（電流）を通じて長い神経細胞内の興奮を伝播（**伝導**）します（図3-62）．神経の興奮伝播速度は，太い（断面積が大きい）神経線維ほど大きくなります．

（p197の $R = \rho \dfrac{L}{S}$ の式と一致する.）

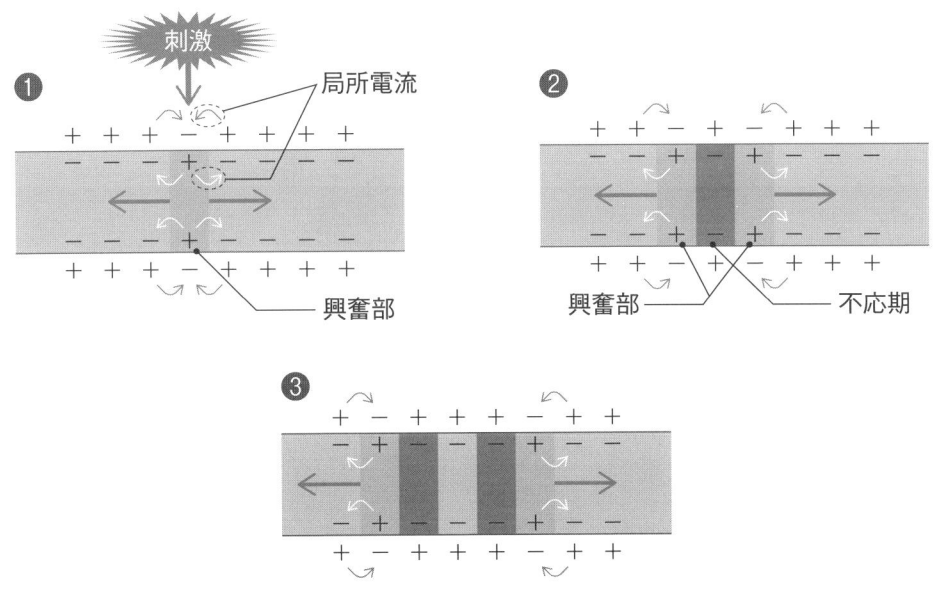

図3-62　興奮の伝導

　脱分極部位は細胞膜上のイオンチャネルによって再び分極状態に戻ります（再分極）.

　ところで，細胞における電気的興奮が起こるとその都度K^+やNa^+の移動が起こるため，細胞内外のイオンバランス（細胞内はK^+が多く，細胞外はNa^+が多い）が崩れてしまいそうです.　これを是正するのがNa^+-K^+ポンプという細胞表面タンパク質です.　このポンプはATPを消費して元のイオンバランスの状態に戻してくれます（図3-63）.

　神経細胞は，消費するATPの約半分をポンプで消費するというから驚きです.

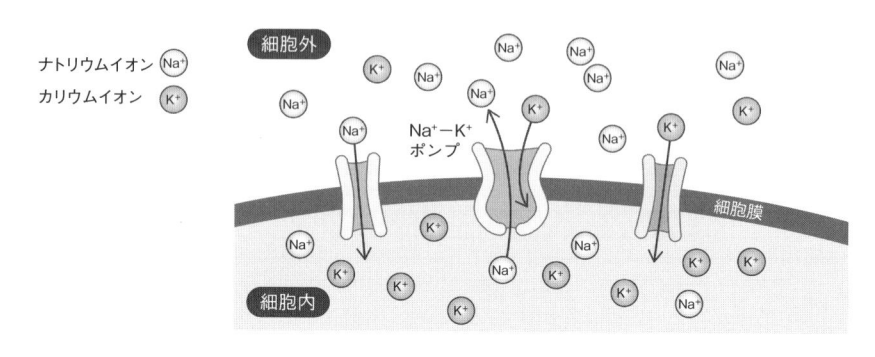

図3-63　Na^+-K^+ポンプ

③心臓の自動性

　心臓は血液を送り続けるために絶えず拍動しています.　心臓が拍動することを心拍といい，1分間当たりの心拍する数を心拍数といいます.　この心臓ですが，不思議なことに，心臓を切り取って体から摘出してもしばらくは拍動を続けることができます.　神経や血管につながっていなくても心臓単体で拍動するのです.　まるで体からテレパシーが　送られているかのようです.　心臓が自ら拍動（規則性をもった周期で収縮・拡張運動）を行うことを**自動性**といいます.

　心臓を構成する細胞は，心臓の大部分を占める固有心筋細胞と電気を通ずる特殊心筋細胞でできています.　実は心臓は，拍動するための電気的興奮を自ら生み出し，心臓全体に伝えることで心筋細胞の興奮とそれによる収縮運動によって拍動することができます.

　最初に電気的興奮（活動電位）を起こすのは，右心房にある**洞房結節**（洞結節）という特殊な細胞群です.　ここの電気的興奮の周期が心臓全体の拍動誘発とそのペースの決め手になるので，**ペースメーカー**の役割を担うといえます.　洞房結節が起こした電気的興奮は心臓上部の心房全体に伝わります（この後，心房が収縮する）.　電気的興奮は右心房下部の**房室結節**（田原結節）という場所に伝わり，ここから**ヒス束**[4]（**房室束**）を通って心房から心室に伝わります.　この後，心室中隔上部で左脚と右脚に分かれ心室中隔の下部まで下行し，ここから**プルキン工線維**と呼ばれる細かな枝分かれをした線維が心室全体に分布し，ここから心室を構成する心筋細胞全体に興奮が伝わっていきます（図3-64）（この後，心室が収縮する）.

※4：**Wilhelm His, Jr.**（**1863 – 1934**）. ドイツの解剖学者・心臓学者. ヒス束を発見（**1893年**）

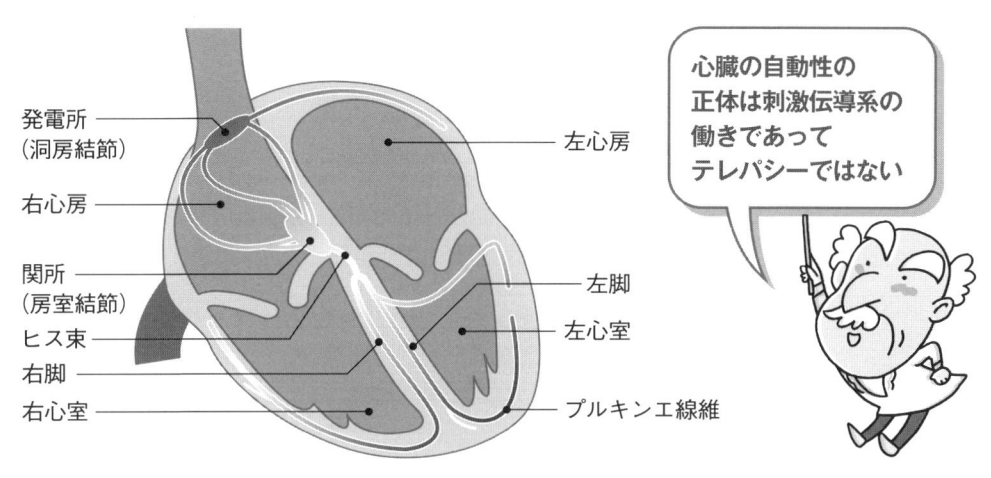

図3-64　刺激伝導系のしくみ

　つまり，心臓内を流れる電気的興奮（電流）が，「心房全体→心室全体」と時間差を持つために心房の収縮からワンテンポ遅れて心室の収縮が始まるので，血液の一方向性（静脈→心房→心室→動脈）が確保できます．このように，特殊心筋細胞が心臓全体へ電気信号を伝えるしくみを**刺激伝導系**と呼んでいます．

　これらの心筋細胞の電気的興奮は心臓のみならず微弱ながら体全体にも伝わるので，四肢や胸部に電極を付けて誘導すると，その起電力を観測することができます．この原理を応用したものが心電図です．

TOPIC

心電図，筋電図，脳波

神経細胞や筋細胞の中では電荷の流れ（電流）が生じています．

これらの細胞の電気的活動を皮膚表面もしくは針電極などを使って調べることができます．

心電図は，心臓の活動を調べる検査です．心臓は多くの心筋細胞で構成されますが，細胞間隙は電気的興奮が伝播しやすく，機能的合胞体と呼ばれるいわば1つの大きな細胞がリズミカルに活動するかのような構造となっています．心臓の電気的興奮が全身に伝わり，決められた場所に皮膚に装着された電極によって心臓の活動を記録します．心電図は，心拍などの正常な生理機能のみならず，心筋梗塞や不整脈，電解質異常などの病態を知ることもできるため，臨床では大変重要な検査ツールの1つです．

脳波は，脳（特に大脳皮質）の活動を調べる検査です．頭皮の決められた部位に電極を装着し，神経細胞の微弱な電気活動（数十μV）を脳波として記録します．脳波によって，脳の各領域の生理的活動の記録のみならず，てんかんやある種の中枢神経系疾患の診断や脳死判定などの際に大変重要な検査ツールとなります．

筋電図は，運動単位（運動神経およびそれに支配される筋線維）における筋の活動を調べる検査です．皮膚表面に電極を装着して自発的な収縮を測定するものと，外部からの電気刺激によって誘発される収縮を測定するものがあります．末梢神経や脊髄疾患，中枢神経系の異常の診断などに用いられます．

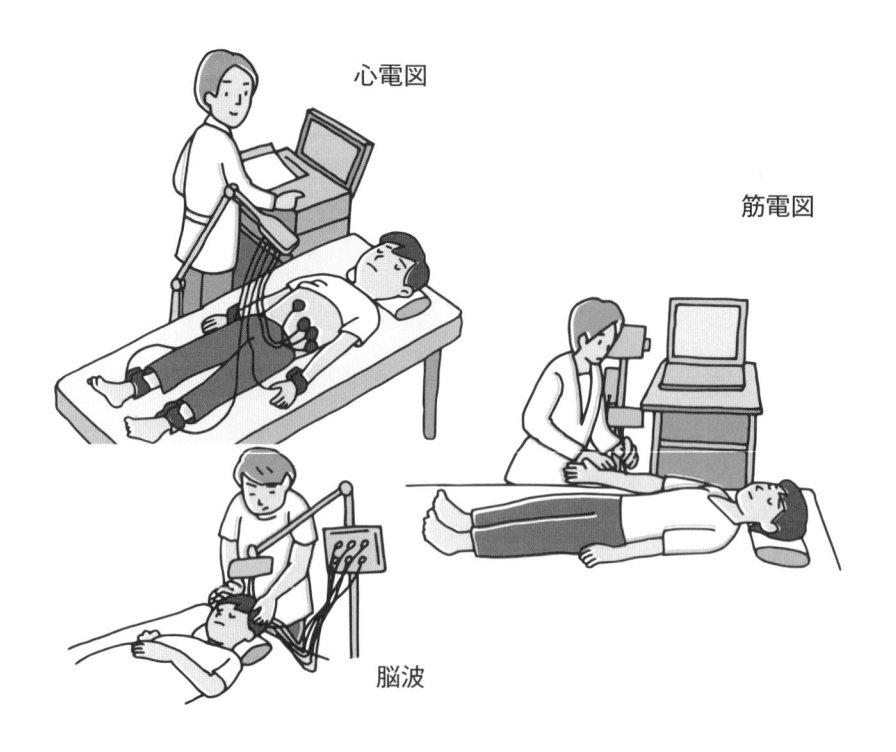

心電図

筋電図

脳波

④血圧の原理とその異常

医学的には，呼吸数，脈拍数，血圧，体温をバイタルサインといいます．バイタルは「生命」，サインは「徴候」という意味なので，合わせて「生きているしるし」と訳せるでしょうか．逆にいえば，これらバイタルサインが無い状態とは，生あるもの，息あるものと言えない状態と解釈できます．それほどこれら4つの徴候は大切なものと考えられます．

そのうちの1つ，「血圧」は，体全体に血液を送る原動力となり，単位はmmHgで，以下の式で表すことができます．

$$血圧 ＝ 心拍出量 × 総末梢抵抗$$

心拍出量とは「心臓が1分間に送り出す血液の総量」，総末梢抵抗とは「血管系が持つ抵抗力の合計」を意味し，その積が血圧となります．

血圧の式や意味は，電流と電圧と抵抗の関係（オームの法則）に類似します（$V = IR$）．心拍出量は，心臓の活動によって生み出される「血流」（＝「電流」）であり，総末梢抵抗は，血管系によって生み出される血液の「流れにくさ（抵抗）」（＝「電気抵抗」）であり，その積が実際に血液を流すために必要な力「血圧」（＝「電圧」）と考えることができます．

心拍出量は，心拍数や心臓の収縮力によって変動します．心臓は収縮と拡張を交互に繰り返し，収縮時に血液が拍出され，「心拍出量が最も多く」なり，「血圧は最高値」を示します（**最高血圧＝収縮期血圧**）．一方，拡張時は血液の拍出がなく，「心拍出量は最も少なく」なり，「血圧は最小値」を示します（**最低血圧＝拡張期血圧**）．

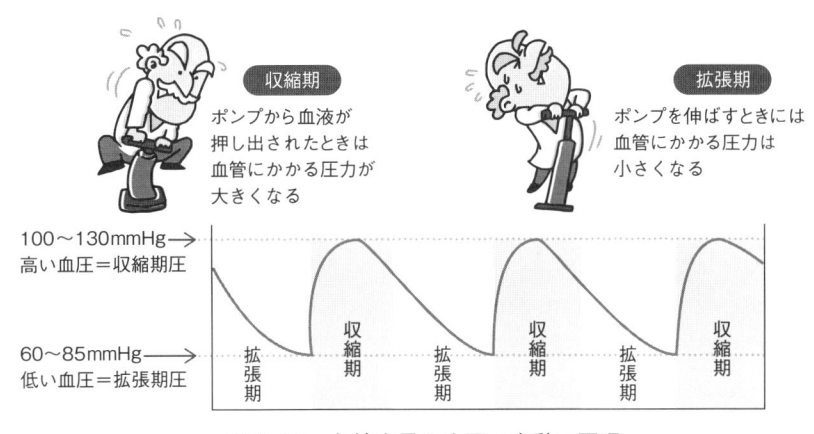

図3-65 心拍出量と血圧の変動の原理

　総末梢抵抗は，血管にかかるすべての抵抗，例えば，血管の幅，血液量，血液の粘性，血管内外の血流阻害要因などによって変動します．血管幅の増大，血液量減少，血液の粘性低下はすべて抵抗が下がるため，血圧は低下します．

　高血圧が起こる原因の約9割は原因不明といわれています．血圧が高い状態は，つまり高い抵抗に逆らって心臓を動かす必要があるため心臓に大きな負担となるばかりか，血管にも大きな負荷がかかっており血管壁にストレスがかかり，動脈の硬化や血栓の形成などにつながります．これは，抵抗の高い導体中に電気が流れると多くの摩擦熱（エネルギー）が生じることを彷彿させます．

　表3-1は血圧値の分類を示したものです．食事，運動，ストレス，基礎疾患など血圧には多くの要因が複雑に絡み合い，コントロールは決して容易ではありませんが，高血圧には気を付けたいものです．

表3-1　血圧値の分類

血圧値の分類（血圧値の単位はすべてmmHg）

分　類		収縮期血圧		拡張期血圧
至適血圧		120未満	かつ	80未満
正常血圧		120〜129	かつ／または	80〜84
正常高値血圧		130〜139	かつ／または	85〜89
高血圧	Ⅰ度	140〜159	かつ／または	90〜99
	Ⅱ度	160〜179	かつ／または	100〜109
	Ⅲ度	180以上	かつ／または	110以上
（孤立性）収縮期高血圧		140以上	かつ	90未満

参考資料：日本高血圧学会「高血圧治療ガイドライン2014」より作成

POINTs

- 電気には，プラス（正）の電気とマイナス（負）の電気がある．
- 同じ電気どうしは反発しあい，異種の電気どうしは引き合う．
- ある物体中の電荷粒子の移動を電流という．
- 電流は，正電荷が流れる向き（＋極から−極へ）のことをいい，電子（負の電気）の流れる向きとは逆である．
- ヒトの神経細胞の興奮および興奮伝播は電気の流れによって生じる．
- 血圧の式や意味はオームの法則（V=IR）に類似する．
- 電荷を持つものがある導体を流れる際，抵抗が上がると流れる圧力も大きくなる．

3.10　重心

　地球上に存在する物質には重さ（質量）が存在します．この重さは地球の中心に向かってひきつけられる重力（引力）によるものです．また，力を加えても変形しない物体を剛体といいます．私達の身の回りにある剛体には「大きさ」があるわけですが，この剛体を細かく分けたときに各部分に働く重力の合力と考えてもよい作用点が1点あり，これを**重心**といいます．

　図3-66のような密度が均一の平面図の場合，正円であれば円の中心，四角形であればその対角線との接点，三角形であれば各頂点から向かう辺の真ん中を結ぶ線の接点が重心（G）となります．

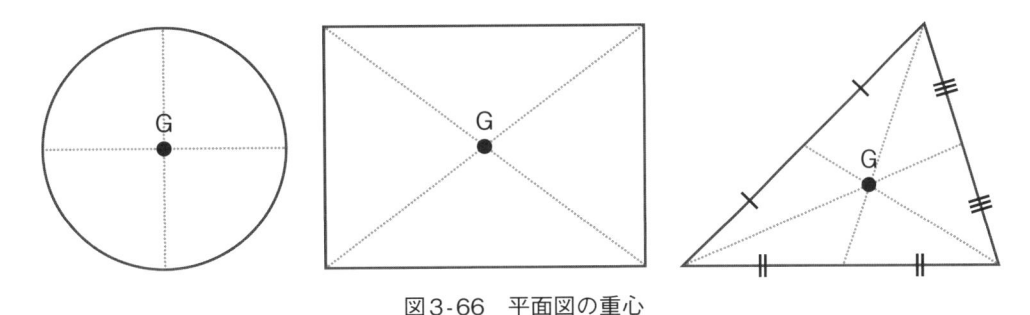

図3-66　平面図の重心

　図3-67のような物体の場合，物体のどこか任意の場所に糸を付けてつるした状態で静止させ，糸の付着部から重力方向に作用線を結びます．次に，また別の任意の場所に糸を付けてつるし静止させ，同様に作用線を結ぶと交点が出てきます．この交点が重心（G）となります．

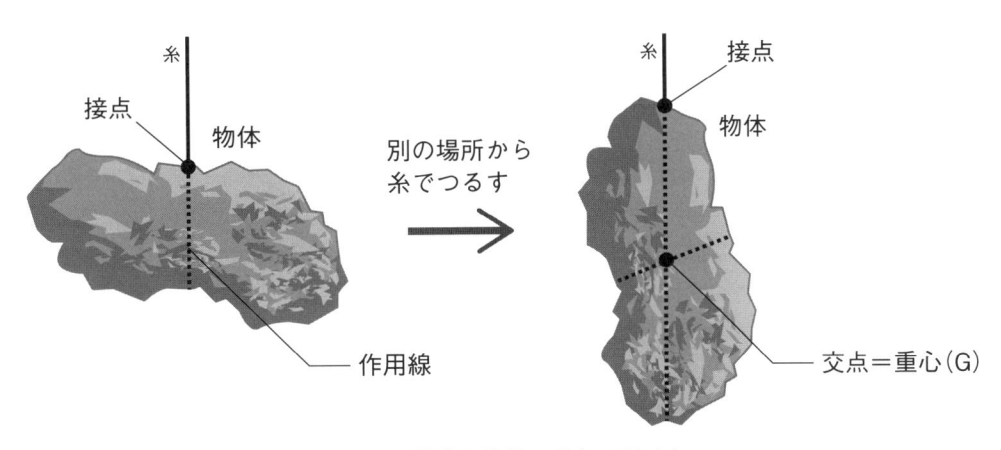

図3-67　複雑な物体の重心の調べ方

★人体や疾病とのかかわり★

　人間の体も大きさ（質量）があるわけですから重心（身体重心）があります．人体の場合，体格や姿勢によって異なりますが，立位姿勢だと，成人男性で床面から身長の56〜57％の位置，成人女性では身長の55〜56％の位置，どちらもおよそ骨盤の辺り（第2仙骨前方）に重心は存在します．小児だと，成人と比べ頭部が全身に比して大きいため，重心が上方（第12胸椎あたり）にあります．よって，成人よりも外部からの衝撃や揺れに対し，バランスが崩れやすくなります．

　この重心から真下に地面へ下ろした線を**重心線**といいます（図3-68左）．また，地面と接している体の部位（例えば足）でできる面を**支持基底面**といいます．体の安定性は，重心位置が低い，支持基底面が大きい，床との摩擦抗力が大きい，さらに，重心線が支持基底面の中心位置に近いほど高くなります（図3-68中）．仮に，足をそのままにして上半身を横に傾けると（重心線が傾けた側にそれる）と支持基底面が重心線と交わらなくなり姿勢は不安定となります（図3-68右）．荷物を運搬する際は，荷物にも重さが存在しますので，体と荷物の距離を遠ざけると重心位置が支持基底面の中心位置から離れてしまうため，運搬し辛くなります．子どもを抱っこする際にも腰の辺りで支えるような姿勢（両方の重心を近づける）が最も安定した楽な状態ということになります．

　また，支持基底面を大きくするような工夫，例えば，床と接する両足の距離を広げること（「気をつけ！」よりも「休め！」の姿勢が安定）や杖を使用するなどは支持基底面が大きくなり，姿勢が安定します．

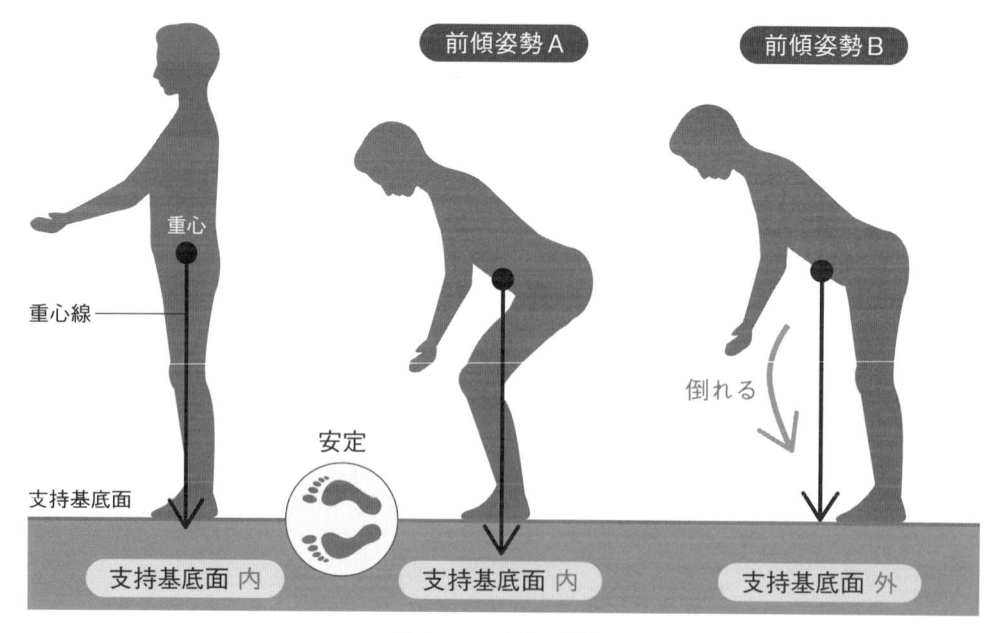

図3-68　人体の重心

POINTs

・重さのある物体には重心が存在する.
・ヒトの重心は，立位では骨盤の辺り（第2仙骨前方）に存在する.
・重心線が支持基底面にあるとき，体のバランスは安定しているといえる.

TOPIC

体位変換（仰臥位（仰向け）から側臥位（横向け）へ）

　寝たきりの方や体の不自由な方など自力で体を動かすことができない方（以下，患者さん）へのベッド上での体位変換は長期臥床による床ずれの防止，その他血行障害の防止等とても大切な介助の1つです．介助する者にとっては毎日のことなのでできるだけ自身の負担をかけずに介助したいものです.

　そこで，体の重心や支持基底面，力のモーメント（p216参照）の原理を知っていれば患者さんも介助者もできるだけ負担をかけずに体位変換することができます.

　まず患者さんに両腕を胸元でクロスしてもらい，膝を曲げてできるだけ高く立ててもらいます．こうすることで患者さんとベッドの接地面（摩擦面）をできるだけ小さくできます．介助者はベッドに片膝を乗せ患者さんに近づきます．こうすることで患者さんと介助者の重心位置を近づけることができ，介助者の支持基底面が広くなるので姿勢を安定させることができます．体位を変えるときは，患者さんの肩と膝を持って側臥位する方向にクルッと回転させる．このとき患者さんとベッドの接地面が支点，膝が力の作用点となり，できるだけ膝を高く上げてもらうことで力のモーメントが大きくなります．このようにすると小さな力でも患者さんを体位変換させることができます.

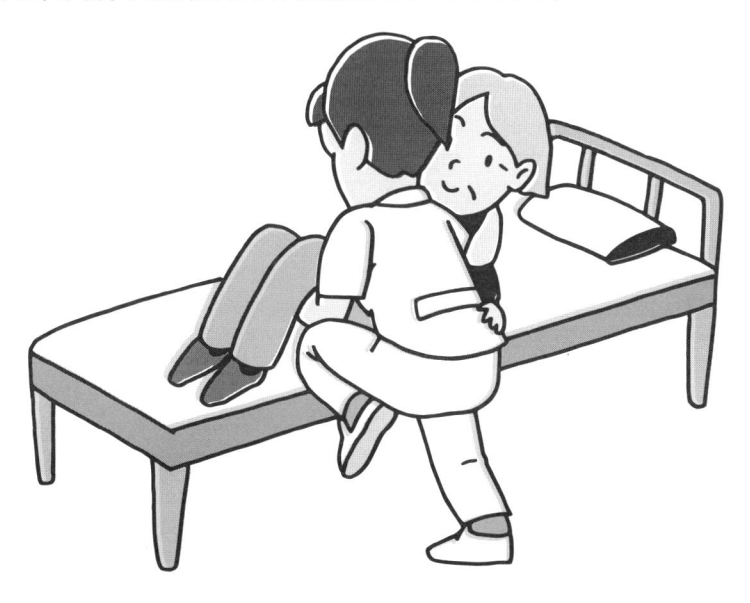

3.11　水圧と浮力

　海やプールに潜ると，深さが増すごとに耳に受ける圧力が大きくなり，場合によっては痛みを伴います．これは，水が水中の物体を押そうとする力，つまり水圧によるものです．水圧は，深さとともに増大し，水中の物体のあらゆる方向にかかります（図3-69）．

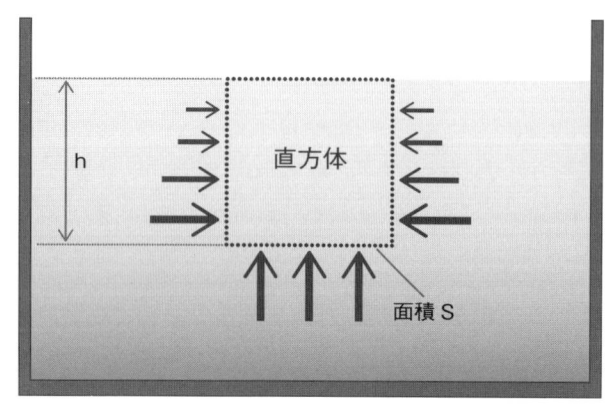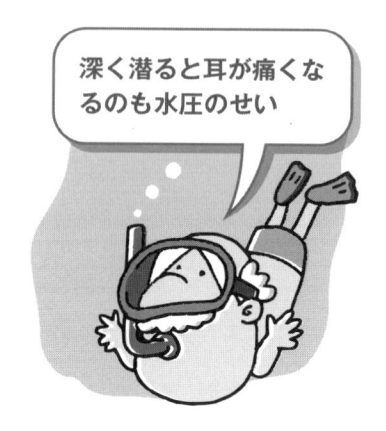

図3-69　水圧の大きさ

　では，点線で示した水の中の仮想直方体の底面（水面から深さ h [m]）の地点にかかる水圧 p [Pa]の大きさを計算してみましょう．ただし，ここでは大気圧は無視します．この状態は，直方体の重力（下向き）と水圧（上向き）の大きさが釣り合っていると考えることができます．水の密度を ρ [kg/m³]とすると，重力＝直方体の重さ×重力加速度（3.12参照）＝ $Sh\rho \times g$ であり，水圧の大きさ＝圧力×面積＝ $p \times S$ となるため，

$$pS = Sh\rho g$$

（S：直方体の底面積，h：直方体の高さ，g：重力加速度）

と式を立てることができます．これを整理すると，

$$p = h\rho g$$

となります．この式が意味するところは，「水圧は，高さと密度と重力加速度の積で求められ，面積によらず高さ（深さ）に依存する」ことが分かります．水の密度は1g/cm³（1000kg/m³ ＝ 10³kg/m³）ですので，もしも高さが10mであれば水圧p [Pa]は

$$p = h \cdot \rho \cdot g = 10 \times 10^3 \times 9.8 \fallingdotseq 10^5 \text{ Pa}$$

となり，概ね大気圧（1×10^5 Pa ＝1atm）と一致します（圧力の項目参照）．つまり，深さが10m増すごとに1atmずつ増加していくことも分かります．

　では，大気圧を考慮するとどうなるでしょうか．大気圧は，水面の上方から下方へ押す力となっているため，水圧はそれに逆らう力を持つと考えることができます．つまり，大気圧p_0を加味した場合の水圧p'は，

$$p' = p_0 + h\rho g$$

と表すことができます．

　次に，海やプールに入り，仰向けで両手を伸ばして息を大きく吸い込み力を抜くと体はそのまま浮きます．ボートや鉄製の船であっても海の上で浮きます．これは**浮力**が働くために起こる現象です．

　一般に，液体や気体などの流体の中にある物体には，上向きの力（浮力）が働きます．流体中の物体は前後，左右，上下から圧力を受けますが，前後・左右の力は相殺されるため，上下の力の差が浮力となります．

　図3-70は，ある物体（直方体）を流体に沈ませた状態を表しています．流体の密度をρ [kg/m³]，物体の高さをh [m]，物体の上面にかかる水圧をP_1，下面の水圧をP_2，上面下面の面積をS [m²]とします．上面の水圧の大きさは，圧力×面積より，$P_1 \times S$，下面の水圧の大きさは，$P_2 \times S$となります．ところで，P_2の大きさは，上面が受ける水圧（$P_1 \times S$）とそこからh深い位置にかかる水圧の合計と考えることができるため，

$$(P_1 \times S) + (\rho g h \times S) = S\ (P_1 + \rho g h)$$

と計算できます．浮力は下面にかかる力と上面にかかる力の差であるため，浮力の大きさF = ｛下面にかかる（上向きの）力の大きさ｝－｛上面にかかる（下向き）力の大きさ｝ = $S(P_1 + \rho g h) - P_1 \times S = S\rho g h$　となります．

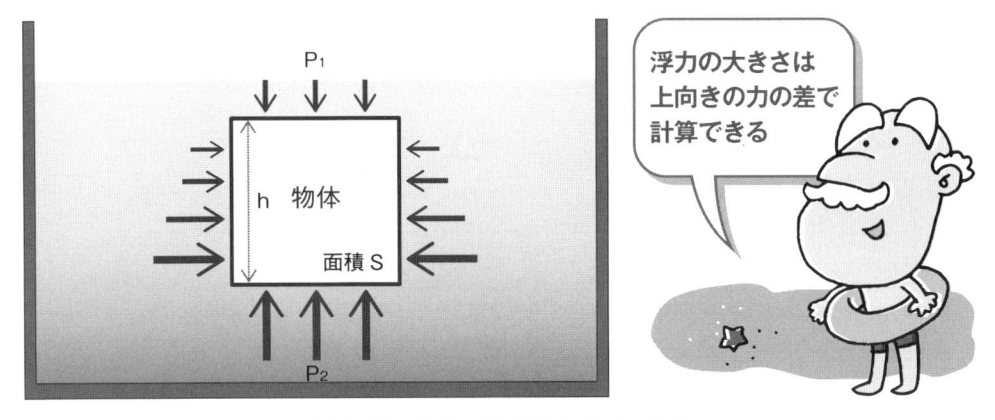

図3-70　流体が物体にかけている力

Shは体積V〔m^3〕と同意のため，浮力の大きさ$F = V\rho g$と整理できます．$V\rho$は質量，gは重力加速度（定数）を意味するので，これらの積（質量×重力加速度）は「重力の大きさ（＝単に重さまたは重量）」となります．したがって，「一般に，流体中の物体が受ける浮力の大きさは，物体の形によらず，物体の流体中にある部分の体積と同じ体積の流体の重さに等しい」という法則が成立します．言い換えると，物体が流体を押しのけた分だけ流体の重量分の浮力（上向きの力）が発生することになります．流体は水のみならず，他の流体でも成り立ちます．これを**アルキメデスの原理**といいます．

中に空気の層を広くとって設計されたボートや鉄製の船，または密度が1〔g/cm^3〕よりも小さい物体が水（海水）に浮くのはこのためです（図3-71）．

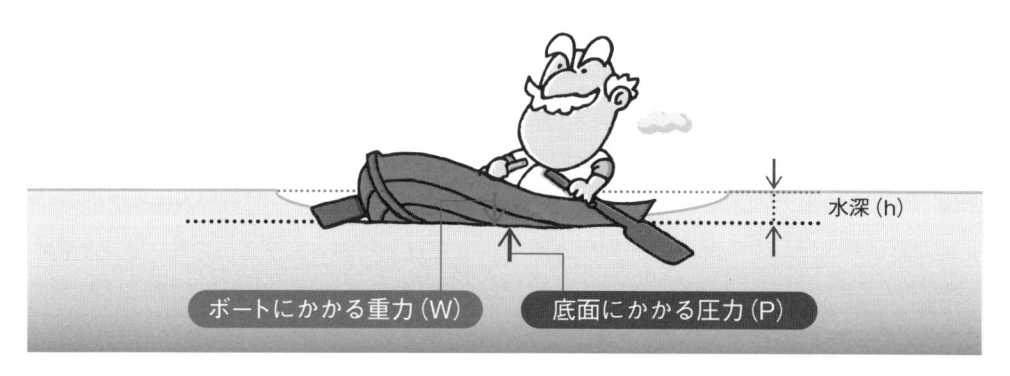

水深（h）

ボートにかかる重力（W）　　底面にかかる圧力（P）

図3-71　流体中の物体が浮く原理

★人体や疾病とのかかわり★

脳は，感覚・運動・生命維持・本能・情動・統合・言語・判断・制御・認知など，ヒトとして，生物として，それらの機能を維持・発揮するためのとても大切な器官です．

脳および脊髄を中枢神経と呼び，脳は頭蓋骨（とうがいこつ），脊髄は脊柱（せきちゅう）の中に保護されています．中枢神経系は**神経細胞**および**支持細胞**で構成されます．神経細胞は，神経細胞どうしが複雑な回路（ネットワーク）を形成し，細胞どうしが的確なコミュニケーションをとることで脳の多様な機能が発揮されます．支持細胞は，「支持」つまりサポートする役割という意味ですが，中枢神経系に存在する支持細胞をとくに**グリア細胞**とよび，

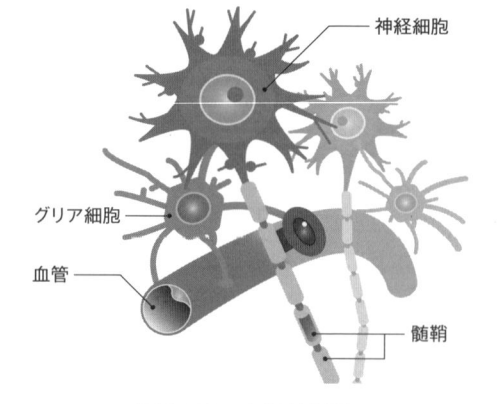

神経細胞

グリア細胞

血管

髄鞘

図3-72　中枢神経系

神経の情報伝導や脳内の異物の除去，血液中の有害物質が神経細胞に害を及ぼさないようなバリアー機能を持つなど，多様な機能を持ちます．

さて，脳や脊髄の構成単位である神経細胞ですが，弱点として，一部を除き細胞分裂能がほとんど無いため，一度損傷を受けると元の姿に戻ることが困難になります．しかも，脳や脊髄などの神経組織はとても柔らかくデリケートなため，いくら骨に守られていたとしても私たちが普段生活をしている中で頭にものをぶつけたり強い衝撃が加わる，もしくは揺さぶられるなど，物理的な刺激が加わると損傷する恐れがあります．したがって，頭蓋骨のみならず，脳や脊髄を保護するさらなるしくみが備わっています．

保護に役立つ組織は，**髄膜**と**脳脊髄液**があげられます．髄膜は，外側から，硬膜・クモ膜・軟膜という3層構造の膜で構成され，脳および脊髄の表面を覆っています（図3-73）．**髄膜炎**とはこの髄膜に細菌やウィルスが感染して起こる感染症であり，脳が障害を受ける非常に危険な病態だといえます．

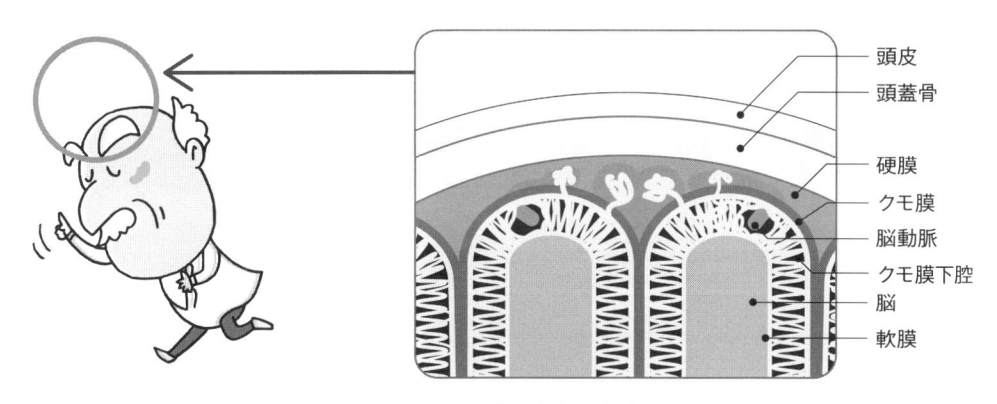

図3-73　髄膜と各部の名称

クモ膜と軟膜間は，クモ膜下腔というスペースが確保されています．このスペースは，脳内の**脈絡叢**という場所から分泌された脳脊髄液（単に髄液ともいう）と呼ばれる液体成分で満たされています（図3-74）．

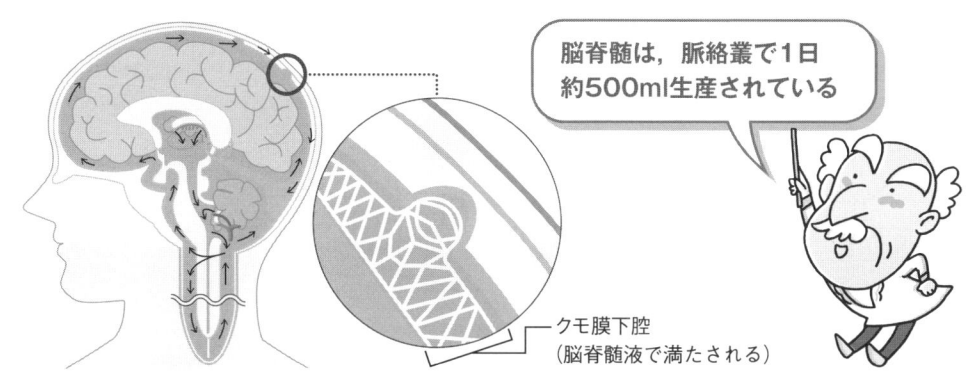

図3-74　クモ膜下腔

　クモ膜下腔の中を満たす脳脊髄液は，脳と脊髄表面全体に広がるため，脳と脊髄は，いわば脳脊髄液でできたプールの中に浮かんだ状態となります．

　ここで，アルキメデスの原理より，物体（脳）が流体（脳脊髄液）から受ける浮力によって，脳と脊髄の実重量（約1.5kg）が軽減され，50g以下となり，外部からの物理的な衝撃を和らげています．

POINTs

・水圧は水深が10m増えるごとに1atm大きくなる．

・流体中の物体には浮力がはたらく

・浮力の大きさは物体の形によらず，流体中の物体の同じ体積の流体の重さである

・密度が水よりも小さい物体は水に浮く．

・脳・脊髄の外表面（および内面の一部）は脳脊髄液で充満されているため，浮力がはたらく．よって，外部から物理的衝撃を受けても浮力によって緩和でき，脳・脊髄を保護できる

TOPIC

水（流体）の力

　豆腐はたいへん柔らかい食べ物です．スーパーに陳列されている豆腐はパッキングされ，型崩れしないように工夫がされています．パッキングのされ方をよく観察すると，豆腐と容器の隙間に水が浸してあることに気づきます．これによって豆腐に浮力がはたらくとともに，周りの水分が，豆腐が受ける外部からの衝撃をクッションのように吸収し，壊れにくくしてくれます．脳が脳脊髄液に守られている様子とよく似ています．

豆腐と容器の隙間に水を浸している．これにより豆腐に浮力が働き，周りの水分が，豆腐に与える衝撃を吸収して壊れにくくしている

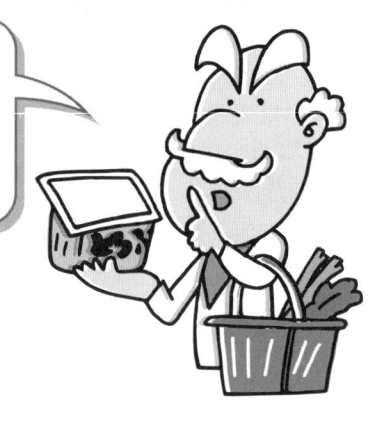

TOPIC

氷はなぜ水に浮いているのか？

　オホーツク海に浮かぶ巨大な流氷，厳冬の時期に湖や池にできる分厚い氷，真冬の寒い朝にできる水たまりの表面の氷のように，水は0℃を下回ると液体から固体へとその形態を変えていきます．冬の時期にできる氷上ワカサギ釣りは，湖水の上にできた分厚い氷に穴をあけて，その上から釣り糸を垂らして行うことができます．

　さて，上の話を想像してみると，氷（固体）が水（液体）に浮かんでいることが分かります．これはよく考えてみると不思議なことだと思いませんか？というのも，一般に，物質は液体よりも固体の方が密度が高いため，アルキメデスの原理に従えば，氷（固体）は水（液体）に沈んでもいいはずです．

　実は，水には水自身の持つ特殊な物理化学的性質があります．

　水は，3.98℃の状態が最も密度が高い（つまり，体積が最も小さい．水分子がぎっしり凝縮するイメージ）状態であり，その値は0.999973 g/mLです．そして3.98℃を境に，それよりも低い温度でも高い温度でも密度が低下します（つまり，体積が大きくなる．膨張するイメージ）．一方，氷の密度は0.92 g/mL前後ですので，4℃の水（液体）の方が0℃以下の氷（固体）よりも密度が高いことが分かります．

　水は，このような性質があるので，冬の寒い日に池や湖の水が凍るときには密度の低い方，つまり表面から凍り，アルキメデスの原理からそのまま浮き続けるわけです．ちなみに，0℃の水の密度は0.999841，10℃では0.999700，20℃は0.998203，30℃は0.995646と温度が上がるにつれ密度は低くなるものの，氷は常温の水よりもさらに密度が低いため，常温の水の上でも氷は浮くことが分かります（すぐに溶けてしまいますが…）．

　水のこのような性質は，生態系を維持する上でもとても大切です．冬に海や湖，池が厚い氷で覆われたとしても，海底（湖底）の水温は最も密度が高い4℃前後で液体の状態ですから，底に住む魚や貝類など水生生物の生息場所が凍らずに確保できます．もし，水にこのような性質がなく，つまり，温度の低下とともに密度が高くなれば，海底（湖底）から氷ができてしまい，やがて差し込む暖かい太陽光も底まで届きにくく，半永久的に氷が底にあることになります．こうなると水生生物の生存ができなくなってしまいます．

　その他にも水は我々ヒトの体にとってさまざまな有利な点があります．

　a）水分子が持つ極性（電荷の偏り・p96参照）によって水分子どうしが水素結合をするため，小さな分子量の割には常温で気体ではなく液体の状態でいられること，b）水分子の持つ極性によって電解質や極性分子のよき溶媒となること，c）比熱（比熱容量）が大きいため，外部環境の温度変化に対するヒトの体温への影響を最小限にとどめられること，d）粘性が低いため，血管やリンパ管，細胞内・細胞外を潤滑に流れる流体となること，などがあげられます．

3.12　力

1）力とは

　日常頻繁に見聞きする力という言葉ですが，物理学においても力は，圧力，浮力，重力，電気力，磁気力，弾性力などと力を含む言葉がたくさん存在します．

　力は，大きさ，方向，作用点（力がはたらいている点）の3つで決まり，これを力の三要素といいます．

　力の大きさを表す単位は，ニュートン（N）が用いられて，1Nは，質量1kgの物体に1 m/s²の加速度[*1]を生じさせる力の大きさと定義されています（p146参照）．

　ところで，地球上に存在するすべての物体が地球の中心方向に引かれていますが，この力のことを重力といいます．物体に働く重力の大きさWは，重力加速度g に質量m[kg]の概念を加え，

$$W = mg \ (m：質量, \ g：重力加速度^* （一定で約9.8 \ m/s^2))$$

と表すことができます．

　[*1]　加速度（単位：m/s²（メートル毎秒 毎秒），速度の変化（m/s）を時間（s）で割ったもの）

　[*2]　重力加速度：真空中で物体が自由落下する加速度のこと．質量によらず一定の値（約9.8 m/s²）を示す．

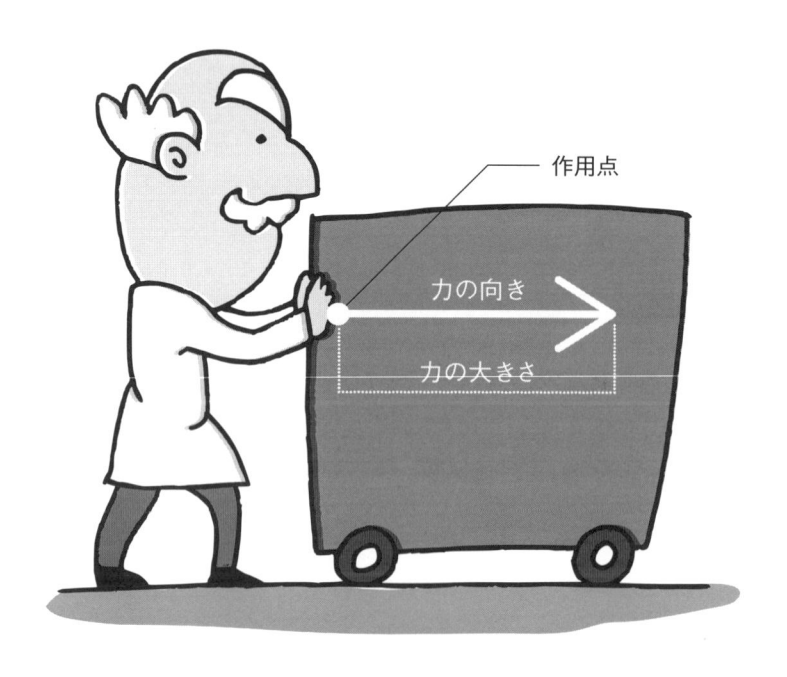

2) 力の合成と分解

1つの物体に対して同じ方向に複数の力がかかっている場合，それらを合わせて1つの力として考えることができます．合わせた力を**合力**，合わせることを力の**合成**といいます．

1つの物体に対して異なる2つの力がかかっている場合，それぞれの力のベクトルを2辺とする**平行四辺形の対角線が力の合力**になります（図3-75）．

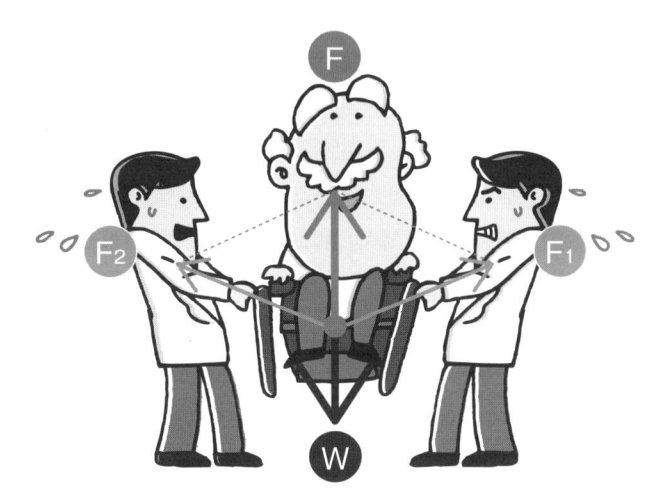

図3-75　2力の合成

逆に，1つの力（F）をいくつかの力に分けることもできます．分けたそれぞれの力を**分力**，分けることを**力の分解**といいます．並行四辺形の対角線の考え方に習って，力Fの始点をO，終点をPとし，Pからx軸，y軸方向にそれぞれ垂線を引き，垂線の足とOまでの距離が分力となります．x軸方向の力は三角比を用いて$F\cos\theta$，y軸方向の力は$F\sin\theta$と表すことができます．（図3-76）

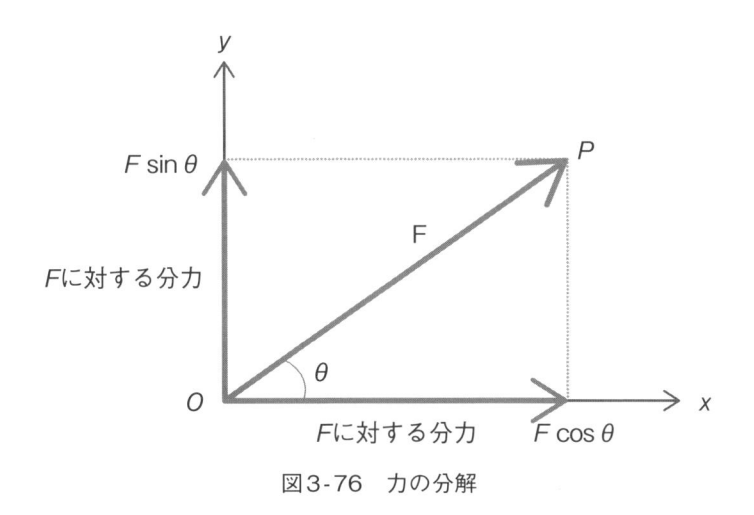

図3-76　力の分解

3）力のモーメント

力のモーメントとは車やバイクの性能表示で出てくるトルクと同じ意味で，ある支点（O）を中心に物体を回転させる力の働きのことをいいます．力のモーメント（M）は，「加える力の大きさ（F）」と「支点から力を入れる作用点までの距離（L）」の掛け算で求められ，単位はニュートンメートル（N・m）となります．

> 力のモーメント＝力の大きさ×力をかける作用点までの距離

図3-77では，力の作用点Aより力の作用点Bの方が支点（O）よりも遠くにあるため，同じ力を入れた場合，B点の方が大きな力を生み出すことができます．

また，力の向き（矢印の方向）がOAまたはOBで結ばれる直線（作用線）に対し垂直方向を向いています．しかし，実際には，力は垂直以外にもかかる可能性があります．

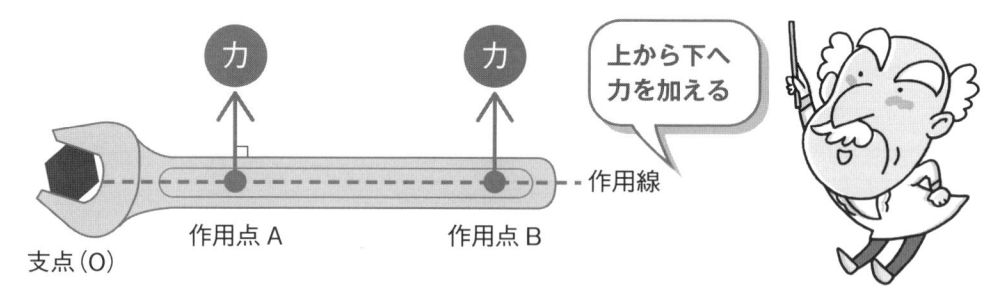

図3-77　ある2点における力のモーメント

図3-78左のように，OP線上とのなす角がθで力Fがかかる場合の力のモーメントを考えます．力Fは，平行四辺形の法則に則り，F_1とF_2に分解できます（図3-78右）．力のモーメントは，作用線とのなす角が垂直方向にどのくらい力がかかるかで求められるため，

$$力のモーメント = PF_1（= FF_2）× OP間の距離（L）= L × F\sin\theta$$

と求めることができます．

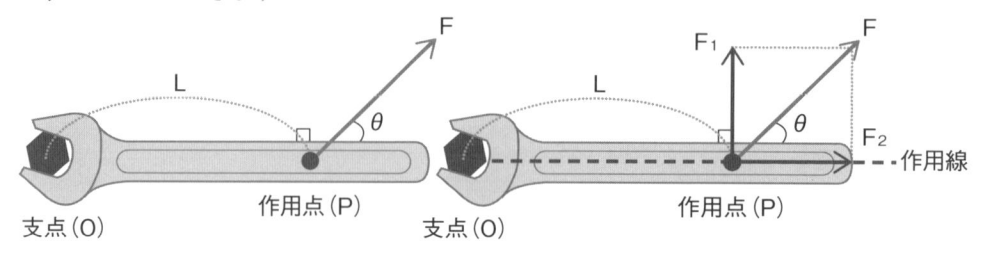

図3-78　なす角θにおける力のモーメントの求め方

★人体や疾病とのかかわり★

　人体は約200個の骨が含まれています．骨は体を支え，運動を行うのみならず，骨の中では造血機能を営みます．骨成分の2/3がリン酸カルシウムなどの無機質，残り1/3がコラーゲンなどの有機物が含まれ，固く，丈夫な構造をしています（図3-79）．

　また，人体には大小約400個あまりの筋があり，体重の約40%を占めています（図3-80）．ヒトが運動を行うためには，筋（骨格筋）が働かなくてはいけません．骨格筋は腱を介して骨に付着し，筋の収縮により2点間の骨の距離を縮めることで動き（運動）を生み出します．

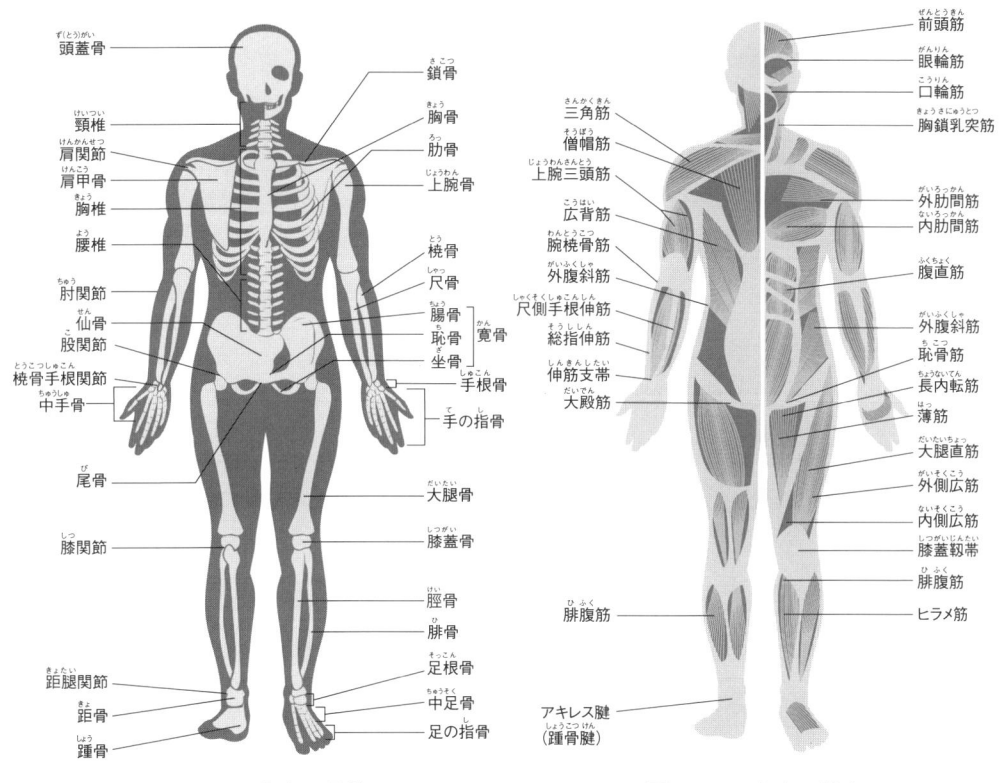

図3-79　全身の骨格　　　　　　　　　図3-80　全身の筋肉

　人体は，頭部，胸部，腹部，そして上肢，下肢と分けることができます．

　下肢は主に体の運動や支持を，上肢はものをつかんだり運んだりします．特に手足は成長する過程でとても長く成長します．腕の付け根から手までの距離は個人差があるものの約50センチになります．重いものを運搬するのにはそれ相応の力が必要ですが，もしも腕が短ければ，力のモーメントは小さくなります．

　筋肉は基本的に，関節をまたいで骨と結合しています（図3-81）．骨との付着部のうち体幹に近い側を**起始**，遠い側を**停止**，筋の中央部分を筋腹と呼んでいます．

　筋が収縮すると起始と停止の2点間が縮まります．一般に，筋が収縮するとは，停止が起始に近づく動きとなります．このとき，関節を支点として骨の回転運動，つまり，力のモーメントが生じます．

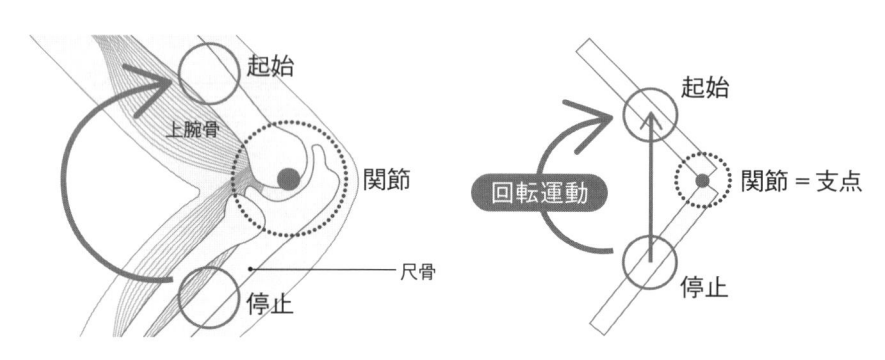

図3-81　骨と筋が付着（起始と停止）し運動を行う

　このように考えると，四肢（上肢・下肢）における関節ではほとんどの場所で力のモーメントが生じると考えることができます．例えば，足の関節は，アキレス腱，脛骨・腓骨・足根骨（距骨や踵骨など）で構成されます．アキレス腱は，ふくらはぎにある腓腹筋とヒラメ筋の腱ですが，これらの筋が収縮すると，アキレス腱が上方に引っ張られます．このとき，足関節が支点となるため，図3-82の矢印のように足の回転運動がおこります．その結果，足の底屈が起こります．

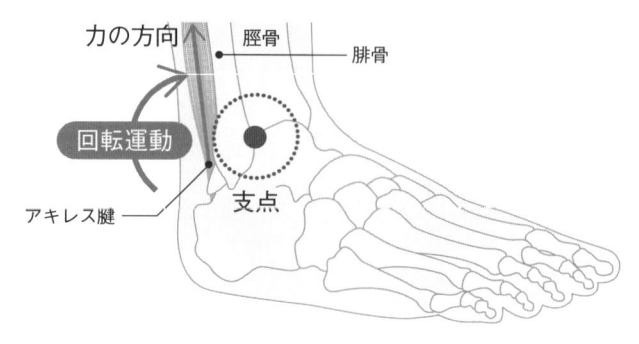

図3-82　足関節における力のモーメント

　次は，実際に関節における力のモーメントの大きさを計算してみましょう.

　図3-83は，膝関節が角度θで屈曲した状態で足底が床につかないで止めた状態を示したものです. 膝が支点，膝より下の質量がm [kg]，重力は鉛直方向（垂直）下向き，矢印が力の大きさ，関節から重心までの距離はLとします. 膝より下は質量×重力加速度（mg）がかかるため，膝にかかる力のモーメントは，$M = mg \cos \theta \times L$と計算できます.

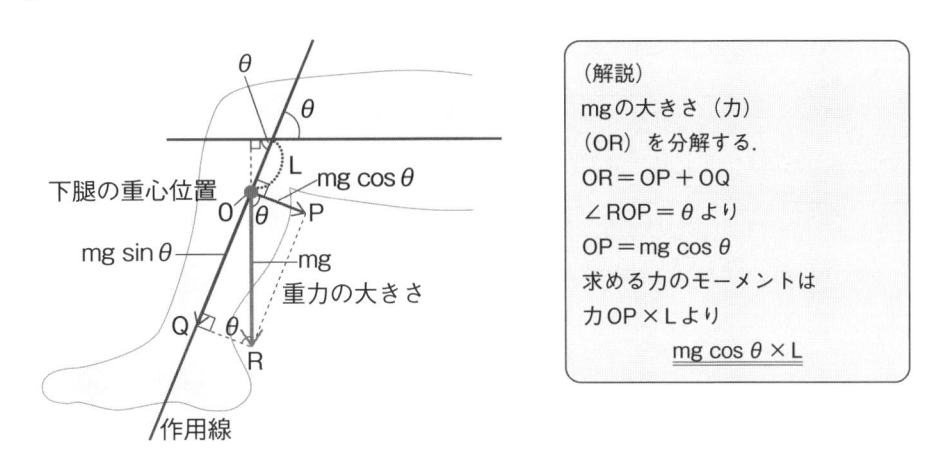

(解説)
mgの大きさ（力）
（OR）を分解する.
OR＝OP＋OQ
∠ROP＝θより
OP＝mg cos θ
求める力のモーメントは
力OP×Lより
mg cos θ ×L

図3-83　膝関節における力のモーメント

　次は，図3-84のように前腕を水平にして玉を保持している状態を考えます. 手と前腕および玉の合成重心にRニュートン（N）の力がかかっているとしましょう. ここで，肘の屈筋にかかる力Fニュートンはいくらになるでしょうか？

　Rにかかっている力のモーメントの大きさは，支点からの距離が24cm，力がRなので24×Rニュートン. Fの力の大きさ，支点からの距離が3cm，力がFなので，3×Fニュートンです. このRとFが丁度釣り合っているので，24×R＝3×Fとなり，F＝8×Rとなります. つまり，Fの力のモーメントの大きさは8Rと計算できます.

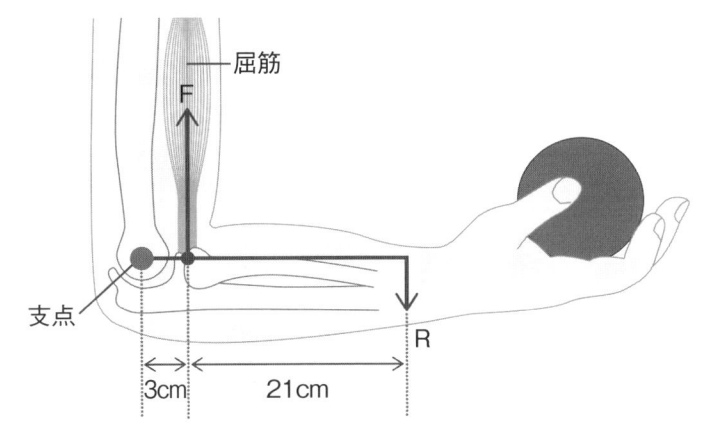

図3-84　肘にかかる力のモーメント
資料：理学・作業療法士国家試験より作成

POINTs

・力は，大きさ・方向・作用点で決まり，これを力の三要素という．

・重力の大きさ W ＝質量 m × 重力加速度 g.

・2つの力は1つに合成，1つの力を2つに分解して考えることができる．

・ある支点を中心に物体を回転させる力のことを力のモーメントという．

・ヒトの特に関節域ではさまざまな力のモーメントが働き，人体に運動を与える．

TOPIC

身近な力のモーメント

　2人で野球バットの両端を握ります．一人がバットの太い方，もう一人が細い方を持ちます．そして，バットの中心軸に対してお互い逆方向に回そうとします．どちらが勝つか．よほどの力の差がない限り，太い方を持った人が勝つはずです．バットの軸（支点）からの距離が遠い方（バットが太い方）が大きな力のモーメント（トルク）が発生するわけです．

　その他の例では，ドアノブがつけられる位置があります．ドアノブは持ち手の部分が細いよりも太い方が少ない力でノブをひねることができます．また，ドアノブの設置位置も端の方についています．ドアの蝶番が支点と考えるとドアノブが力の作用点です．蝶番から離れた位置の方が同じ力をかけても少ない力でドアを開け閉めできるわけです．ここでも力のモーメントが関与しています．

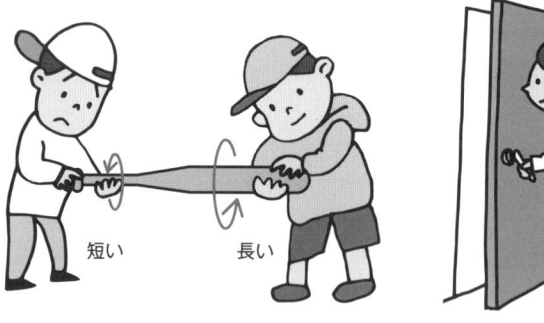

短い　　　長い

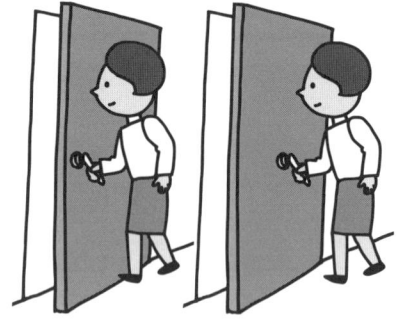

長い　　　　　短い

【引用・参考文献】

文　献

・川畑慈範ほか：「新編　生物基礎」，東京書籍，2014年
・本川達雄　谷本英一ほか：「新編　生物基礎」，啓林館，2014年
・本川達雄　谷本英一ほか：「生物」，啓林館，2014年
・齋藤烈　藤嶋昭　山本隆一ほか：「新編　化学基礎」，啓林館，2014年
・齋藤烈　藤嶋昭　山本隆一ほか：「化学」，啓林館，2014年
・高木堅志郎　植松恒夫ほか：「新編　物理基礎」，啓林館，2014年
・高木堅志郎　植松恒夫ほか：「物理」，啓林館，2014年
・星野泰也：「視覚でとらえるフォトサイエンス物理図録」，数研出版，2011年
・長野敬　牛木辰男：「サイエンスビュー生物総合資料」，実教出版，2016年
・実教出版編集部：「サイエンスビュー化学総合資料」，実教出版，2016年
・東京大学生命科学教科書編集委員会：「理系総合のための生命科学（第2版）」，羊土社，2010年
・佐藤幸一　藤城敏幸：「医療系のための物理」，東京教学社，2016年
・八杉龍一：「新版　科学とは何か」，東京教学社，2007年
・メヂカルフレンド社編集部：「看護学生プレトレーニング」，メヂカルフレンド社，2013年
・坂井建雄　岡田隆夫：「系統看護学講座　解剖生理学」，医学書院，2015年
・佐藤昭夫　佐伯由香：「人体の構造と機能（第2版）」，医歯薬出版株式会社，2003
・Barbara Herlihy（片桐康雄　飯島治之　片桐展子　尾岸恵三子　監訳）：「ヒューマンボディからだの不思議がわかる解剖生理学」，エルゼビア・ジャパン，2010年
・松村讓兒：「イラストで見る診る看る人体の構造と機能」，医学評論社，2003年
・Agamemnon Despopoulos , Stefan Silbernagl（佐久間康夫　監訳）：「よくわかる生理学の基礎」，メディカル・サイエンス・インターナショナル，2005年
・Gillian Pocock, Christopher D. Richards　（植村慶一　監訳）：「オックスフォード生理学」，丸善，2007年
・小澤瀞司　福田康一郎：「標準生理学」，医学書院，2009年
・Frank H. Netter（相磯貞和　訳）：「ネッター解剖学アトラス原著（第4版）」，南江堂，2011年
・三輪一智・中恵一：「系統看護学講座　生化学」，医学書院，2015年
・林典夫・廣野 治子：「シンプル生化学」，南江堂，2007年
・池田和正：「トコトンわかる基礎生化学」，Ohmsha，2009年
・中村恭一　坂本穆彦：「系統看護学講座　病理学」，医学書院，2001年
・深山正久：「はじめの一歩のイラスト病理学」，羊土社，2012年
・医療情報科学研究所：「病気が見えるvol.8　腎・泌尿器」，メディックメディア，2012年
・櫻井純：「イラストレイテッド微生物学」，南山堂，2000年
・南嶋洋一：「系統看護学講座　微生物学」，医学書院，2014年
・白鳥早奈英：「知っておきたい栄養学」，Gakken，2014年
・Hans Konrad Biesalski, Peter Grimm　（北原健　阿部博幸　日本語版監修）：「ポケットアトラス栄養学」，ガイアブックス，2014年
・佐々木敏：「栄養データはこう読む！」，女子栄養大学出版部，2015年
・福井勉　山﨑敦：「消っして忘れない運動学　要点整理ノート」，羊土社，2009年

・柳澤輝行　谷内一彦　布木和夫　助川淳：「新薬理学入門（改訂3版）」，南山堂，2008

資　料
・理学療法士・作業療法士　国家試験（第43回過去問題）

ホームページ
・徳島大学臓器病態外科ホームページ（生体肝移植について）：http://tokugeka.com/surg1/group/isyoku/page9/page9.html
・ポンジュースホームページ（濃縮還元について）：http://www.ehime-inryo.co.jp/q_a/index.php
・Wikipedia（ヒス束について）：https://en.wikipedia.org/wiki/Wilhelm_His,_Jr.
・松江地方気象台ホームページ（高気圧・低気圧）：http://www.jma-net.go.jp/matsue/chisiki/column/yougo/hplp.html
・気象庁ホームページ（高気圧・低気圧）：http://www.jma.go.jp/jma/kishou/know/yougo_hp/haichi1.html
・厚生労働省ホームページ（日本人の食事摂取基準）：http://www.mhlw.go.jp/stf/seisakunitsuite/bunya/kenkou_iryou/kenkou_eiyou/syokuji_kijyun.html

【索　引】

著　者

かわ ばた りゅう じ
川 畑 龍 史
2007 年　大阪大学大学院医学系研究科修了
2007 年　医学博士
2007 年　国立長寿医療センター（研究所）
2009 年　専門学校大阪医専
2015 年　名古屋文理大学短期大学部食物栄養学科准教授
　　　　　愛知学院大学心身科学部健康栄養学科客員研究員

（専門）
生物学・解剖生理学・生化学

監　修

たけ うち しゅう じ
竹 内 修 二
元常葉大学健康プロデュース学部教授．医学博士

イラスト 人体の中の自然科学
　−生物学・化学・物理学から学ぶヒト−

ISBN　978-4-8082-6057-6

2017 年　4 月 1 日　初版発行 2023 年　4 月 1 日　5 刷発行	著者代表 ⓒ 川　畑　龍　史 発 行 者　鳥　飼　正　樹 印　　刷　株式会社 メデューム 製　　本

発行所　株式会社 東京教学社

郵 便 番 号　112-0002
住　　　所　東京都文京区小石川 3-10-5
電　　　話　03（3868）2405
Ｆ Ａ Ｘ　03（3868）0673
http://www.tokyokyogakusha.com

原 子 量 表　(2022)

A_r (^{12}C) = 12

元　素　名	元素記号	原子番号	原子量	元　素　名	元素記号	原子番号	原子量
アインスタイニウム	Es	99	*	テルビウム	Tb	65	158.925 354
亜鉛	Zn	30	65.38	テルル	Te	52	127.60
アクチニウム	Ac	89	*	銅	Cu	29	63.546
アスタチン	At	85	*	ドブニウム	Db	105	*
アメリシウム	Am	95	*	トリウム	Th	90	232.0377
アルゴン	Ar	18	[39.792, 39.963]	ナトリウム	Na	11	22.989 769 28
アルミニウム	Al	13	26.981 5384	鉛	Pb	82	[206.14, 207.94]
アンチモン	Sb	51	121.760	ニオブ	Nb	41	92.906 37
硫黄	S	16	[32.059, 32.076]	ニッケル	Ni	28	58.6934
イッテルビウム	Yb	70	173.045	ニホニウム	Nh	113	*
イットリウム	Y	39	88.905 838	ネオジム	Nd	60	144.242
イリジウム	Ir	77	192.217	ネオン	Ne	10	20.1797
インジウム	In	49	114.818	ネプツニウム	Np	93	*
ウラン	U	92	238.028 91	ノーベリウム	No	102	*
エルビウム	Er	68	167.259	バークリウム	Bk	97	*
塩素	Cl	17	[35.446, 35.457]	白金	Pt	78	195.084
オガネソン	Og	118	*	ハッシウム	Hs	108	*
オスミウム	Os	76	190.23	バナジウム	V	23	50.9415
カドミウム	Cd	48	112.414	ハフニウム	Hf	72	178.486
ガドリニウム	Gd	64	157.25	パラジウム	Pd	46	106.42
カリウム	K	19	39.0983	バリウム	Ba	56	137.327
ガリウム	Ga	31	69.723	ビスマス	Bi	83	208.980 40
カリホルニウム	Cf	98	*	ヒ素	As	33	74.921 595
カルシウム	Ca	20	40.078	フェルミウム	Fm	100	*
キセノン	Xe	54	131.293	フッ素	F	9	18.998 403 162
キュリウム	Cm	96	*	プラセオジム	Pr	59	140.907 66
金	Au	79	196.966 570	フランシウム	Fr	87	*
銀	Ag	47	107.8682	プルトニウム	Pu	94	*
クリプトン	Kr	36	83.798	フレロビウム	Fl	114	*
クロム	Cr	24	51.9961	プロトアクチニウム	Pa	91	231.035 88
ケイ素	Si	14	[28.084, 28.086]	プロメチウム	Pm	61	*
ゲルマニウム	Ge	32	72.630	ヘリウム	He	2	4.002 602
コバルト	Co	27	58.933 194	ベリリウム	Be	4	9.012 1831
コペルニシウム	Cn	112	*	ホウ素	B	5	[10.806, 10.821]
サマリウム	Sm	62	150.36	ボーリウム	Bh	107	*
酸素	O	8	[15.999 03, 15.999 77]	ホルミウム	Ho	67	164.930 329
ジスプロシウム	Dy	66	162.500	ポロニウム	Po	84	*
シーボーギウム	Sg	106	*	マイトネリウム	Mt	109	*
臭素	Br	35	[79.901, 79.907]	マグネシウム	Mg	12	[24.304, 24.307]
ジルコニウム	Zr	40	91.224	マンガン	Mn	25	54.938 043
水銀	Hg	80	200.592	メンデレビウム	Md	101	*
水素	H	1	[1.007 84, 1.008 11]	モスコビウム	Mc	115	*
スカンジウム	Sc	21	44.955 907	モリブデン	Mo	42	95.95
スズ	Sn	50	118.710	ユウロピウム	Eu	63	151.964
ストロンチウム	Sr	38	87.62	ヨウ素	I	53	126.904 47
セシウム	Cs	55	132.905 451 96	ラザホージウム	Rf	104	*
セリウム	Ce	58	140.116	ラジウム	Ra	88	*
セレン	Se	34	78.971	ラドン	Rn	86	*
ダームスタチウム	Ds	110	*	ランタン	La	57	138.905 47
タリウム	Tl	81	[204.382, 204.385]	リチウム	Li	3	[6.938, 6.997]
タングステン	W	74	183.84	リバモリウム	Lv	116	*
炭素	C	6	[12.0096, 12.0116]	リン	P	15	30.973 761 998
タンタル	Ta	73	180.947 88	ルテチウム	Lu	71	174.9668
チタン	Ti	22	47.867	ルテニウム	Ru	44	101.07
窒素	N	7	[14.006 43, 14.007 28]	ルビジウム	Rb	37	85.4678
ツリウム	Tm	69	168.934 219	レニウム	Re	75	186.207
テクネチウム	Tc	43	*	レントゲニウム	Rg	111	*
鉄	Fe	26	55.845	ロジウム	Rh	45	102.905 49
テネシン	Ts	117	*	ローレンシウム	Lr	103	*

原子量の＊：安定同位体のない元素

国際単位系（SI）

SI 基本単位

物 理 量	名 称	記 号
長 さ	メ ー ト ル	m
質 量	キ ロ グ ラ ム	kg
時 間	秒	s
電 流	ア ン ペ ア	A
熱力学温度	ケ ル ビ ン	K
物 質 量	モ ル	mol
光 度	カ ン デ ラ	cd

SI 組立単位の例

物 理 量	記 号
速 度, 速 さ	m/s
加 速 度	m/s^2
角 速 度	rad/s
角 加 速 度	rad/s^2
密 度	kg/m^3
力 の モ ー メ ン ト	N·m
粘 性 係 数	Pa·s
表 面 張 力	N/m
波 数	m^{-1}
比 熱	J/(kg·K)
モ ル 比 熱	J/(mol·K)
熱 伝 導 率	W/(m·K)
熱容量, エントロピー	J/K
モ ル 濃 度	mol/m^3
電 場（界）の 強 さ	V/m
誘 電 率	F/m
磁 場（界）の 強 さ	A/m
透 磁 率	H/m
電 束 密 度, 電 気 変 位	C/m^2
輝 度	cd/m^2
照 射 線 量	C/kg
吸 収 線 量 率	Gy/s

固有の名称と記号をもつ SI 組立単位

物 理 量	名 称	記号	他の SI 単位による表現
平 面 角	ラ ジ ア ン	rad	
立 体 角	ステラジアン	sr	
振 動 数（周 波 数）	ヘ ル ツ	Hz	s^{-1}
力	ニュートン	N	$kg·m/s^2$
圧 力, 応 力	パ ス カ ル	Pa	N/m^2
エネルギー, 仕事, 熱量	ジ ュ ー ル	J	N·m
仕 事 率, 電 力	ワ ッ ト	W	J/s
電 気 量, 電 荷, 電 束	ク ー ロ ン	C	s·A
電 位, 電 圧, 起 電 力	ボ ル ト	V	W/A
静 電 容 量	ファ ラ ド	F	C/V
電 気 抵 抗	オ ー ム	Ω	V/A
コ ン ダ ク タ ン ス	ジ ー メ ン ス	S	A/V
磁 束	ウ ェ ー バ	Wb	V·s
磁 束 密 度	テ ス ラ	T	Wb/m^2
イ ン ダ ク タ ン ス	ヘ ン リ ー	H	Wb/A
セ ル シ ウ ス 温 度	セルシウス度	°C	K
光 束	ル ー メ ン	lm	cd·sr
照 度	ル ク ス	lx	lm/m^2
放 射 能	ベ ク レ ル	Bq	s^{-1}
吸 収 線 量	グ レ イ	Gy	J/kg
線量当量, 等価線量	シーベルト	Sv	J/kg
酵 素 活 性	カ タ ー ル	kat	mol/s

SI 接頭語

倍 数	接 頭 語	記 号
10^{18}	エ ク サ	E
10^{15}	ペ タ	P
10^{12}	テ ラ	T
10^{9}	ギ ガ	G
10^{6}	メ ガ	M
10^{3}	キ ロ	k
10^{2}	ヘ ク ト	h
10^{1}	デ カ	da
10^{-1}	デ シ	d
10^{-2}	セ ン チ	c
10^{-3}	ミ リ	m
10^{-6}	マ イ ク ロ	μ
10^{-9}	ナ ノ	n
10^{-12}	ピ コ	p
10^{-15}	フ ェ ム ト	f
10^{-18}	ア ト	a